肾脏疾病诊疗临床超声医学

张旭红 等 主编

吉林科学技术出版社

图书在版编目（CIP）数据

肾脏疾病诊疗临床超声医学 / 张旭红等主编 . -- 长春：吉林科学技术出版社，2024.3

ISBN 978-7-5744-1100-5

Ⅰ . ①肾 … Ⅱ . ①张 … Ⅲ . ①肾疾病－诊疗②肾疾病－超声波诊断Ⅳ . ① R692

中国国家版本馆 CIP 数据核字 (2024) 第 059757 号

肾脏疾病诊疗临床超声医学

主　　编　张旭红　等
出 版 人　宛　霞
责任编辑　张　楠
封面设计　刘　雨
制　　版　刘　雨
幅面尺寸　185mm × 260mm
开　　本　16
字　　数　311 千字
印　　张　14.375
印　　数　1~1500 册
版　　次　2024 年 3 月第 1 版
印　　次　2024 年12月第 1 次印刷

出　　版　吉林科学技术出版社
发　　行　吉林科学技术出版社
地　　址　长春市福祉大路5788 号出版大厦A 座
邮　　编　130118
发行部电话/传真　0431-81629529 81629530 81629531
81629532 81629533 81629534
储运部电话　0431-86059116
编辑部电话　0431-81629510
印　　刷　廊坊市印艺阁数字科技有限公司

书　　号　ISBN 978-7-5744-1100-5
定　　价　84.00元

前 言

随着现代科学技术和医学科学的飞速发展，传统医学理论受到严峻挑战，新的医学理论层出不穷，人类对疾病的认识不断深化，加之医学模式的转变，新的医疗设备、材料和科学仪器不断涌现，导致许多疾病的诊断方法和治疗方案发生巨大变化。而如何正确诊断和治疗疾病是每个医生不可回避的、必须深思的问题。因此，亟待新的、系统的、权威的、有关不同疾病诊断和治疗方案的参考书出现。有鉴于此，我们组织了肾内科临床医学专家共同编写了本书。

本书撰写的作者为长期从事肾脏疾病的专家，他们熟悉肾脏疾病临床诊疗思维、肾脏疾病医生应掌握的基本知识和基本技能，本书通过对具有转折点意义的诊疗理论、技术或方法探索过程的回顾，目前诊疗中的困惑、局限与不足以及诊疗实践中应注意问题等现状的分析，以及所在学科领域研究热点及发展趋势的展望来探讨新的解决问题的切入点，启发和培养临床创新思维。

由于篇幅有限，时间紧迫，难免在编写过程中出现疏漏，甚至错误之处，诚恳期望广大同仁和读者批评指正。

目 录

第一章　肾脏生理学基础

肾脏既是机体重要的排泄器官，也是内分泌器官。肾脏一方面通过尿液的生成和排泄，实现排出机体内过多的水分和代谢终产物，调节水和电解质平衡、体液渗透压和机体容量，以及调节酸碱平衡等功能；另一方面可以通过合成和分泌肾素、促红细胞生成素、1α-羟化酶参与调节动脉血压和钠、钾平衡，调节骨髓红细胞的生成，调节钙的吸收和血钙水平等。因此，正常的肾脏功能对维持机体内环境、保证机体正常的新陈代谢起着重要的作用。

第一节　肾脏功能学解剖

肾脏的结构和功能密切相关，因此，熟悉肾脏结构是理解肾脏功能的前提。

肾脏按实质可分为肾皮质和肾髓质两部分。肾皮质位于肾髓质表层，富含血管，主要由肾小体和肾小管构成；肾髓质位于肾皮质深部，血管较少，由肾锥体构成。在肾单位与集合管生成的尿液，经集合管在肾乳头处进入肾小盏，再进入肾大盏和肾盂，最终经输尿管进入膀胱。

一、肾单位

肾单位是肾脏的基本功能单位。人类每个肾脏约含有120万个肾单位，肾脏的肾单位被破坏后不能再生新的肾单位。肾单位由肾小体和与之相连的肾小管构成，而肾小体又由肾小球和肾小囊构成。肾小球是位于入球小动脉和出球小动脉之间的彼此分支又吻合的毛细血管网。肾小囊分为脏层和壁层，脏层和肾小球毛细血管共同构成滤过膜，壁层延续至肾小管。肾小管分为近端小管、髓袢和远端小管三部分，髓袢按其走行又可分为降支和升支。髓袢降支包括近端小管的直段和髓袢降支细段，髓袢升支包括升支细段和升支粗段。远端小管通过连接小管与集合管相连，但集合管不属于肾单位的组成部分。

肾单位分为两种类型：皮质肾单位和近髓肾单位，人类皮质肾单位占肾单位总数的80%～90%。皮质肾单位的肾小体位于外皮质层，髓袢较短，不能到达髓质层或只能到达外髓质层；其出球小动脉分支形成小管周围毛细血管网，围绕在自身肾单位和邻近肾单位的肾小管外面，此种毛细血管网可将氧和营养物质运输到肾小管，同时是肾小管重吸收水和溶质的场所。近髓肾单位是靠近髓质内皮质层的肾单位，与皮质肾单位相比，近髓肾单位主要有以下两点不同：

(1) 髓袢更长，可深入到内髓质层，甚至可到达肾乳头。

(2) 出球小动脉分支形成两种小血管，一种为网状小血管，包绕在邻近的近曲小管和远曲小管周围；另一种为细长的 U 形直小血管，网状小血管有利于肾小管的重吸收，直小血管在维持髓质高渗中起重要作用。

二、球旁器

球旁器由球旁细胞 (也称颗粒细胞)、致密斑和球外系膜细胞三部分组成，主要分布于肾皮质单位。

球旁细胞是入球小动脉和出球小动脉中一些特殊分化的平滑肌细胞，细胞内含分泌颗粒，这些颗粒能合成、储存和分泌肾素。

致密斑是髓袢升支粗段的远端部一小块由特殊分化的高柱状上皮细胞构成的组织。致密斑穿过由同一肾单位入球小动脉和出球小动脉之间的夹角与球旁细胞和球外系膜细胞相接触。致密斑的主要功能是感受小管液中氯化钠浓度的改变，并通过某种形式的信息传递，调节颗粒细胞对肾素的分泌。

球外系膜细胞是位于入球小动脉、出球小动脉和致密斑之间的一群细胞，细胞聚集形成一锥形体，底面朝向致密斑。此种细胞具有吞噬和收缩等功能。

三、滤过膜

肾小球毛细血管内的血浆经滤过进入肾小囊，通过的结构称为滤过膜。滤过膜主要由毛细血管的内皮细胞、基膜和肾小囊脏层细胞即足细胞的足突构成。滤过膜的内层是毛细血管内皮细胞，细胞上有许多直径为 70 ～ 90nm 的小孔，称为窗孔，小分子溶质和小分子量的蛋白质可自由通过，但血细胞不能通过；内皮细胞表面含有带负电荷的糖蛋白，可阻碍带负电荷的蛋白质通过。基膜层为非细胞结构，由基质和一些带负电荷的蛋白质构成。基膜上有直径 2 ～ 8nm 的网孔，网孔的大小决定分子大小不同的溶质是否可以通过，也是阻碍血浆蛋白滤过的一个重要屏障。滤过膜的外层是肾小囊脏层上皮细胞，上皮细胞有很长突起，即足突，足突间相互交错对插，形成滤过裂隙膜，在膜上有直径 4 ～ 11nm 的小孔，是滤过膜的最后一道屏障。正常情况双侧肾脏全部肾小球的总滤过面积达 1.5m^2 左右，保持相对稳定。不同物质通过滤过膜的能力与被滤过物质的分子量大小及其所带电荷的性质有关。在病理情况下，滤过膜面积和通透性的改变均可影响肾小球的滤过。

四、肾脏的血管分布

肾脏主要由肾动脉供血，肾动脉由腹主动脉垂直分出，入肾脏后依次分支形成叶间动脉、弓状动脉、小叶间动脉、入球小动脉。入球小动脉分支相互吻合形成肾小球毛细血管网，然后再汇聚形成出球小动脉，出球小动脉在离开肾小体后再次分支形成肾小管周围毛细血管网或直小血管，最后汇入静脉。

肾脏血管分布的特点是有两组相互串联的毛细血管网，两者之间由出球小动脉相连。

肾小球毛细血管内压力较高，为主动脉平均压的 40% ～ 60%，有利于肾小球的滤过。由于出球小动脉口径小、阻力大，肾小管周围毛细血管内压力较低，且胶体渗透压高，有利于肾小管的重吸收。

五、肾脏的神经支配

肾脏由交感神经和副交感神经支配，并具有内脏感觉神经。肾交感神经节前神经元胞体位于脊髓胸 12 至腰 2 节段的中间外侧柱，其纤维进入腹腔神经节和位于降主动脉、肾动脉部的神经节。节后纤维与肾动脉伴行，支配肾动脉（尤其是入球小动脉和出球小动脉的平滑肌）、肾小管和颗粒细胞。肾交感神经节后纤维末梢释放的递质是肾上腺素和多巴胺，发挥调节肾血流量、肾小球滤过率、肾小管的重吸收和肾素的释放等功能。肾脏各种感受器的感觉信息可经肾传入神经纤维传入中枢（包括脊髓以及更高位的中枢），从而调节肾脏的功能。一般认为交感神经是支配肾脏的主要神经，副交感神经只分布在肾盂平滑肌等处。

第二节　肾血流量及其调节

静息状态下，健康成人双侧肾脏每分钟的血流量 (RBF) 约为 1200mL，占心排血量的 25% 左右，而肾脏仅占机体体重的 0.5% 左右，由此可见肾脏是机体供血最丰富的器官之一。肾脏在尿液生成过程中需要消耗能量，其氧耗约占机体基础氧耗量的 10%，因此肾血流量远远超过其代谢需要。肾血流量的另一个特点是不同部位的供血不均，约 94% 的血流供应肾皮质，约 5% 供应外髓部，剩余不到 1% 的血流供应内髓。

一、肾血流量的作用

肾血流有以下五个方面的作用：①间接影响肾小球滤过率 (GFR)；②调节近端小管水和溶质的重吸收；③参与尿液的浓缩和稀释过程；④运输氧、营养物质、激素等至肾单位，并将二氧化碳和重吸收的水及溶质运回至体循环；⑤运输机体代谢废物至肾脏随尿液排出。

二、肾血流量的自身调节

肾脏血流量等于肾动脉压（灌注压）和肾静脉压之差除以肾血管阻力。由于入球小动脉、出球小动脉和小叶间动脉是肾脏的主要阻力血管，因此，这些血管决定了肾血管阻力的大小。与其他器官类似，当肾脏灌注压改变时，肾脏主要通过调节肾血管的阻力来保证肾脏的血流量。

当肾动脉灌注压在一定范围内 (80 ～ 180mmHg) 变化时，肾血流量能保持相对稳定。当肾动脉灌注压降低时，肾血管阻力相应降低；反之，肾血管阻力则会相应增加，因而肾血流量能保持相对恒定，肾小球滤过率在该范围内也保持相对恒定。动脉血压在一定范围内变化时，肾血流量和肾小球滤过率能保持相对恒定的现象即称为肾血流量的自身调节。肾血流量自身调节的实现主要是通过肾血管阻力的改变尤其是入球小动脉的阻力的改变实现的。关于肾血流量自身调节的机制有肌源性机制也称为压力敏感性机制和管或球反馈两种学说。

（一）肌源性机制

肌源性机制与血管平滑肌的内在性质相关：血管平滑肌受到牵张刺激时倾向于收缩。当肾血管的灌注压升高时，肾入球小动脉血管平滑肌因压力升高而受到的牵张刺激加大，使平滑肌的紧张性加强，阻力增加；反之，当动脉血压降低时，肾入球小动脉平滑肌受到的牵张刺激减小，血管平滑肌随之舒张，阻力降低。因此，当肾动脉灌注压在一定范围内变化时肾血流量能保持相对恒定。但是，当动脉血压低于 80mmHg 时，血管平滑肌达到舒张极限；当动脉血压高于 180mmHg 时，平滑肌达到收缩极限。因此，血压低于 80mmHg 或者高于 180mmHg 时，肾血流量随血压的改变而变化。

（二）管 - 球反馈机制

管 - 球反馈机制是一种负反馈机制，这种机制与球旁器的致密斑感知小管液中氯化钠浓度的改变（或者其他因素，如致密斑细胞的细胞质成分的改变，致密斑周围间质液成分的改变，或者细胞代谢的改变等）相关。球旁器能够传递一种影响入球小动脉阻力的信号，进而影响肾血流量和肾小球滤过率。当肾血流量和肾小球滤过率增加时，到达远曲小管致密斑的小管液的流量增加，Na^+、Cl^-、K^+ 等离子的转运速率增加，致密斑将传递缩血管信息并反馈至肾小球，使入球小动脉和出球小动脉收缩，结果是肾血流量和肾小球滤过率恢复正常；反之，当肾血流量和肾小球滤过率减少时，流经致密斑的小管液流量下降，反馈调节使肾血流量和肾小球滤过率增加至正常水平。这种影响肾血流量和肾小球滤过率的信号主要是通过改变入球小动脉的阻力，但这种效应的具体机制仍未完全清楚，可能与肾素 - 血管紧张素系统有关，也可能与肾脏局部产生的腺苷、腺苷三磷酸(ATP)、一氧化氮(NO)、前列腺素(PG)等相关。

三、肾血流量的神经和体液调节

除上述肾血流量的自身调节作用之外，交感神经、血管紧张素Ⅱ、前列腺素、一氧化氮、内皮素、缓激肽、腺苷等多种因素和物质对肾血流量和肾小球滤过率均可产生重要影响。

（一）交感神经

入球和出球小动脉血管平滑肌受交感神经支配，交感神经通过释放去甲肾上腺素与主要分布在入球小动脉上的 α1 肾上腺素受体结合，引起入球小动脉收缩，从而降低 RBF 和 GFR。当有效循环血量正常时，交感神经的张力最低，有效循环血量的降低或强烈的精神刺激如恐惧、疼痛等都可引起交感神经兴奋，从而使 RBF 减少，GFR 降低。

（二）血管紧张素Ⅱ

血管紧张素Ⅱ可同时收缩入球小动脉和出球小动脉从而减少 RBF 和降低 GFR，但其对入球小动脉和出球小动脉的敏感性不同。出球小动脉较入球小动脉对血管紧张素Ⅱ更敏感。因此，在血管紧张素Ⅱ浓度低时，出球小动脉收缩占优势，在血管紧张素Ⅱ浓度高时，入球和出球小动脉可同时收缩，降低 RBF 和 GFR。

（三）前列腺素

健康人在安静状态时，前列腺素并不影响 RBF 或 GFR，但在病理状态下，如失血时，肾脏局部可产生前列腺素 (PGI2、PGE2) 从而增加 RBF，但不改变 GFR。前列腺素主要是通过降低交感神经和血管紧张素Ⅱ的缩血管作用而增加 RBF，这种作用可预防或避免严重的肾血管收缩和肾脏缺血。

（四）一氧化氮

一氧化氮是一种重要的血管扩张元素，它可拮抗血管紧张素Ⅱ和儿茶酚胺引起的缩血管作用。血管内皮细胞受到的牵张刺激增大、乙酰胆碱、组胺、缓激肽、ATP 均可促进一氧化氮产生增加，从而舒张肾入球小动脉和出球小动脉。

（五）内皮素

内皮素是由肾血管内皮细胞、肾小球系膜细胞、远端小管细胞所产生的一种重要的缩血管物质。它可引起肾入球小动脉和出球小动脉强烈收缩而减少 RBF 和降低 GFR。健康人在安静状态时，内皮素对 RBF 和 GFR 无明显影响，但在病理状态下，如糖尿病肾病时，内皮素明显升高。

（六）缓激肽

缓激肽是由肾脏产生的激肽释放酶裂解激肽原产生的一种血管扩张剂。它可通过刺激一氧化氮的释放和前列腺素的产生扩张血管，从而增加 RBF 和 GFR。

（七）腺苷

腺苷在肾脏合成时可导致入球小动脉收缩，进而降低 RBF 和 GFR。同时，腺苷在管－球反馈中起着重要的作用。

（八）心房利钠肽 (ANP)

高血压和细胞外液体增加时可导致心脏分泌 ANP 增加。ANP 可导致入球小动脉舒张和出球小动脉收缩，从而一定程度地增加 GFR 而对 RBF 影响较小。

（九）其他

ATP、糖皮质激素、组胺、多巴胺等均可通过对肾脏血管阻力等机制对 GFR 和 RBF 产生影响。

第三节 尿液的生成、排泄与调节

一、尿液的生成

正常人双侧肾血流量为每分钟 1000 ～ 1200mL，其中血浆流量为每分钟 600 ～ 700mL。单位时间内肾小球滤过的血浆量称为肾小球滤过率，正常成人每分钟在 120mL 左右。双侧肾每天从肾小球滤过的血浆达 150 ～ 180L，所滤过的这部分血浆称为原尿。原尿经肾小管及集合管，约 99% 被重吸收，因此排出体外的尿液仅有 1500 ～ 1800mL。

机体在新陈代谢过程中所产生的代谢产物，如尿素、尿酸、肌酸等由肾小球滤过后通过肾小管排出体外。除由肾小球滤过外，肾小管尚可直接分泌一些代谢产物，如肌酐、H^+、K^+ 等，而在排泄分泌的过程中，尚有重吸收过程，如对葡萄糖、小分子蛋白质、氨基酸及 HCO_3^- 等能全部重吸收。

尿生成过程包括肾小球滤过、肾小管和集合管的重吸收和分泌。

（一）肾小球滤过

肾小球滤过与 GFR 有关，主要取决于有效滤过压和滤过系数。

1. 有效滤过压

肾小球滤过的动力称为效滤过压。与其他组织液生成的机制类似，肾小球有效滤过压 =(肾小球毛细血管压＋囊内液胶体渗透压) －（血管内胶体渗透压＋肾小囊内压）。由于肾小囊内的滤过液中蛋白质浓度较低，其胶体渗透压几乎可忽略不计。因此，肾小球毛细血管压是滤出的唯一动力，而血浆胶体渗透压和囊内压则是滤出的阻力。

肾小球的毛细血管压较其他器官的毛细血管压高。皮质肾单位的入球小动脉粗而短，血管阻力小，而出球小动脉细而长，血管阻力大。用微穿刺法检测得肾小球毛细血管压平均值为 45mmHg，且由入球小动脉到出球端，压力几乎相等；肾小囊内压与近曲小管内压力相近，约为 10mmHg；肾小球毛细血管入球端的胶体渗透压为 25mmHg 左右。因此在入球端，有效滤过压 =45 －（10 ＋ 25)=10(mmHg)。

由于肾小球毛细血管内的血浆胶体渗透压不是固定不变的，在血液流经肾小球毛细血管时，由于不断生成滤过液，血液中血浆蛋白浓度逐渐增加，血浆胶体渗透压也逐渐增加，因此，有效滤过压也逐渐下降，当有效滤过压下降至零时，就达到滤过平衡。因此并不是肾小球毛细血管全段都有滤过作用，只有从入球小动脉端至滤过平衡这一段才有滤过作用。滤过平衡越靠近入球小动脉端，有效滤过的毛细血管长度就越短，有效滤过压和面积就越小，GFR 就低，相反，滤过平衡越靠近出球小动脉端，GFR 越高。

2. 滤过系数

滤过系数 (Kf) 是指在单位有效滤过压的驱动下，单位时间内经过滤过膜滤过的液体量。Kf 是 k 与 S 的乘积，k 是滤过膜的有效通透系数，S 为滤过面积。凡能影响滤过膜通透系数及滤过面积的因素都将影响 GFR。

不同物质通过肾小球滤过膜的能力决定于被滤过物质的分子大小及其所带的电荷。一般来说，分子有效半径小于 2.0nm 的中性物质可以被自由滤过（如葡萄糖）；有效半径大于 4.2nm 的物质（如血浆蛋白）则不能滤过；有效半径在 2.0 ～ 4.2nm 的各种物质，随着有效半径的增加，滤过量逐渐降低。此外，滤过膜各层含有许多带负电荷的物质，主要为糖蛋白。这些带负电荷的物质排斥带负电荷的血浆蛋白，限制它们的滤过，在某些病理情况下，肾小球滤过膜上带负电荷的糖蛋白减少或消失，就会导致带负电荷的血浆蛋白滤过量增加，从而出现蛋白尿。

正常情况下，人体双肾的肾小球滤过面积可以保持稳定，但在急性肾小球肾炎状态时，由于肾小球毛细血管管腔变窄或完全阻塞，以致有滤过功能的肾小球数量减少，有效滤过面积减少，肾小球滤过率降低，结果出现少尿甚至无尿。

（二）肾小管与集合管的重吸收与分泌

血浆在肾小球处发生超滤，是生成尿液的第一步；肾小管内的液体还要经过重吸收和分泌的过程，最后成为尿液。重吸收是指肾小管和集合管上皮将小管液中水分和各种溶质重新转运回血液；分泌则是相反的过程，即血液中的某些溶质被转运入小管液。所以重吸收和分泌都是指肾小管和集合管上皮的物质转运过程，是肾小管上皮细胞的不同功能。

一般来说，成人每天经双肾的超滤液总量约 180L，如果一天的尿量为 1.5L，则最终的尿量不到超滤量的 1%。可见，肾小球超滤液中的水分，在经过肾小管和集合管后，99% 以上被重吸收，其他溶质也发生不同程度的重吸收和分泌，因此最终形成的尿液成分和血浆成分有很大不同。肾小管和集合管的这种功能，在维持机体体液的总量、渗透压、pH，以及各种溶质成分的相对稳定中起重要作用。

（三）尿液的稀释和浓缩

尿的渗透浓度可以随机体容量的改变而出现大幅度的变化。当体内缺水时，机体将排出渗透浓度明显高于血浆渗透浓度的高渗尿，即尿液浓缩。而体内水过剩时，将排出渗透浓度低于血浆渗透浓度的低渗尿。正常人尿液的渗透浓度可在 50 ～ 1200mOsm/L 之间波动，根据尿的渗透浓度可以了解肾脏的浓缩能力。

1. 尿液的稀释

尿液的稀释主要发生在远端小管和集合管。在髓袢升支粗段末端，小管液是低渗的。如果机体水过多，血浆晶体渗透压下降，可抑制抗利尿激素的释放。远曲小管和集合管对水的通透性很低，水不能被重吸收，而小管液中的氯化钠被继续重吸收，特别是髓质部的集合管，故小管液的渗透浓度进一步降低，形成低渗尿。正常情况下，血浆中有一定水平的抗利尿激素，一天的尿量约 1500mL，尿液的渗透压在 300 ～ 800mOsm/L；在某些病理情况下，如下丘脑中与合成血管升压素的神经核发生病变时，抗利尿激素明显缺乏，一天的尿量可增加到 20L 以上，而尿液的渗透压可低至 60mOsm/L，即为尿崩症。

2. 尿液的浓缩

尿液的浓缩液发生在远端小管和集合管，是由于小管液中的水被继续吸收而溶质仍留在小管液中造成的。同其他部位一样，肾脏对水的重吸收方式是渗透，其动力来自肾小管和集合管内外（髓质）的渗透浓度梯度，因此，水的重吸收要求小管周围组织液是高渗的，肾髓质的渗透浓度梯度是尿液浓缩的必备条件。

髓袢的形态和功能特性是形成肾髓质渗透浓度梯度的重要条件。由于髓袢各段对水和溶质的通透性和重吸收机制不同，髓袢的 U 形结构和小管液的流动方向，可通过逆流倍增机制建立从外髓部至内髓部的渗透浓度梯度。在肾髓质组织液中，形成渗透压最主要的溶质是氯化钠和尿素，其他溶质如 K^+、NH_4^+ 等起的作用很小。

二、尿液生成的调节

尿液生成的调节包括对肾小球滤过量的调节和肾小管及集合管重吸收、分泌的调节。

肾小球滤过量的调节包括对有效滤过压及滤过膜的通透性和滤过面积的影响，前文已阐述，这里主要讲述影响肾小管和集合管重吸收及分泌的因素，包括自身调节、神经和体液调节。

（一）肾内自身调节

肾内自身调包括小管液中溶质浓度对肾小管功能的调节和球管平衡。

1. 小管液中溶质的浓度

小管液中溶质所呈现的渗透压，是对抗肾小管重吸收水分的力量。如果小管液溶质浓度高，渗透压大，就会妨碍肾小管特别是近曲小管对水的重吸收，小管液中的 Na^+ 被稀释而浓度下降，小管液与细胞内的 Na^+ 浓度差随之变小。Na^+ 重吸收减少，因此，不仅尿量增多，Na^+ 排出也增多。

2. 球 - 管平衡

研究表明，不论肾小球滤过率增加或减少，近曲小管对肾小球滤过液均为定比重吸收，即近曲小管的重吸收率始终占 65% ～ 75%，这种现象称为球 - 管平衡。球 - 管平衡的生理意义在于使尿中排出的溶质和水不会因肾小球滤过率的增减而出现大幅度的变动。从而保持尿量和尿钠的相对稳定。

3. 管 - 球反馈

管球反馈是肾血流量和肾小球滤过率自身调节的重要机制之一。当肾血流量和肾小球滤过率增加时，到达远曲小管致密斑的小管液的流量增加，致密斑发出反馈信息，影响入球小动脉的内径，使肾血流量和肾小球滤过率恢复至正常，反之亦然，这种小管液流量变化影响肾血流量和肾小球滤过率的现象称为管球反馈。

（二）神经和体液调节

1. 肾交感神经

肾交感神经不仅支配入球小动脉、出球小动脉和球旁细胞，也支配近球小管、髓袢升支粗段、远曲小管和集合管。肾交感神经末梢释放去甲肾上腺素，可以促进肾小管对 Na^+ 的重吸收。在循环血量变化时，肾交感神经参与钠排出的调节。当循环血量增加时，肾交感神经活动降低，可减少肾小管对钠和水的重吸收，增加排钠量与尿量，从而促进循环血量恢复正常；当循环血量降低时，肾交感神经活动增强，可以促进肾小管对钠、水的重吸收，减少钠、水的排出，有利于循环血量恢复正常。

2. 抗利尿激素

抗利尿激素 (ADH) 是下丘脑视上核和室旁核细胞所分泌的激素，可增加远曲小管和集合管对水的通透性，促进水的重吸收，使尿量减少；还能增加髓袢升支粗段对氯化钠的主动重吸收和内髓集合管对尿素的通透性，提高肾髓质的渗透浓度，有利于尿液浓缩。

ADH 可与远曲小管和集合管管周膜上的 V2 受体结合，激活膜内的腺苷酸环化酶，使细胞内环磷酸腺苷 (cAMP) 增加，进而激活蛋白激酶 A，增加管腔膜上的水通道，提高对水的通透性，从而促进水的重吸收。当 ADH 缺乏时，管腔膜上的水通道消失，水就无法通透。血浆晶体渗透压增加、循环血量减少和动脉血压降低都可促进抗利尿激素的释放。

3. 肾素－血管紧张素－醛固酮系统

肾素是球旁细胞分泌的蛋白水解酶，能将血浆中的血管紧张素原降解成血管紧张素Ⅰ。后者在肺组织中血管紧张素转换酶的作用下，降解成血管紧张素Ⅱ。血管紧张素Ⅱ有很强的缩血管作用，还有一定的促肾上腺皮质球状带分泌醛固酮的作用。

醛固酮由肾上腺皮质球状带所分泌。醛固酮进入远曲小管和集合管的上皮细胞后，与胞质内的受体结合成激素－受体复合物，后者进入细胞核，调节 mRNA 转录，合成多种醛固酮诱导蛋白。该蛋白作用包括：增加管腔膜 Na^+ 通道的数量；增加线粒体 ATP 的生成；增强基侧膜 Na^+ 泵的活性，从而促进 Na^+ 的重吸收，相应也增加了水的重吸收。同时使细胞内 K^+ 浓度提高和小管腔内负电位增强，从而有利于 K^+ 的分泌。因此醛固酮可具有排 K^+、保 Na^+、保水的作用。

4. 心房利钠肽 (ANP)

ANP 是心房肌合成的激素，有较强的促进排 Na^+，和排水的作用。当循环血量增加时，心房容积扩大，心房肌细胞受到牵张而释放 ANP。ANP 在循环血量增加时，调节钠、水排出的作用机制包括：①抑制集合管对氯化钠的重吸收；②使入球小动脉和出球小动脉（尤其是前者）舒张，增加肾血浆流量和肾小球滤过率；③抑制肾素、醛固酮和抗利尿激素的分泌。反之，当循环血量显著减少时，ANP 释放减少，ANP 的利尿与排钠作用降低，同时肾素－血管紧张素－醛固酮系统的活性增强，肾小管对钠的重吸收增加，有利于循环血量的恢复。

第四节　肾脏的内分泌功能

肾脏能产生某些激素类的生物活性物质，有的主要作用于肾脏本身以调节肾功能，如前列腺素、血管紧张素、激肽系统等，有的则参与机体功能活动的调节，如肾素、促红细胞生成素、1，25- 二羟维生素 D_3 等。此外，肾脏还是许多激素的靶器官，如甲状腺素、醛固酮、抗利尿激素等，影响肾脏功能。同时，肾脏又是一些激素的代谢器官，许多激素经由肾脏降解，如甲状旁腺素、胰岛素、生长激素等，经肾小球滤过后，可在肾小管管腔内、肾小管上皮细胞内、肾小管重吸收时以及进入肾小管周围毛细血管后被破坏或降解。

一、肾素

肾素是一种蛋白水解酶，分子量为 42000Da，可使肝脏产生的血管紧张素原的链肽水解，形成血管紧张素Ⅰ，再在血管紧张素转换酶作用下，转化为血管紧张素Ⅱ，经氨基肽酶水解，继续转化为血管紧张素Ⅲ。血管紧张素Ⅲ亦可由血管紧张素Ⅰ经脱氨基酶、转换酶的作用而生成。肾素 - 血管紧张素系统的效应主要是调节循环血量、血压及水、电解质的平衡。

95% 以上肾素来自肾小球旁器，后者是肾素合成、贮存、释放场所；另有 2% ～ 5% 来源于致密斑、间质细胞和出球小动脉内皮细胞。肾素的分泌受交感神经、压力感受器和体内钠含量的调节。肾小旁器具有 α、β2 肾上腺素能受体，当交感神经兴奋时，末梢释放儿茶酚胺，通过 β2 受体，激活腺苷酸环化酶，产生 cAMP，促进肾素分泌。肾小球旁器本身具有压力感受器，可感受肾小球小动脉内压力和血容量的变化；当全身有效循环血量减少时，肾内灌注压降低，入球小动脉压力下降，则可刺激肾小球旁器的压力感受器，促进肾素分泌。致密斑则为肾内钠感受器，体内钠含量减少时，流经致密斑的钠量减少，亦可刺激肾素分泌。此外，肾素分泌尚可受血管紧张素、醛固酮和抗利尿激素水平的反馈调节；高血钙、高血镁、低血钾等亦可刺激肾素的分泌。

醛固酮的分泌除受血管紧张素调节外，血 K^+ 浓度升高和血 Na^+ 浓度降低，可直接刺激肾上腺皮质球状带增加醛固酮的分泌，导致保 Na^+ 排 K^+，从而维持了血 K^+ 和血 Na^+ 浓度的平衡；醛固酮的分泌对血 K^+ 浓度的升高十分敏感，血 K^+ 仅升高 0.5 ～ 1.0mmol/L 就能引起醛固酮分泌，而血 Na^+ 浓度必须降低很多才能引起同样的反应。

二、缓激肽释放酶 - 激肽系统

缓激肽是多肽类组织激素。它是由激肽释放酶作用于血浆 α2 球蛋白（激肽原）而生成。激肽释放酶 90% 来自近端小管细胞。肾脏中亦存在激肽酶，可使激肽激活，因此，激肽是一种起局部作用的组织激素。其主要作用：①对抗血管紧张素及交感神经兴奋，使小动脉扩张；②抑制抗利尿激素对远端肾小管的作用，促进水、钠排泄，从而能使血压降低。肾脏激肽释放酶的产生、分泌受细胞外液量、钠含量、醛固酮、肾血流量等因素调节，其中醛固酮调节最为重要，它可促进激肽分泌。低血钾可抑制醛固酮分泌，而减少激肽释放酶，高血钾则反之。

三、前列腺素

前列腺素 (PG) 是由 20 个碳原子组成的不饱和脂肪酸，称为前列腺烷酸，根据其结构可分为 A、E、F、H 等多种类型。肾小球主要产生 PGF1、PGE2。PG 合成是由 PG 前体既花生四烯酸在 PG 合成酶作用下生成，最终经肺、肝、肾皮质内 PG 分解酶灭活。PG 经环氧化酶及血栓素 A2 合成酶催化下可转变为血栓素 A2(TXA2)。肾内产生的 PG 主要起局部作用。PG 具有很强的扩血管效应，对血压及体液调节起重要作用，亦可刺激环磷酸腺苷的形成，对抗 ADH，引起利尿排钠，使动脉压下降。肾内 PG 分泌受多种因素影响，缓激肽可直接刺激肾髓质乳头间质产生 PG，血管紧张素亦可促进 PG 分泌。

四、促红细胞生成素

促红细胞生成素 (EPO) 是一种调节红细胞生成的多肽类激素，90% 由肾脏产生，其余 10% 由肝、脾等产生。肾毛细血管丛、肾小球旁器、肾皮质、髓质均能产生促红细胞生成素，它是一种糖蛋白，定向与红系祖细胞的特殊受体相结合，加速骨髓幼红细胞成熟、释放，并促使骨髓网织红细胞进入循环，使红细胞生成增加。EPO 的合成与分泌主要受组织氧的供求比例来调节，减少氧供或增加组织氧需，可使非活性蛋白激酶活化而促进 EPO 的分泌。EPO 可通过反馈机制抑制 EPO 生成，保持机体红细胞维持在正常水平。由于肾有 EPO 的生成与调节的双重作用，一旦肾脏 EPO 分泌功能异常，将导致红细胞生成的异常。

五、1，25- 二羟维生素 D_3

体内生成或摄入的维生素 D_3 需经肝内 25- 羟化酶的催化作用而形成具有高度生物活性的 1，25- 二羟维生素 D_3 其主要生理作用：①促进肠道对钙、磷的吸收。1，25- 二羟维生素 D_3 可经血液转运至小肠黏膜上皮细胞的胞质内与受体蛋白结合，进入细胞核，促进 DNA 转录 mRNA，促使细胞合成钙结合蛋白，1 分子钙结合蛋白可结合 4 分子 Ca_2^+，促进 Ca_2^+ 浓集、转运。②促进骨中钙、磷吸收及骨盐沉积。1，25- 二羟维生素 D_3 可促进破骨细胞的活动，增强甲状旁腺素对破骨细胞的敏感性，促进骨溶解，使钙从骨中游离出来；其又可促进软骨细胞的成熟与钙化，形成浓集钙质颗粒软骨细胞，促进新骨的钙化，使骨质不断更新。1，25- 二羟维生素 D_3 受血钙、血磷的调节，并受甲状旁腺素和降钙素的控制。低血钙和低血磷可促进 1，25- 二羟维生素 D_3 生成，反之则减少。甲状旁腺素可激活肾 1- 羟化酶，促进 1，25- 二羟维生素 D_3 生成，降钙素则抑制 1- 羟化酶，使 1，25- 二羟维生素 D_3 生成减少。当血钙降低，甲状旁腺素分泌增加，1- 羟化酶活性增强，促进 1，25- 二羟维生素 D_3 生成，使血钙升高；反之则血钙降低，从而维持了血钙相对恒定。1，25-二羟维生素 D_3 的生成还受自身反馈的调节。肾脏处于疾病时，1-羟化酶生成障碍，使 1，25-二羟维生素 D_3 生成减少，可诱发肾性佝偻病、骨营养不良及骨质疏松症。

六、心房利钠肽

心房利钠肽（ANP）是心房肌合成的激素。循环中的 ANP 是由 28 个氨基酸残基组成的。它有促进 Na^+ 和水排出的作用，其作用机制可能包括：①抑制集合管对 Na^+ 的重吸收。ANP 与集合管上皮细胞基侧膜上的 ANP 受体结合，激活鸟苷酸环化酶，使细胞内 cGMP 含量增加，后者使管腔膜上的 Na^+ 通道关闭，抑制 Na^+ 重吸收，增加 Na^+ 的排出。②使入球小动脉、出球小动脉，尤其是入球小动脉舒张，增加肾血浆流量和肾小球滤过率。③抑制肾素的分泌。④抑制醛固酮的分泌。⑤抑制抗利尿激素的分泌。

第二章　肾脏疾病临床表现及检查

第一节　肾脏病的临床表现

一、尿量异常

（一）少尿和无尿

少尿是指尿量＜ 400mL/d 或少于 17mL/h，无尿是指尿量＜ 100mL/d。根据造成少尿 / 无尿的主要病变部位，分为三大病因：肾前性、肾性及肾后性。肾前性少尿 / 无尿是指由于各种原因引起的肾脏血流灌注不足所致。

1. 肾前性少尿 / 无尿的临床特点

(1) 患者有引起肾脏灌注不足的疾病或诱因。

(2) 尿常规大致正常。

(3) 肾小管功能良好，尿浓缩功能正常，尿比＞ 1.020，尿渗透压＞ 500mOsm/(kg·H_2O)，一般不会出现完全性无尿。

(4) 血尿素 (mg/dL)：血肌酐 (mg/dL) ＞ 20 ：1。

(5) 在及时纠正原发病后，肾功能迅速恢复正常 (一般 1 ～ 2d)。

2. 肾性少尿 / 无尿的临床特点

(1) 部分患者具有肾脏病的病史和体征。

(2) 尿常规出现异常：蛋白尿、血尿、管型尿。

(3) 肾小管功能异常，包括浓缩功能，尿比常＜ 1.015，尿渗透压＜ 350mOsm/(kg·H_2O)，可有肾性糖尿、氨基酸尿。

(4) 与肾前性比较，治疗相对困难，部分患者肾功能虽可恢复，但恢复较慢 (1 周至数月)。

(5) 完全无尿的情况比较罕见，可仅见于广泛肾皮质坏死和极个别急进性肾小球肾炎患者。

3. 肾后性少尿 / 无尿的临床特点

(1) 典型表现为突然、完全无尿，可反复发作；未有尿者，尿常规可有血尿 (非肾小球源性)、白细胞尿，也可大致正常，但不会出现大量蛋白尿。

(2) 有尿路梗阻的形态学改变 (超声、腹部 X 线片、逆行尿路造影、CT、放射性核素肾扫描等)，包括：梗阻部位的病变 (结石、肿瘤等) 以及梗阻以上部位的扩张、积液；

但在急性梗阻的早期，这些影像学表现可能并不明显。

(3) 急性梗阻解除后，多数患者于两周左右肾功能恢复正常。

（二）多尿

多尿是指尿量＞ 2500mL/d，尿量＞ 4000mL/d 为尿崩。

（三）夜尿增多

夜尿增多指夜间睡眠时尿量＞ 750mL 或大于日间尿量（正常日间与夜间的尿量比值为 2 ∶ 1)。

引起夜尿增多的常见诱因包括以下几种。

(1) 慢性进展性肾脏疾病，健存肾单位数量减少，含氮废物潴留在体内，此时残存肾单位需不分昼夜工作，因此夜尿增加。小管间质病变时由于肾脏浓缩功能下降，在疾病早期夜尿增加。

(2) 排尿性夜尿。此时机体有水钠潴留（如心功能不全），卧床后肾脏血循环改善使肾血流量增加，增加了体内潴留的水分的排泄，从而夜尿增加。

(3) 精神性夜尿，由于精神紧张，如遗尿者常出现预防性排尿，久而久之形成习惯。

二、尿成分异常

（一）尿色异常

正常尿液的外观呈淡黄色透明，其颜色主要来自尿色素，当大量饮水后尿色素可呈无色透明，限水后颜色加深。尿色异常可因药物、食用色素导致，对身体没有妨碍；还一部分由于全身性疾病或泌尿系统疾病导致尿中出现异常成分而发生颜色改变。常见引起尿色异常的原因见表 2-1。

（二）血尿

新鲜尿离心沉渣红细胞＞ 3 个 /HP，或 1h 尿红细胞计数超过 1 万，或 12h 计数超过 5 万称为镜下血尿。当出血量＞ 1mL 时，肉眼可见尿色呈红色称为肉眼血尿。肉眼血尿可以是鲜红色，也可因在膀胱内停留时间长而呈褐色，酸性尿呈浓茶或可乐色。

血尿是肾脏病的常见症状，临床上针对红色尿首先要除外假性血尿，然后判断血尿的来源和具体的引发病因。

引起血尿的病因包括以下几种。

(1) 各种肾小球疾病引起的肾小球性血尿。

(2) 泌尿系统疾病：结石、肿瘤、尿路感染、血管病变、损伤、先天畸形等。

(3) 全身性疾病：血液系统疾病、感染性疾病、风湿病、心血管疾病等。

(4) 邻近器官疾病波及泌尿系统：前列腺炎、急性阑尾炎、直肠癌、结肠癌、宫颈癌、宫颈炎等。

(5) 药物与化学因素：如磺胺类、汞剂、甘露醇、抗凝血剂等。

(6) 其他：运动后血尿、特发性血尿。

表 2-1　尿色异常及其主要原因

尿液外观	原因
红色	血尿、血红蛋白尿、肌红蛋白尿、药物（去铁胺、大黄）、进食甜菜根
橘红色	利福平
粉红色	苯妥英钠、丹蒽醌、酚酞
棕色	呋喃妥因、甲硝唑
蓝－绿色	食物色素、铜绿假单胞菌尿路感染、胆道梗阻、药物及化学制剂（甲氧氯普胺、丙泊酚、亚甲蓝、美索巴莫、氨苯蝶啶、酚、靛蓝、硼酸）
紫色	紫色尿袋综合征、卟啉
黑色	黑色素瘤等
白色浑浊	脓尿、尿中大量结晶、乳糜尿

肾小球源性血尿特点：持续或发作性、全程、无痛、肉眼或镜下血尿。绝大部分肾小球源性血尿患者，尿中没有血丝、血块，但在 IgA 肾病、紫癜性肾炎、小血管炎、新月体肾小球肾炎等血尿特别突出的个别患者中仍可见到。肾小球源性血尿患者同时有蛋白尿、水肿等其他肾病症状。

临床上鉴别血尿来源的方法，①新鲜尿沉渣相差显微镜检查：非均一形态血尿为肾小球源性，均一形态正常红细胞尿为非肾小球源性。②尿红细胞容积分布曲线：肾小球源性血尿常呈非对称曲线，其峰值红细胞容积小于静脉峰值红细胞容积；非肾小球源性血尿常呈对称性曲线，其峰值红细胞容积大于静脉峰值红细胞容积。

特殊类型的血尿有以下几种情况。

1. 运动性血尿

运动可引起一过性的镜下血尿和蛋白尿，尿红细胞形态学检查通常为非均一性，可伴有红细胞管型，偶见肉眼血尿。运动后镜下血尿一般持续 1 ～ 2h，也可持续 72h。但运动性血尿需要同剧烈运动引起的横纹肌溶解症导致的“行军性”肌红蛋白尿鉴别。

2. 胡桃夹现象

亦称左肾静脉压迫综合征，是青少年非肾小球源性血尿常见的原因之一。由于左肾静脉在腹主动脉和肠系膜上动脉之间受压引起的一系列临床症状。多数临床表现为无症状突发性血尿，可伴有左腹部疼痛及腰痛，男性可见精索静脉曲张。血尿多出现在直立时，平卧时消失，因此又称直立性血尿。尿红细胞形态为均一性，但有少数患者可表现为非均一性血尿，并可合并直立性蛋白尿。男性多见，病程数天至数年不等。彩色多普勒超声及血管造影可协助诊断。

3. 特发性高尿钙症

特发性高尿钙症是一种病因不明的以尿钙排泄增多而血钙正常为特征的疾病，主要见于儿童。临床主要表现为反复发作性肉眼血尿或镜下血尿。部分患儿可伴有尿频、尿急、尿痛、腰痛和(或)腹痛及泌尿系统感染症状。尿红细胞形态为均一性。长期的高尿钙易形成肾脏结石。高尿钙症的诊断标准：随机尿标本尿钙/尿肌酐比值＞0.21mg/mg，24h尿钙定量＞0.1mmol/kg或4mg/kg。儿童不明原因的血尿患者应常规测量尿钙。

4. 腰痛血尿综合征

常见于年轻女性口服避孕药的情况，表现为单侧或双侧腰痛伴血尿，肾动脉造影可见肾内动脉分支狭窄、肾脏局灶缺血。诊断本病应首先除外其他泌尿系统疾病。

(三)蛋白尿

蛋白尿是肾脏病常见的临床表现，24h尿含蛋白量超过150mg或尿蛋白/肌酐比值(PCR)＞100mg/g即称蛋白尿，24h尿白蛋白排泄在30～300mg为微量白蛋白尿。

蛋白尿根据不同的划分依据，有多种分类。

根据蛋白尿量多少分为大量蛋白尿或肾病水平蛋白尿(＞3.5g/d)和非肾病水平蛋白尿。

根据蛋白尿的性质可分为生理性蛋白尿和病理性蛋白尿。生理性蛋白尿指在发热、剧烈运动、充血性心力衰竭后出现的一过性蛋白尿，患者的肾脏并无器质性病变。此外，还有一种特殊类型的蛋白尿—直立性蛋白尿，常见于发育期青少年，当直立或脊柱前凸姿势时出现蛋白尿，卧位时尿蛋白消失，尿蛋白一般＜1g/d。

根据蛋白尿的形成机制可分为。

1. 肾小球性蛋白尿

当病变仅为肾小球基底膜电荷屏障破坏时，仅有白蛋白滤过，形成以白蛋白为主的中小分子蛋白尿，称为选择性蛋白尿；当病变加重，肾小球基底膜机械屏障也受到破坏，更高分子量蛋白质(主要是IgG)也滤出，尿中大中分子蛋白均可见，称为非选择性蛋白尿。

2. 肾小管性蛋白尿

当肾小管受损或功能紊乱时，抑制近端肾小管对正常滤过的蛋白质重吸收，导致小分子蛋白质从尿中排出增多，包括β2微球蛋白、溶菌酶等。

3. 溢出性蛋白尿

为血中小分子量蛋白(如多发性骨髓瘤轻链蛋白、血红蛋白、肌红蛋白等)异常增多。经肾小球滤过而不能被肾小管全部重吸收所致。尿蛋白电泳可见分离的蛋白蜂。

4. 组织性蛋白尿

尿中肾脏分泌的蛋白增多，多见于肾和尿路肿瘤、感染。

(四)白细胞尿、脓尿和菌尿

白细胞尿是指新鲜离心尿液中白细胞＞5/HP或1h新鲜尿液白细胞数＞40万或12h尿中白细胞＞100万。

（五）血红蛋白尿

由于血红蛋白为大分子蛋白及其结合特性，不能通过肾小球滤过膜，因此正常尿液中没有血红蛋白。

引起血红蛋白尿的常见病因：

(1) 红细胞内在缺陷所致溶血，红细胞葡萄糖 -6- 磷酸脱氢酶缺乏症、阵发性睡眠性血红蛋白尿。

(2) 红细胞外因素所致的溶血，自身免疫溶血性贫血、血型不合的输血后溶血和药物诱发的免疫性溶血性贫血。

(3) 机械性溶血性贫血，换瓣膜术后心源性溶血性贫血、微血管病变性溶血性贫血、行军性血红蛋白尿。

(4) 化学毒物及药物所致溶血性贫血，如苯、砷化氢、铅、磺胺类药物。

(5) 物理因素所致溶血，如大面积烧伤。

(6) 生物因素所致溶血，如疟疾感染所致黑尿热。

血红蛋白尿常可引起急性肾损伤功能衰竭，目前发病机制尚不完全清楚。新鲜的血红蛋白尿外观呈粉红色、红色或红葡萄酒色，在酸性尿中可呈酱油色。离心镜检无红细胞，联苯胺试验强阳性，尿含铁血黄素阳性。常伴有其他血管内溶血的表现，如贫血、网织红细胞增多、血清乳酸脱氢酶上升、血浆游离血红蛋白浓度升高、血清结合珠蛋白浓度明显降低、血清间接胆红素增加，尿胆原及尿胆素增加等。

（六）肌红蛋白尿

肌红蛋白尿病因：

1. 肌肉代谢紊乱

先天肌肉磷酸化酶、磷酸果糖激酶或肉毒碱软脂酰基转移酶缺乏可致阵发性肌红蛋白尿。成年人多在运动后、儿童多在急性感染后发病。本病罕见。糖尿病酮症酸中毒、严重低血钾偶可诱发肌红蛋白尿。

2. 肌肉创伤

如挤压伤综合征、重度鞭击伤、重度烧伤及电灼伤等。

3. 肌肉缺氧

如大动脉血栓栓塞等。

4. 肌肉炎症

如皮肌炎、多发性肌炎等。

5. 中毒

如蛇毒、蜂毒、毒蜘蛛中毒及重度酒精中毒等。

6. 其他

剧烈痉挛抽搐、恶性高热。

肌红蛋白尿可引起急性肾损伤、肾衰竭，其发生机制尚未明确。

（七）卟啉尿

卟啉尿又称紫质病，是由于卟啉代谢紊乱导致的疾病，分为先天及后天性，比较少见。先天性卟啉病常见急性间歇性肝性卟啉病（常染色体显性遗传）和红细胞生成性卟啉病（常染色体隐性遗传）。某些后天性疾病也可继发症状性卟啉病，包括肝脏病（肝硬化）、血液病（如溶血性贫血、红细胞增多症、血色病）。

（八）乳糜尿

乳糜尿指尿液中含有乳糜液。尿液呈乳白色或奶酪状。乳糜尿的病因常见于丝虫病、腹腔结核、肿瘤、胸腹部创伤或手术。乳糜尿时显微镜检无脂肪球，乳糜试验阳性。通过膀胱镜检查可区分产生乳糜尿的患侧肾脏，淋巴管造影对确诊淋巴系病变部位有价值。

三、排尿异常

排尿异常包括尿频、尿急、尿痛、排尿困难、尿潴留、尿失禁等。其中尿频、尿急、尿痛称为尿路刺激征，常见于尿路感染、尿道综合征、输尿管结石、膀胱肿瘤及环磷酰胺引起的出血性膀胱炎等。

四、肾小球疾病临床综合征

（一）急性肾炎综合征

急性起病，以血尿为主要表现（可有肉眼血尿）。一般24h尿蛋白定量＜3.5g，可伴不同程度的水肿、高血压、一过性氮质血症。肾脏超声检查可见肾脏体积正常或增大。

病理生理基础为肾小球急性弥漫性炎症、渗出，肿胀，导致肾小球滤过屏障破坏、肾小球滤过率下降和水钠潴留。

典型的急性肾炎综合征为儿童急性链球菌感染后肾小球肾炎，其他感染性疾病导致的感染后肾小球肾炎、IgA肾病、新月体肾炎（抗肾小球基底膜肾炎、抗中性粒细胞胞质抗体相关性血管炎）和系统性疾病肾损害（如狼疮肾炎等）。

（二）肾病综合征

以大量蛋白尿(24h尿蛋白定量≥3.5g)和低白蛋白血症（血浆白蛋白＜30g/L)为主要临床表现，可伴有高脂血症和水肿。

病理生理基础为肾小球广泛足细胞损伤，或伴基底膜损伤，大量白蛋白或其他大分子蛋白通过肾小球滤过从尿中丢失，导致低蛋白血症。

肾病综合征根据病因分为原发性肾病综合征及继发性肾病综合征，继发性肾病综合征常见病因包括感染后肾小球肾炎（如乙肝病毒相关肾炎）、狼疮肾炎、糖尿病肾病、过敏性紫癜肾炎、肿瘤相关肾病（如多发性骨髓瘤肾损害），药物继发肾病综合征等。

（三）急进性肾小球肾炎

起病急骤，表现为血尿（可有肉眼血尿）、蛋白尿，肾功能进行性恶化。可有少尿或无尿、水肿、高血压、贫血和低蛋白血等症状。超声检查见肾脏体积正常或增大。

病理生理基础为肾小球大量新月体形成，肾小球毛细血管袢广泛的炎症和坏死。

常见于抗肾小球基底膜肾炎、抗中性粒细胞胞质抗体相关性血管炎、新月体性 IgA 肾病、新月体肾小球肾炎、狼疮性肾炎及感染后肾小球肾炎。

（四）慢性肾炎综合征

起病缓慢，病程迁延。24h 尿蛋白定量多小于 3.5g，可伴有持续性镜下血尿、高血压和肾功能不全。

常见于多种肾小球疾病。

（五）孤立性蛋白尿

孤立性尿蛋白又称无症状蛋白尿，以持续性蛋白尿 (24h 尿蛋白定量多小于 1.5g) 为主要临床表现，无血尿，部分患者可伴有高血压。

孤立性蛋白尿见于多种类型的原发性肾小球疾病，但应排除其他疾病导致的蛋白尿，如高血压、糖尿病、肥胖、肾小管间质性疾病、功能性蛋白尿及直立性蛋白尿等。

（六）孤立性血尿

临床表现为持续性镜下血尿，尿红细胞形态为多形性，无蛋白尿和高血压。

持续镜下血尿多由于肾小球系膜增生性病变或基底膜病变所致，可见于 IgA 肾病、非 IgA 肾小球系膜增生性病变、遗传性肾炎、薄基底膜肾病等。但需除外非肾小球性疾病导致的镜下血尿。

第二节　肾脏疾病的实验室检查

一、尿液检查

（一）尿标本的采集

1. 尿标本的留取

尿沉渣检查原则上留取晨起第一次尿液的中段尿，24h 尿标本用于尿液中各种成分的定量检查。留尿前避免剧烈运动，女性避开月经期留取尿液标本。

2. 尿标本的保存

尿液排出后应在 30 ～ 60min 送检，如不能及时送检，可以放置于 4℃冰箱保存 6 ～ 8h。

（二）尿液一般性状检查

1. 外观

颜色：尿液一般呈淡黄色至深褐色，受饮食、运动等影响。在某些病理情况下或者服用某种药物，尿液呈现特殊的颜色，如血红蛋白尿呈酱油色，尿中胆红素增高表现为深黄色尿。

浊度：正常尿液澄清、透明，沉淀后浑浊。在某些病理情况下尿液可浑浊。

2. 比重及渗透压

比重和渗透压可以评估肾脏浓缩和稀释功能。尿比重指单位容积尿中溶质的质量，测量方法简单，而渗透压指单位容积尿中溶质分子和离子的颗粒数，需要特殊仪器测量，所以更能准确反映肾脏的浓缩和稀释功能。正常人尿比重 1.015 ～ 1.025，禁水 8h 尿渗透压 600 ～ 1000mOsm/(kg·H_2O)，平均 800mOsm/(kg·H_2O)。

（三）尿液化学分析

1. 酸碱度

正常人尿液 pH 在 5.0 ～ 8.0，尿液的 pH 受食物成分的影响。酸性尿多见于进食肉食过多和某些病理情况下，代谢性酸中毒，呼吸性碱中毒；碱性尿多见于进食素食和柑橘类水果，代谢性碱中毒，呼吸性碱中毒和肾小管酸中毒。

2. 蛋白质

正常情况下，少量蛋白尿从肾小球滤过，几乎在近端小管完全重吸收，因此出现蛋白尿往往提示肾小球滤过膜受损或者肾小管重吸收能力降低。正常人尿液中含蛋白质一般低于 150mg/24h。尿蛋白定性为阴性。但在剧烈运动、发热等生理情况下可以出现蛋白尿。肾小球性蛋白尿常伴有大分子量蛋白质的丢失，一般＞ 1.5g/24h，肾小管性蛋白尿为少量小分子蛋白尿，一般＜ 1.0g/24h。

3. 尿糖

正常人尿糖呈阴性，在某些生理情况下，如餐后 2h 内、妊娠、应激等，可以出现尿糖阳性；病理性尿糖阳性多见于血糖升高，近端肾小管功能受损等。

4. 酮体

正常人尿酮体呈阴性，尿酮体阳性常见于糖尿病酮症酸中毒，长期饥饿，急性发热等。

5. 尿隐血

正常人尿隐血呈阴性，当尿液中有红细胞、血红蛋白或肌红蛋白时，呈现阳性反应。因此，尿隐血阳性见于血尿、血红蛋白尿、肌红蛋白尿。当发现尿隐血阳性时，应行显微镜检查确认有无红细胞。

6. 胆红素

正常尿胆红素为阴性，在病毒性肝炎，肝内胆管堵塞等情况下，可以出现阳性。

7. 尿胆原

正常人尿中尿胆原含量少，定性为阴性。直接胆红素分泌入小肠腔后，分解为尿胆原等一系列的产物，2% ～ 5% 的尿胆原进入血液经过肾小球滤过，结合胆红素检查结果，可以鉴别黄疸。

8. 亚硝酸盐

正常人呈阴性。阳性见于尿路感染，常用于尿路感染的快速筛选试验。

(四)尿沉渣显微镜检查

尿沉渣的显微镜检查是尿液分析的重要内容，包括细胞、管型等成分。

1. 红细胞

尿红细胞分为镜下血尿与肉眼血尿，尿 RBC ＞ 3/HP，称为镜下血尿；一般每升尿液中含血 1mL 即可出现肉眼血尿。尿红细胞形态分为均一型、多形型以及混合型，尿红细胞形态有助于鉴别肾小球性血尿和非肾小球性血尿，判断血尿的来源。尿中红细胞增多见于以下几点：

(1) 内科性血尿：各种原发性肾小球肾炎，狼疮性肾炎等。

(2) 外科性血尿：尿路感染、结石、泌尿系统的畸形、肿瘤。

(3) 生理情况：剧烈运动、发热等。

2. 白细胞

正常人离心尿沉渣中白细胞 0 ～ 5/HP，多数为中性粒细胞，在泌尿生殖系感染、急性感染后肾小球肾炎、狼疮性肾炎、急性间质性肾炎等情况下，可出现白细胞增多。

3. 上皮细胞

尿沉渣中可检出肾小管上皮细胞、移行上皮细胞和扁平上皮细胞，其中扁平上皮细胞最多见。少量的上皮细胞是细胞新老更替的生理现象，如果上皮细胞明显增多或者形态出现异常，提示上皮细胞来源的部位发生病变或肿瘤。

4. 管型

管型是由塔 - 霍蛋白、细胞等成分组成，根据其成分不同管型分为：①透明管型，正常尿中偶见；②白细胞管型见于急性肾盂肾炎、急性间质性肾炎；③红细胞管型见于急性肾小球肾炎；④上皮细胞管型见于急性肾小管坏死；⑤蜡样管型见于肾衰竭。

(五)尿液细菌学检查

尿液细菌学检查是尿路感染确诊的重要手段。

1. 尿细菌学检查标本的采集

尿标本取自清洁中段尿，导尿和膀胱穿刺尿，其中清洁中段尿最为常用。在收集标本时应注意，避免假阳性和假阴性，收集的尿液被大便、白带污染；尿标本留置时间＞ 1h；收集清洁中段尿时，消毒剂不慎混入尿标本中等。

2. 尿细菌学检查方法

(1) 尿沉渣涂片检查：根据染色和细菌的形态特点明确革兰阳性 / 阴性、球菌 / 杆菌，指导临床治疗。

(2) 尿细菌培养：当尿标本中革兰染色阴性杆菌菌落计数＞ 105CFU/mL，革兰染色阳性球菌计数＞ 104CFU/mL，具有诊断意义。

二、肾小球的滤过功能检测

（一）血肌酐与内生肌酐清除率检测

1. 血肌酐

体内肌酐绝大部分为机体内肌肉代谢产物。肌肉代谢中磷酸肌酸。脱掉磷酸和 1 分子水后成为肌酐。血肌酐分子量 113，在血液循环中不与蛋白质结合，可经肾小球自由滤过，不被肾小管重吸收。因此血肌酐已经成为目前间接评价肾小球滤过率 (GFR) 最广泛的指标。

2. 内生肌酐清除率

内生肌酐清除率是指肾小球在单位时间内清除体内多少毫升血浆内的肌酐。其计算公式为：

Ccr= 尿肌酐浓度 (μmol/L)× 每分钟尿量 (mL/min)÷ 血肌酐浓度 (μmol/L)

测量前 3d，应低蛋白饮食，并严格禁食肉类，避免剧烈运动，以免加剧肌肉代谢，排除外源性干扰。内生肌酐清除率是目前临床最常用的反映肾功能的指标，基本能反映肾实质损害的程度，由于肾小管分泌少量的肌酐，所以实测的 Ccr 较真实的 GFR 高。

（二）血尿素氮检测

尿素氮分子质量 60Da，可自由经肾小球滤过，不与蛋白结合。在原尿中的尿素氮 40% ～ 60% 在肾小管与集合管中被重吸收。只有当肾脏 GFR 下降到正常的 50% 以下，BUN 才会明显上升，故早期判断有无肾小球功能损伤，BUN 是不敏感的。但在大量食用高蛋白饮食和消化道出血、烧伤，严重感染的情况，使用糖皮质激素均可影响血尿素氮含量升高。因此一般不单独应用尿素氮来判断 GFR。

（三）胱抑素 C

分子质量 13359Da，血中循环的 CystatinC 能经肾小球滤过，被近曲小管重吸收并完全代谢。并且 CystatinC 产生比较稳定，不受年龄、性别、活动、肌肉容积和饮食的影响，因此是一种反映肾小球滤过率 (GRF) 理想内源性标志物。

（四）菊糖清除率测定

菊糖分子质量为 5200Da，人体不能产生菊糖，需外源性注射，菊糖注入后不被机体分解，经肾小球滤过后，以原型排出，既不被肾小管分泌，也不被肾小管重吸收，所以菊糖清除率是测定肾小球滤过功能最为准确的方法。该操作较烦琐，不适合临床开展。

（五）放射性核素检测肾小球滤过功能

将放射性核素标记物注入人体，根据单室或双室模型，应用公式计算出肾小球清除率。应用放射性核素测定 GFR 是最准确的方法。

三、肾小管功能检测

（一）近端肾小管功能检测

1. 尿糖检测

正常人血中葡萄糖从肾小球滤过后，在近端小管重吸收，其吸收的过程是依靠载体的主动的重吸收，因此正常人尿糖为阴性，当血中的葡萄糖量超过了主动转运的上限，就会出现尿糖阳性；当近曲小管重吸收葡萄糖的能力减退时，在血糖正常的情况下，亦会出现肾性糖尿。临床上常应用尿糖定性来检测尿糖。

2. 尿氨基酸

尿氨基酸经肾小球滤过后，绝大部分通过近曲小管重吸收，当尿中出现氨基酸尿时，说明近端小管重吸收功能受损。

3. N-乙酰 -D- 氨基葡萄糖酶 (NAG 酶)

主要位于近端小管的溶酶体系统中。血清中的 NAG 酶不能从肾小球滤过，当尿中 NAG 酶升高时，反映近端小管功能损伤的一个早期敏感指标。

4. 尿 β2- 微球蛋白

β2- 微球蛋白从肾小球滤过后，几乎全部从近曲小管重吸收，因此当尿中 β2- 微球蛋白升高时。提示近曲小管功能受损。

（二）远曲小管功能检测

1. 尿比重测定

如前所述，因为尿比重受众多因素的影响，故尿比重仅作为粗略参考，精确的远曲小管的检查应行尿渗量测定。

2. 尿渗量测定

尿渗量是反映尿中具有渗透性物质的数量即溶质克分子浓度。尿渗量测定是目前公认的检测肾脏对尿液浓缩及稀释功能的方法。此种渗透压与溶质的粒子多少有关。正常成年人尿渗量 (mOsm)600 ～ 1000mOsm/(kg·H_2O)。尿渗量是反映肾小管间质功能的重要指标。

四、肾脏病相关的免疫学检查

（一）免疫球蛋白及补体的测定

免疫球蛋白 (Ig) 是由浆细胞合成与分泌的具有抗体活性的一组球蛋白。Ig 共五种，IgG、IgA、IgM、IgD、IgE。一般情况下，血中 Ig 不被肾小球基底膜滤过，尿中呈阴性。补体 C3 分子量 18.5 万，主要由肝与吞噬细胞合成，在补体的经典途径与旁路途径激活起作用。促进机体内免疫反应加速，正常情况下有防御作用，在免疫紊乱中促进炎症反应。免疫球蛋白和补体的变化在肾脏病中可以起到辅助诊断作用。如 IgA 肾病患者中，有 30% ～ 50% 的患者出现血清 IgA 的升高，而肾病综合征患者由于尿中大量地丢失蛋白质，故血清 IgG 降低。而补体 C_3 的降低见于急性感染后肾小球肾炎，膜增生性肾小球肾炎和狼疮性肾炎等。

（二）抗中性粒细胞胞质抗体 (ANCA)

ANCA 是原发性系统性小血管炎的特异性的血清学诊断工具，它是一种以中性粒细胞和单核细胞胞质成分为靶抗原的自身抗体。可以分为胞质型 ANCA(cANCA) 和环核型 ANCA(pANCA)，其相关的靶抗原分别为 PR3 和 MPO。目前推荐 cANCA 联合抗 PR3 抗体阳性或 pANCA 联合抗 MPO 抗体阳性，用于诊断原发性小血管炎的特异性达到 99%。

（三）抗肾小球基底膜抗体

抗肾小球基底膜抗体是针对肾小球基底膜的自身抗体，抗肾小球基底膜疾病是抗肾小球基底膜抗体介导，累及肾脏、肺的自身免疫系统疾病。检测血清中抗 GBM 抗体是诊断Ⅰ型急进型肾小球肾炎和 Goodpasture 病的重要手段。

第三章　特发性膜性肾病

膜性肾病 (MN) 为一病理学诊断名词，其病理特征为弥漫性肾小球基底膜 (GBM) 增厚伴有上皮细胞下免疫复合物沉积。MN 可分为特发性膜性肾病 (IMN) 和继发性膜性肾病两大类，继发性者多由自身免疫性疾病、感染、肿瘤、药物等引起，病因未明者称之为 IMN。IMN 是中老年人原发性肾病综合征 (NS) 的最常见疾病，据国外报道占成人原发 NS 的 20% ～ 40%，在我国 IMN 发病率稍低，占原发性肾小球疾病的 10% ～ 15%，但是近年其发病率已显著增高。

IMN 多在 40 岁以后发病，男性居多 (男女比例约为 2 ∶ 1)，儿童少见。本病临床上起病缓慢，以蛋白尿为主要表现，60% ～ 80% 患者呈现 NS，少数患者 (约占 40%) 伴有镜下血尿，无并发症时不出现肉眼血尿。IMN 的自然病程差别较大，约 25% 患者可自发缓解，也有 30% ～ 40% 的患者能在起病 5 ～ 10 年内进展至终末期肾病 (ESRD)。

第一节　特发性膜性肾病发病机制的研究现状

目前认为，IMN 是一个器官特异性自身免疫性足细胞病。循环中的自身抗体与足突上的靶抗原结合形成免疫复合物沉积在上皮下，激活补体系统，诱发肾小球毛细血管壁损伤，出现蛋白尿。近 50 年来，随着研究深入，人们对 IMN 发病机制的认识已取得了很大进展。

一、足细胞靶抗原成分

1956 年，Mellors 和 Ortega 首次报道：通过免疫荧光检查，在 MN 患者肾组织切片中，发现免疫复合物呈现在肾小球毛细血管壁。从此开启了对 MN 发病机制的探索历程。近几十年来，人们对 MN 致病抗原认识过程大致经历了如下几个阶段：

1959 年 Heymann 等利用大鼠近端肾小管刷状缘的组织成分 FxlA 免疫大鼠制作成功人类 IMN 模型，即 Heymann 模型，并在血液中找到含有 FxlA 的免疫复合物，所以当时认为 IMN 是由循环中的 FxlA 抗原与抗体形成免疫复合物沉积于肾小球致病。1978 年 Couser 等运用抗 FxlA 的 IgG 抗体灌注分离的大鼠肾脏，重复出 Heymann 模型的病理表现，免疫荧光检查见 IgG 沿肾小球毛细血管壁呈细颗粒样沉积，电镜检查可见电子致密物广泛沉积于肾小球上皮细胞下及足突裂孔上，提示 FxlA 在肾小球中形成的原位免疫复合物也能致病。

1983 年 kerjachki 等发现存在于大鼠足细胞表面及近端肾小管刷状缘上的致病抗原成分是糖蛋白 megalin(原称为 GP330)。megalin 为跨膜糖蛋白，由 4600 个氨基酸组成，其胞外区 N 端的小糖化片断可能是其抗原决定簇。1990 年又发现第二个抗原成分，即受体相关蛋白 (RAP)，它能结合于 magalin 上。试验显示当循环抗体与足细胞表面的 megalin 及 RAP 结合后，即能形成上皮下原位免疫复合物致病。但是遗憾的是 megalin 在人类足细胞上并不表达，甚至与 megalin 结构相似的抗原也未能发现。

对于人类 MN 致病抗原研究的重大进展起始于 2002 年 Debiec 等对同种免疫新生儿膜性肾病的研究，患此病的新生儿出生时即出现 NS，肾活检证实病理类型为 MN。Debiec 等在患儿足细胞的足突上发现了中性肽链内切酶 (NEP)，并首次证实它是导致人类 MN 的一个自身抗原。研究发现，此类患儿的母亲均为先天性 NEP 缺乏者，而其父亲正常，故母亲在妊娠过程中即会产生抗 NEP 抗体，该抗体可以透过胎盘与胎儿肾小球足细胞上的 NEP 结合，形成原位免疫复合物，激活补体生成 C5b-9，损伤胎儿足细胞，导致 MN 发生。但是此抗原是否也参与成人 IMN 的发病，并不清楚。

2009 年 Beck 等通过检测 IMN 患者的血清，发现 75% ～ 80% 的患者血清 M 型磷酸酯酶 A2 受体 (PLA2R) 抗体阳性，而在继发性膜性肾病、其他肾小球疾病和正常人的血清中此抗体皆阴性。后来，又有学者从 IMN 患者肾小球沉积的免疫复合物中分离出了 PLA2R 抗体，而 V 型狼疮性肾炎和 IgA 肾病患者的肾组织却无此抗体。上述研究均表明抗 PLA2R 抗体为 IMN 所特有。PLA2R，这一人类肾小球足细胞上具有丰富表达的蛋白成分，目前已备受关注，已明确它是人类 MN 的另一个重要自身抗原。

新近有学者提出醛糖还原酶、超氧化物歧化酶 -2 和 α- 稀醇化酶，也可能是导致人类 IMN 的足细胞抗原成分，但它们在疾病发生与进展过程中的作用尚未明确。

二、致病抗体分子

应用免疫荧光或免疫组化方法检查人 IMN 患者肾小球毛细血管壁上沉积的 IgG 亚类，发现主要是 IgG4，但是常同时并存较弱的 IgG1、IgG2 和 (或)IgG3。已知 IgG4 分子具有“半抗体交换”特性，交换后重组的 IgG4 分子的两个 Fab 臂即可能结合不同的抗原，致使此 IgG4 抗体 - 抗原复合物不能与补体结合，失去激活补体能力。那么，IMN 患者的补体系统是如何被激活的呢？一种解释是，抗 PLA2R 抗体虽然主要由 IgG4 构成，但是常伴有其他 IgG 亚型，补体系统即可能通过伴有的 IgG1、IgG2 和 (或)IgG3 激活。对同种免疫新生儿膜性肾病的研究显示，当新生儿母亲血清只存在抗 NEP 的 IgG4 抗体时，新生儿不发病，只有同时存在抗 NEP 的 IgG1 和 IgG4 抗体，新生儿才会出现蛋白尿，此观察似支持这一观点。另一种解释是，IgG4 虽然不能从经典途径及旁路途径激活补体，但是近年来发现它仍可能从甘露糖 - 凝集素途径激活补体系统，特别是其糖类侧链结构发生变化而导致其免疫活性改变时。

检测患者血清 PLA2R 抗体，不但对 IMN 诊断及鉴别诊断有帮助，而且研究显示血清 PLA2R 抗体滴度还与疾病活动性密切相关。IMN 发病时血清 PLA2R 抗体滴度升高，病情缓解时 PLA2R 抗体滴度下降直至转阴（有的患者在蛋白尿消失前数月血清抗 PLA2R 抗体就已转阴），复发时其滴度再次上升。所以，临床上可监测血清 PLA2R 抗体滴度，来判断 IMN 的疾病活动性。尽管 PLA2R 抗体滴度与疾病病情相关，但是有时仍能发现某些患者的血清抗体滴度与蛋白尿程度并不相关，血清抗 PLA2R 抗体已转阴，但是蛋白尿仍持续在 2～3g/d 水平，对这种现象的解释是：尽管促使 IMN 发病的免疫反应已缓解，但是长时间病程导致的肾小球硬化（局灶节段性硬化及球性硬化）和肾小管间质纤维化致使蛋白尿不消失。

三、补体系统激活

在肾小球上皮下的免疫复合物（循环免疫复合物沉积或原位免疫复合物形成），要通过激活补体形成膜攻击复合体 C5b-9，才能损伤足细胞致病。在被动 Heymann 肾炎大鼠模型中，予以抗 FxlA 抗体后，再予眼镜蛇毒因子耗竭补体，可显著减少 C5b-9 在肾脏的沉积，蛋白尿减轻；另外，给予具有固定补体作用的绵羊抗大鼠 FxlA 抗体 γ1 亚类，大鼠将发生蛋白尿；而给予无固定补体作用的抗 FxlA 抗体 γ2 亚类，即使在肾小球足细胞上沉积了大量免疫复合物，但是无 C3 沉积，大鼠不出现蛋白尿，由此说明足细胞上沉积的免疫复合物必须通过激活补体才能致病。

补体有 3 条激活途径，包括经典途径、旁路途径及甘露糖 - 凝集素途径。由于肾小球毛细血管壁上很少有补体 C1q 沉积，故目前认为 IMN 主要是从旁路途径而非经典途径激活补体，其具体机制为：一方面抗 FxlA 抗体可增强 C3b 在肾小球足细胞下沉积，促进 C3 转化酶 (C3bBbP) 形成；另一方面，抗 FxlA 抗体还可拮抗补体调节蛋白如 H 因子的调节作用，延长 C3 转化酶 (C3bBbP) 半衰期，维持旁路途径活化。但是，正如前述，少数 IMN 患者的补体系统是否由甘露糖 - 凝集素途径激活，很值得研究。

补体激活形成的终末产物即膜攻击复合体 C5b-9 可在细胞膜上形成非选择性亲水跨膜通道，或在其周围形成“膜漏网”，即在细胞膜上“打孔”。溶解量的 C5b-9 可使细胞穿孔坏死，而亚溶解量的 C5b-9 则可作为人肾小球足细胞的一种刺激剂，插入细胞膜活化细胞，产生多种活性介质，损伤足细胞，产生蛋白尿。

四、足细胞损伤

足细胞处于肾小球滤过膜最外层，它不仅参与构成滤过膜的机械屏障和电荷屏障，而且在维持肾小球毛细血管袢的正常开放、调节静水压、合成 GBM 基质及维持其代谢平衡上起着重要作用。其结构与功能的完整性对于维护滤过膜的正常功能具有重要意义。足细胞在 GBM 上稳定附着和发挥正常功能需要一组足细胞相关蛋白来维系。根据蛋白的分布部位将其分为：裂孔隔膜蛋白、顶膜蛋白、骨架蛋白和基底膜蛋白。IMN 发病时无论是原位免疫复合物形成及循环免疫复合物沉积，或是补体膜攻击复合体 C5b-9 产生，都与足细胞有着密切联系，而其也是最终的受损靶细胞。

目前研究认为，膜攻击复合体 C5b-9 插入足细胞膜后，破坏了裂孔隔膜蛋白 nephrin

与足细胞膜的锚定结构，使裂孔隔膜蛋白复合体结构解离，同时导致骨架蛋白结构松散，顶膜蛋白丢失，负电荷屏障受损，这些足细胞相关蛋白的异常均加速了足细胞结构与功能的损伤。还有研究指出，C5b-9 可通过转换生长因子 -β(TGF-β)/Smad7 通路及活性氧产生导致足细胞损伤，促使足细胞凋亡与脱落。脱落的足细胞产生的蛋白酶能够进一步加重肾小球滤过膜损伤。当裸露的 GBM 能与肾小囊壁粘连时，启动肾小球硬化机制。还有研究发现 C5b-9 还参与了足细胞细胞周期的调节，上调了细胞周期抑制蛋白 P21 及 P27，阻止了足细胞增殖，同时 C5b-9 通过损伤 DNA 加速了足细胞死亡。

综上所述，目前对于人 IMN 的研究已经取得了重要进展。肾小球上皮下的免疫复合物沉积或原位形成，及由此引起的补体系统活化、膜攻击复合体 C5b-9 产生，最终造成足细胞损伤，这是 IMN 的重要发病机制。但是对 IMN 发病机制的认识仍存在不少未明之处，需要更进一步深入研究澄清。

第二节　特发性膜性肾病的病理、临床表现与诊断

本病诊断有赖于肾脏病理检查，而且需要排除继发性膜性肾病后，IMN 诊断才能成立。

一、肾脏病理表现

（一）光镜检查

早期在光镜下仅能见肾小球上皮下嗜复红蛋白沉积，而后 GBM 弥漫增厚，“钉突”形成，甚至呈“链环”状改变。晚期系膜基质增多，毛细血管袢受压闭塞，肾小球硬化。通常肾小球无细胞增殖及浸润，系膜区和内皮下也无嗜复红蛋白沉积。如果出现明显的系膜细胞增殖，炎细胞浸润和坏死性病变，则需考虑继发性膜性肾病可能。另外，在一些大量蛋白尿持续存在、肾功能异常的 IMN 患者中，发现伴发局灶节段性肾小球硬化病变，此类患者往往对免疫抑制治疗反应差，预后不良。近年来，一些伴发新月体肾炎的病例也屡见报道，其中部分患者的血清可检出抗 GBM 抗体或抗中性粒细胞胞浆抗体(ANCA)，但其发病机制欠清。

肾小管间质病理改变主要包括肾小管上皮细胞颗粒及空泡变性，肾小管灶状萎缩，肾间质灶状炎性细胞浸润及肾间质纤维化。肾小管间质的病变程度往往与蛋白尿的严重程度和持续时间相关。

（二）免疫荧光检查

免疫球蛋白 IgG 呈弥漫性细颗粒状沉积于肾小球毛细血管壁，是 IMN 特征性的免疫病理表现，在个别早期病例或免疫复合物已进入消散期的患者，IgG 可呈节段性分布。大部分患者伴有 C3 沉积。此免疫荧光检查十分敏感，有助于疾病的早期诊断。IMN 一般无

多种免疫球蛋白及补体 C1q 沉积，而且也不沉积于肾小球毛细血管壁以外区域，若有则需排除继发性膜性肾病可能。

（三）电镜检查

可于 GBM 外侧（上皮细胞下）见到排列有序的电子致密物，GBM 增厚，并常在电子沉积物间见到“钉突”。此外，足细胞足突常弥漫融合。

（四）疾病分期

目前公认的 Ehrenreich-Churg 分期法，是以电镜表现为主，光镜表现为辅的 IMN 分期，共分为如下Ⅳ期。

Ⅰ期：GBM 无明显增厚，GBM 外侧上皮细胞下有少数电子致密物。

Ⅱ期：GBM 弥漫增厚，上皮细胞下有许多排列有序的电子致密物，在它们之间可见“钉突”。

Ⅲ期：电子致密物被增多的 GBM 包绕，部分电子致密物被吸收，而呈现出大小不等、形状不一的透亮区。

Ⅳ期：GBM 明显增厚，较多的电子致密物被吸收，使 GBM 呈虫蚀状。系膜基质逐渐增多，直至肾小球硬化。

另外，还有 Gartner 的五期分法，除上述Ⅳ期外，将 IMN 自发缓解、肾小球病变已恢复近正常（可能遗留部分肾小球硬化）的阶段称为Ⅴ期。

起初大多学者认为 IMN 患者随着发病时间的延长，肾脏病变分期会升高。但是近年的大量研究并未发现分期与病程间存在明确的对应关系，因此，上述病理分期对临床病程、治疗疗效及疾病预后的评估到底具有多大意义？仍待今后进一步研究去澄清。

二、临床表现与并发症

IMN 大多隐匿起病，以水肿为首发症状，病程进展缓慢。多数患者（约 80%）有大量蛋白尿（＞ 3.5g/d），呈现 NS；少数患者（约 20%）为无症状的非肾病范畴蛋白尿（＜ 3.5g/d）。尿蛋白量可随每日蛋白质摄入量及活动量而波动。20% ～ 55% 的患者存在轻度镜下血尿，不出现肉眼血尿，当患者存在显著的镜下血尿或肉眼血尿时，临床上要注意继发性膜性肾病或 IMN 出现并发症的可能。17% ～ 50% 成年患者起病时伴有高血压。早期肾功能多正常，4% ～ 8% 的患者在起病时即存在肾功能不全，预后常较差。

IMN 的自然病程差距较大，约 20% 的患者可自发完全缓解，也有 30% ～ 40% 的患者起病 5 ～ 10 年后进展至 ESRD。有研究发现，蛋白尿的程度和持续时间与患者预后密切相关。此外，男性、高龄患者、伴有高血压和（或）肾功能不全、肾脏病理检查可见较多硬化肾小球和较重肾小管间质病变者预后较差。

NS 的各种并发症均可在本病中见到，但血栓和栓塞并发症发生率明显高于其他病理类型的肾小球疾病，其中肾静脉血栓、下肢静脉血栓、肺栓塞最为常见。有报道在 NS 持续存在的 IMN 患者肾静脉血栓的发生率可高达 50%。当患者存在大量蛋白尿、严重低白蛋白血症（＜20～25g/L）、过度利尿、长期卧床等诱因时，患者突然出现腰痛、肉眼血尿、急性肾损害（肾静脉主干血栓），双下肢不对称性水肿（下肢静脉血栓），胸闷、气促、咯血（肺栓塞）等症状，均应考虑到血栓及栓塞性并发症可能，并给予及时检查及治疗。

如下情况还能导致 IMN 患者出现急性肾损害：肾前性氮质血症（严重低白蛋白血症致血浆胶体渗透压降低，水分外渗，肾脏有效血容量减少而诱发），并发急性肾静脉主干（双侧或右侧）大血栓，出现抗 GBM 抗体或 ANCA 小血管炎性新月体肾炎，以及药物肾损害（包括肾小管坏死及急性过敏性间质性肾炎）。

三、诊断与鉴别诊断

依据患者典型的临床实验室表现及肾活检病理改变，诊断 MN 并不困难，但需排除继发性膜性肾病才能确诊 IMN。

继发性膜性肾病有时呈现“非典型膜性肾病”病理改变，免疫荧光检查常见 IgG 伴有其他免疫球蛋白、补体 C3 及 Clq 沉积，沉积于肾小球毛细血管壁及系膜区；光镜检查毛细血管壁增厚，有或无“钉突”形成，常出现“假双轨征”，并伴有系膜细胞增生和基质增多；电镜检查于上皮下、基底膜内、内皮下及系膜区多部位见到电子致密物。

另外，近年开展的血清 PLA2R 抗体检测，及肾切片上 IgG 亚型及 PLA2R 的免疫荧光或免疫组化检查，对鉴别继、原发性膜性肾病极有意义。IgG 亚型的免疫荧光或免疫组化检查显示，IMN 患者肾小球毛细血管壁上沉积的 IgG 以 IgG4 亚型为主，伴或不伴有较弱的其他 IgG 亚型，而继发性膜性肾病常以其他亚型为主。另外，PLA2R 的免疫荧光或免疫组化检查显示，IMN 患者肾小球 PLA2R 染色阳性，细颗粒状高表达于肾小球毛细血管壁，而已检测的一些继发性膜性肾病（如狼疮性肾炎及乙肝病毒相关性肾炎等）阴性。血清 PLA2R 抗体的检测结果也与此相同。

常见的继发性膜性肾病有如下 4 类。

1. 自身免疫性疾病

常见于狼疮性肾炎，并可见于类风湿关节炎、慢性淋巴细胞性甲状腺炎、干燥综合征等。

2. 感染

常见于乙型肝炎病毒感染，其次为丙型肝炎病毒感染及梅毒等。

3. 肿瘤

肿瘤包括实体肿瘤及淋巴瘤等。

4. 药物及重金属

常见汞、金制剂、D- 青霉胺等。

现简述于下。

（一）膜型狼疮性肾炎

常见于青中年女性，常有系统性红斑狼疮的多器官受累表现，肾病常表现为大量蛋白尿及 NS，伴或不伴镜下血尿。肾组织免疫荧光检查常呈“满堂亮”现象(各种免疫球蛋白和补体 C3 及 C1q 均阳性)，光镜检查常为“非典型膜性肾病”，电镜检查于上皮下、基底膜内、系膜区及内皮下均可见电子致密物。需要注意的是，有少数膜型狼疮性肾炎患者起病时仅肾脏受累，无其他系统表现，还不能完全达到系统性红斑狼疮诊断标准。对这类患者应严密追踪观察，其中一些患者随后能表现出典型的系统性红斑狼疮。

(二)乙型肝炎病毒相关性膜性肾病

多见于青中年，有乙型肝炎病毒感染的临床表现及血清标志物(抗原、抗体)。肾组织光镜检查可呈 IMN 或非典型膜性肾病改变，免疫荧光多呈“满堂亮”，诊断的关键是能在患者肾小球中检测到乙肝病毒抗原(如 HBcAg、HBsAg)存在。

(三)肿瘤相关性膜性肾病

见于各种恶性实体瘤(常见于肺癌、乳腺癌、消化道恶性肿瘤及前列腺癌)及淋巴瘤，其病理表现常与 IMN 无明显区别。此病好发于老年人，有统计表明，60 岁以上 MN 患者中恶性肿瘤相关性肾病可达 20%。因此，对于老年患者，尤其肾小球中 IgG 沉积物并非以 IgG4 为主且 PLA2R 染色阴性的患者，一定要严密随访，观察病程中发现肿瘤的可能。

肿瘤相关性膜性肾病目前尚无公认的诊断标准，有学者认为在诊断 MN 前后 1 年内发现肿瘤，患者蛋白尿的缓解及复发与恶性肿瘤的治疗缓解及复发密切相关，并能除外其他肾脏病即能诊断。有的诊断标准更严格，需在肾小球的上皮下沉积物中发现肿瘤相关抗原或抗体，这一严格标准较难普及。

(四)药物及重金属所致膜性肾病

金制剂、D- 青霉胺等药物可以引起 MN，但是近代这些药物已经少用。而由含汞增白化妆品引起的 MN 国内近年却屡有报道，2012 年国内民间环保组织抽查实体店及网店出售的美白、祛斑化妆品，发现 23% 的产品汞含量超标，最高者达到国家规定标准的 44000 倍，很值得重视。汞所引发 MN 的病理改变与 IMN 无法区分，可是肾小球内沉积的 IgG 亚类并非 IgG4 为主，可助鉴别。至于这些药物及重金属所致继发性膜性肾病的 PLA2R 检测结果目前尚无报道。

第三节　特发性膜性肾病治疗方案的探索、抉择与思考

IMN 的自然病程差距较大，存在自发缓解和肾功能逐渐恶化两种结局，且药物治疗时间长、疗效不一、副作用多，因此在过去的几十年中对于临床治疗方案存在较大争议，

人们对其研究的探索也从未停止。2012 年改善全球肾脏病预后组织 (KDIGO) 发表了《肾小球肾炎临床实践指南》。但由于循证证据的有限性，仍有许多实际应用问题亟待解决，这也是今后研究的方向。

一、病情进展评估与风险分层

正如前述，IMN 的自然进程存在较大差异，那么哪些患者可能是进展至 ESRD 的高危人群？哪些指标能帮助医师对患者病情进展进行评估？对症治疗与免疫抑制治疗的时机该如何选择？这些都是我们在确定初始治疗方案前需要解决的问题。

1992 年，Pei 及 Cattran 等创建了一种根据尿蛋白排泄量及持续时间，以及肌酐清除率 (CCr) 起始水平和变化率来评估 IMN 疾病进展风险的模型，其阳性预测值及敏感性为 66%。其后，Cattran 利用此模型将 IMN 疾病进展风险分成了如下 3 级：

1. 低风险

患者在 6 个月的观察期内，尿蛋白量持续低于 4g/d 且 CCr 正常。

2. 中等风险

患者在 6 个月的观察期内，CCr 正常无变化，但尿蛋白含量处于 4 ～ 8g/d。

3. 高风险

患者的尿蛋白持续大于 8g/d，伴或不伴有 CCr 下降。

2005 年 Cattran 及 2007 年 Lai 相继分别在美国肾脏病学会会刊和国际肾脏病学会会刊上发表文章，建议根据上述低中高风险分级来分层地制定治疗方案：对于低风险患者推荐应用血管紧张素转化酶抑制剂 (ACEI) 或血管紧张素 ATI 受体阻滞剂 (ARB) 治疗，并限制蛋白质摄入量；对中、高风险患者应结合患者具体情况采取免疫抑制剂治疗 (详见下述)。这一风险评估在很大程度上避免了有可能自发恢复和 (或) 稳定低水平蛋白尿的患者被过度治疗，乃至出现严重治疗副作用。

2012 年的 KDIG0 指南对 IMN 患者进行免疫抑制治疗的适应证及禁忌证作了明确阐述。指南推荐只有表现为 NS 且具备如下之一条件者，才用免疫抑制剂作初始治疗：①经过至少 6 个月的降血压和降蛋白治疗，尿蛋白仍然持续大于 4g/d 和超过基线水平 50% 以上，并无下降 (证据强度 1B)。②出现 NS 引起的严重的、致残或威胁生命的临床症状 (证据强度 1C)。③明确诊断后 6 ～ 12 个月内血清肌酐 (SCr) 升高＞ 30%，但肾小球滤过率 (eGFR) 不低于 25 ～ 30mL/(min·1.73m^2)，且上述改变并非由 NS 并发症所致 (证据强度 2C)。而对于 SCr 持续＞ 309μmol/L(3.5mg/dL) 或 eGFR ＜ 30mL/(min·1.73m^2)，及超声显示肾脏体积明显缩小者 (例如长度小于 8cm)，或并发严重的或潜在危及生命的感染，建议避免使用免疫抑制治疗 (无证据强度分级)。

二、免疫抑制药物的选择与证据

(一) 糖皮质激素

半个多世纪以来，已有极多的用糖皮质激素治疗 IMN 的报道，结果十分不同。1979 年一个多中心对照研究显示，给予泼尼松治疗 (125mg 隔日口服，共 8 周) 能显著降低肾功能恶化的发生率。1981 年美国的一个协作研究组用泼尼松 100 ～ 150mg 隔日口服 8 周治疗 IMN，得到了相似结果，能降低患者蛋白尿至 2g/d 以下，并降低 SCr 倍增风险。这些研究结果曾鼓励临床医师用糖皮质激素治疗 IMN。

但是，1989 年加拿大学者 Cattmn 等的一项前瞻性研究按泼尼松 $45mg/m^2$ 体表面积隔日给药治疗 IMN(包括尿蛋白＜ 0.3g/d 的患者)，结果显示泼尼松对降低蛋白尿和改善肾功能均无效。1990 年英国学者 Cameron 等也用类似方案治疗 IMN，观察 3 ～ 9 个月，结果也未发现治疗能改善肾功能，而尿蛋白和血浆白蛋白的改善也只是暂时的。

2004 年 Schieppati 等对免疫抑制剂治疗成人 IMN 疗效进行了系统评价，纳入了 18 个随机对照研究中，包含 1025 例患者，结果显示，与安慰剂对照组比较，单用糖皮质激素并不能提高蛋白尿缓解率，也不能提高患者肾脏长期存活率。

所以近代研究结果多不支持单独应用糖皮质激素治疗 IMN。为此，2012 年的 KDIG0 指南已明确指出，不推荐糖皮质激素单一疗法用于 IMN 的初始治疗 (证据强度 1B)。

(二) 细胞毒药物

1. 苯丁酸氮芥

在 20 世纪 80 年代意大利学者 Ponticelli 进行了一项设计严谨的前瞻随机对照试验治疗 IMN，后被称为“意大利方案”。试验共入选了 81 例表现为 NS 而肾功能正常的 IMN 患者，被随机分为免疫抑制治疗组 (42 例)，第 1、3、5 个月用甲泼尼龙 1g 静脉输注连续 3 天，余 27 天每日顿服甲泼尼龙 0.4mg/(kg·d)；第 2、4、6 个月仅口服苯丁酸氮芥 0.2mg/(kg·d)，交替使用，总疗程 6 个月和对症治疗组 (39 例)，进行了为期 10 年的随访观察，结果显示：存活且未发生 ESRD 的患者试验组占 92%，对照组仅 60%(P=0.0038)；疾病缓解率试验组为 61%(40% 完全缓解)，对照组为 33%(5% 完全缓解) (P=0.000)。随后，Ponticelli 等在另一项随机对照试验中，又将这一方案与单独口服泼尼松龙 0.5mg/(kg·d) 进行对比，疗程 6 个月。结果显示，与单用泼尼松龙组比较，联合苯丁酸氮芥治疗组的疾病缓解率高及持续缓解时间长。

2002 年西班牙学者 Torres 等发表了他们的回顾性研究结果。他们将 1975 年至 2000 年已出现肾功能不全的 39 例 IMN 患者，分成免疫抑制治疗组 (19 例)，口服泼尼松 6 个月，并在治疗初 14 周里联合口服苯丁酸氮芥 0.15mg/(kg·d)] 和保守治疗组 (20 例)，进行比较分析。治疗前两组患者的肾功能和肾脏病理改变并无差异，但是其后保守治疗组肾功能逐渐恶化，而大部分免疫抑制治疗组患者尿蛋白下降，肾功能改善或稳定。因此作者认为，对早期肾功能损害的 IMN 患者仍应给予糖皮质激素联合苯丁酸氮芥进行免疫抑制治疗。

由此可见，用糖皮质激素配合苯丁酸氮芥治疗 IMN 出现 NS 肾功能正常的患者，乃至轻度肾功能不全的患者，均有疗效。

2. 环磷酰胺

1998 年 Ponticelli 等对肾功能正常的 IMN 患者，进行了甲泼尼龙联合苯丁酸氮芥

0.2mg/(kg·d) 口服 (50 例)，或甲泼尼龙联合环磷酰胺 2.5mg/(kg·d) 口服 (45 例) 的对比治疗观察。治疗 6 个月，结果显示两者都能有效缓解蛋白尿，延缓肾功能损害进展，但是苯丁酸氮芥副作用较大，由于副作用停药的患者占 12%，而环磷酰胺治疗组仅占 4%。

1998 年 Branten 等对伴有肾功能不全的 IMN 患者给予泼尼松联合环磷酰胺 1.5 ～ 2.0mg/(kg·d) 口服治疗 (17 例)，或甲泼尼龙联合苯丁酸氮芥 0.15mg/(kg·d)(15 例) 口服治疗，疗程 6 个月，结果显示苯丁酸氮芥治疗组疗效较环磷酰胺组差，且副作用大。

2004 年 du Buf-Vereijken 等给 65 例肾功能不全 (SCr ＞ 135μmol/L) 的 IMN 患者，予糖皮质激素 (泼尼松 0.5mg/kg，隔日口服，疗程 6 个月，并于第 1、3、5 个月静脉滴注甲泼尼龙 1g/d，连续 3 天) 及环磷酰胺 [1.5 ～ 2.0mg/(kg·d) 口服，共 12 个月] 治疗，随访 51 个月 (5 ～ 132 个月)，发现糖皮质激素联合环磷酰胺治疗能有效延缓肾损害进展。随访结束时，16 例 (24.6%) 完全缓解，31 例 (47.7%) 部分缓解；患者 5 年肾脏存活率是 86%，显著高于历史对照 32%。但是仍有 28% 的患者 5 年内疾病复发，而且如此长期地服用环磷酰胺副作用大，占 2/3 患者出现了治疗相关性并发症，主要为骨髓抑制及感染，2 例出现了癌症。

由此看来，环磷酰胺与苯丁酸氮芥相似，与糖皮质激素联合治疗时，对 IMN 呈 NS 的肾功能正常患者，乃至轻度肾功能不全患者均有效。而且与苯丁酸氮芥比较，环磷酰胺的副作用较轻。不过长期服用时仍能出现骨髓抑制、感染及癌症等不良反应。

3. 硫唑嘌呤

1976 年加拿大西部肾小球疾病研究组报道，表现为 NS 的 IMN 病患者应用硫唑嘌呤治疗无效。Ahuja 等用泼尼松联合硫唑嘌呤治疗 IMN 患者，也得到同样结论。2006 年 Goumenos 等发表了一项 10 年随访观察资料，33 例患者接受泼尼松龙 (初始量 60mg/d) 及硫唑嘌呤 [初始量 2mg/(kg·d)] 治疗，治疗 26±9 个月，17 例患者不接受任何免疫抑制剂治疗。随访结束时，治疗组 14 例 (42%)、对照组 6 例 (35%) 出现 SCr 翻倍 (P ＞ 0.05)；治疗组 7 例 (21%)、对照组 3 例 (18%) 进展至 ESRD(P ＞ 0.05)；二组 NS 的缓解率分别为 51% 及 58%(P ＞ 0.05)。所以认为对于呈现 NS 的 IMN 患者用泼尼松龙联合硫唑嘌呤治疗无益。

2012 年 KDIGO 指南关于细胞毒药物的应用作了如下推荐及建议：推荐在开始治疗时，应用口服或静脉糖皮质激素与口服烷化剂每月交替治疗，共治疗 6 个月 (证据强度 1B)；初始治疗建议应用环磷酰胺而非苯丁酸氮芥 (证据强度 2B)。指南并未推荐或建议使用非烷化剂的细胞毒药物硫唑嘌呤治疗 IMN。

(三) 钙调神经磷酸酶抑制剂

1. 环孢素 A

2001 年 Cattran 等报道了北美地区 11 个中心完成的前瞻单盲随机对照研究结果，将 51 例伴有 NS 范畴蛋白尿泼尼松治疗失败的 IMN 患者分为如下两组：治疗组用环孢素 A[起始量 3.5mg/(kg·d)] 联合低剂量泼尼松 [剂量 0.15mg/(kg·d)，最大剂量为 15mg] 治疗；对照组用安慰剂联合低剂量泼尼松治疗。26 周治疗结束时，治疗组的完全及部分缓解率为 75%，而对照组为 22%($P < 0.001$)；随访 78 周结束时，两组缓解率分别为 39% 和 13%($P=0.007$)。在 52 周时治疗组中 9 例患者 (43%) 及对照组中 2 例患者 (40%) 病情复发。因此作者认为，对糖皮质激素抵抗的 IMN 患者仍可考虑给予环孢素 A 治疗，尽管有一定复发率，但仍能提高疾病总疗效。

2006 年希腊学者 Alexopoulos 等将表现为 NS 的 IMN 患者分为两组，其中 31 例给予泼尼松龙联合环孢素 A，20 例单独应用环孢素 A，环孢素 A 的起始量均为 2 ～ 3mg/(kg·d)，治疗时间为 12 个月。结果显示，联合用药组的 26 例 (83.9%) 患者、单一用药组的 17 例 (85.0%) 患者尿蛋白都均获得了完全或部分缓解，两组患者肾功能无明显变化，单一用药组患者的复发率为 47%，联合用药组为 15%。因此作者认为对表现为 NS 的 IMN 患者单用环孢素 A 或联合糖皮质激素治疗均有效，但联合用药组可减少复发率。另外，作者还给治疗 12 个月时达到完全或部分缓解的患者，继续用低剂量环孢素 A 维持治疗，联合用药组服环孢素 A1.3±0.4mg/(kg·d) 共 26±16 个月，单一用药组服用环孢素 A1.4±0.5mg/(kg·d) 共 18±7 个月，结果显示两组在维持缓解程度上均获得了良好疗效。

2010 年 Kosmadakis 等对比研究了甲泼尼龙 (12.5mg/d 口服) 联合环孢素 A[3.0 ～ 3.5mg/(kg·d)] 及甲泼尼龙 [0.75mg/(kg·d)] 联合环磷酰胺 [2mg/(kg·d)] 治疗 IMN 呈现 NS 患者的疗效。治疗 9 个月，两组尿蛋白均减少，血清白蛋白均增高，但是环磷酰胺组肾功能显著改善，而环孢素 A 组肾功能却显著减退。治疗结束时，环磷酰胺组 4/8 例完全缓解，4/8 例部分缓解，而环孢素 A 组 1/10 例完全缓解，5/10 例部分缓解。作者认为环孢素 A 为基础的治疗疗效不如环磷酰胺为基础的治疗。

2. 他克莫司

此药与环孢素 A 同属钙调神经磷酸酶抑制剂 (CNI)，其免疫抑制作用是环孢素 A 的 10 ～ 100 倍。作为一种新型免疫抑制剂，其相关研究数据相对较少。2007 年 Pmga 等完成了一项治疗 IMN 的随机对照试验，患者均呈现 NS 而肾功能正常，治疗组 (n=25) 使用他克莫司单药治疗 [0.05mg/(kg·d)，治疗 12 个月，6 个月后逐渐减小剂量]，对照组 (n=23) 采用保守疗法。18 个月后，他克莫司组患者疾病缓解率为 94%，对照组仅为 35%；他克莫司组有 1 例 (4%) 而对照组有 6 例 (26.1%) 患者 SCr 升高 50%。不过，治疗组在停用他克莫司后有一半以上患者疾病复发。因此，他克莫司是否能像环孢素一样用低剂量长期服用来维持缓解呢？目前尚无报道。

2010 年国内一项多中心随机对照试验对 IMN 呈现 NS 的患者用糖皮质激素联合他克莫司或环磷酰胺治疗进行对比观察。他克莫司治疗组 (n=39) 用 0.05mg/(kg·d) 剂量口服 6 个月，再 3 个月逐渐减量至停；环磷酰胺组 (n=34) 以 100mg/d 剂量口服 4 个月，累积量达 12g 停药。治疗 6 个月时，他克莫司组在疾病缓解率及尿蛋白减少上均优于环磷酰胺组 ($P < 0.05$)；而随访至 12 个月时两组患者的疗效基本相当，但是他克莫司组不良反应较多如糖代谢异常、感染及高血压。两组都有约 15% 患者复发。此试验结果提示糖皮质激素联合他克莫司可以作为治疗 IMN 患者的一个替代方案，但是需要注意药物不良反应。

长期使用他克莫司治疗 IMN 的疗效和不良反应如何？目前尚缺经验。

2012 年 KDIGO 指南关于 CNI 治疗 IMN 作了如下推荐及建议：推荐用环孢素 A 或他克莫司作为 IMN 初始治疗的替代治疗方案，用于不愿接受烷化剂或应用烷化剂有禁忌证的患者，至少治疗 6 个月 (证据强度 1C)。尽管目前他克莫司治疗 IMN 的临床研究证据远不如环孢素 A 多，但是 2012 年的 KDIGO 指南仍将他克莫司提到了与环孢素 A 并列的重要地位。

(四) 吗替麦考酚酯

2007 年 Branten 等的一项研究入选了 64 例肾功能不全的 IMN 患者，一组 (n=32) 口服吗替麦考酚酯 2g/d 及糖皮质激素；另一组 (n=32) 口服环磷酰胺 1.5mg/(kg·d) 及糖皮质激素。两组均治疗 12 个月，结果显示两组 SCr、尿蛋白排泄量及尿蛋白缓解率均无统计学差异，两组患者不良反应发生率相似，但口服吗替麦考酚酯组复发率较高。

2008 年 Dussol 等发表了一个治疗 IMN 呈 NS 患者的前瞻随机对照试验结果，治疗组 (n=19) 每日口服 2g 吗替麦考酚酯，不并用糖皮质激素；对照组 (n=19) 仅用保守治疗。治疗 12 个月后，结果显示两组的疾病完全及部分缓解率相似，提示单用吗替麦考酚酯治疗 IMN 疗效不佳。

2012 年 KDIGO 指南建议不单用吗替麦考酚酯作为 IMN 的初始治疗 (证据强度 2C)。其联合激素治疗是否确能取得较好疗效，还需要更多的随机对照研究去评估。

(五) 利妥昔单抗

目前有关利妥昔单抗 (抗 B 细胞抗原 CD20 的单克隆抗体) 用于 IMN 患者的治疗尚无随机对照研究证据，仅有一些规模较小的研究提供了一些鼓舞人心的结果。2003 年 Ruggenenti 等用利妥昔单抗 (375mg/m^2，每周静脉输注 1 次，共 4 次) 治疗了 8 例呈大量蛋白尿的 IMN 患者，并进行了为期 1 年的随访观察。随访结束时所有患者的尿蛋白均显著减少，血清白蛋白显著上升，肾功能稳定，而且并无明显不良反应发生。此后又有几篇小样本的治疗观察报道，显示部分 IMN 患者经利妥昔单抗治疗后病情确能获得完全或部分缓解。

2012 年 KDIGO 指南认为，尽管上述初步结果令人鼓舞，但是利妥昔单抗的确切疗效 (包括长期复发情况) 尚需随机对照试验来肯定。基于此，KDIGO 指南尚不能对其治疗 IMN 做出推荐。

三、免疫抑制治疗方案与思考

(一) 初始治疗方案

2012 年 KDIGO 指南关于 IMN 初始治疗方案作了如下推荐或建议：①推荐口服和静脉糖皮质激素与口服烷化剂每月 1 次交替治疗，疗程 6 个月 (证据强度 1B)。②建议首先选用环磷酰胺而非苯丁酸氮芥 (证据强度 2B)。③根据患者的年龄和 eG-FR 水平调整环磷酰胺及苯丁酸氮芥的剂量（证据强度未分级）。④可以每日连续（并非周期性）服用烷化剂治疗，此治疗也有效，但有增加药物毒性作用风险，尤其是使用药物＞6个月时（证据强度2C)。⑤不推荐单独应用糖皮质激素（证据强度1B)或吗替麦考酚酯（证据强度2C)做初始治疗。

由于目前对于肾功能不全的IMN患者用免疫抑制剂治疗的前瞻对照研究较少，因此该指南未对这类患者的治疗提出推荐意见或建议，今后需要进行更多高质量的随机对照临床研究来提供循证证据。而且，目前对预测IMN治疗疗效及疾病结局的有价值的指标（包括临床病理表现、血和尿生物学标志物如PLA2R抗体等）的研究还很不够，今后也需加强，若能更准确地判断哪些患者能从治疗中获益，哪些难以获益，这对避免过度治疗及减少药物副作用均具有重要意义。这些都应该是未来的研究内容。

（二）初始治疗的替代治疗方案

2012年KDIGO指南对IMN初始治疗的替代治疗方案作了如下推荐及建议：①对于符合初始治疗标准但不愿接受激素及烷化剂治疗或存在禁忌证的患者，推荐应用环孢素A或他克莫司，至少治疗6个月（证据强度1C)。②用CNI治疗6个月而未获得完全或部分缓解时，建议停用CNI(证据强度2C)。③若达到持续缓解且无CNI治疗相关肾毒性出现时，建议CNI在4～8周内逐渐减量至起始剂量的50%，并至少维持12个月（证据强度2C)。④建议在开始治疗期间及SCr异常增高（大于基线值20%)时要规律地检测药物血浓度（无证据强度分级）。指南也给出了CNI为基础的治疗方案中药物的参考剂量，环孢素A 3.5～5.0mg/(kg·d)，每12小时口服1次，同时给予泼尼松0.15mg/(kg·d)，共治疗6个月；他克莫司0.05～0.075mg/(kg·d)，每12小时口服1次，不并用泼尼松，共治疗6～12个月。为避免急性肾毒性发生，建议两药均从低剂量开始应用，然后逐渐加量。

治疗期间应定期检测CNI的血药浓度及肾功能，宜将患者环孢霉素A的血药谷浓度维持于125～175ng/mL或峰浓度维持于400～600ng/mL水平；将他克莫司的血药谷值浓度维持于5～10ng/mL水平。

CNI在IMN治疗中最突出的问题是停药后疾病的高复发率，由于尚缺高水平证据，因此KDIGO指南并未对此复发问题提出具体推荐意见和建议，已有学者应用低剂量环孢素A进行较长期维持治疗来减少复发，但目前尚缺乏高水平的随机对照试验来评价长期应用CNI(尤其是他克莫司）对减少复发的确切效果及安全性。另外，对于IMN肾功能不全患者是否还能用CNI？目前也缺乏足够证据来做肯定回答。这些也应是我们今后研究的方向。

（三）对初始治疗抵抗病例的治疗方案

2012年KDIGO指南建议如下：对烷化剂及激素为基础的初始治疗抵抗者，建议使用CNI治疗（证据强度2C)；对CNI为基础的初始治疗抵抗者，建议应用烷化剂及激素治疗（证据强度2C)。

（四）NS 复发的治疗方案

2012 年 KDIGO 指南建议如下：NS 复发的 IMN 患者，建议使用与初始诱导缓解相同的治疗方案（证据强度 2D)；对于初始治疗应用糖皮质激素与烷化剂交替治疗 6 个月的患者，疾病复发时建议此方案仅能重复使用 1 次（证据强度 2B)。

应用烷化剂治疗的 IMN 患者，治疗后 5 年内的疾病复发率为 25% ～ 30%；应用 CNI 治疗者，治疗后 1 年内疾病复发率为 40% ～ 50%。一些低级别证据提示，再次使用与初始诱导缓解相同的治疗方案仍然有效，但是较长期地使用烷化剂有增加肿瘤、机会性感染和性腺损害的风险。文献报道，环磷酰胺累积量超过 36g(相当于 100mg/d，持续 1 年）时，可使韦格纳肉芽肿患者膀胱癌风险增加 9.5 倍，烷化剂疗程的延长同样增加了淋巴组织增生病和白血病的风险。因此指南强调初始治疗用糖皮质激素与烷化剂交替方案治疗 6 个月的患者，疾病复发时最多再使用此方案 1 次。也有报道利妥昔单抗对一些 CNI 依赖的复发患者有较好疗效，但是证据尚欠充分，指南还未做推荐。

关于重复使用免疫抑制治疗的大多数资料，均来自肾功能正常的复发患者，几乎没有资料指导如何治疗肾功能不全的复发患者。另外，今后还应进行随机对照试验来评估其他药物如吗替麦考酚酯及利妥昔单抗对治疗 IMN 复发患者的疗效。

综上所述，基于循证医学证据而制定的 2012 年 KDIGO 指南为临床合理治疗 IMN 提供了指导性意见，但是目前绝大部分循证医学证据都来自国外；高质量的前瞻性、大样本随机对照研究尚缺乏；研究随访期限普遍偏短，对于治疗的远期预后评估不足；不同免疫抑制剂方案之间尚缺乏大样本的对比性研究。这些问题依然存在，因此尚需继续努力来解决。另外，在临床实际应用指南内容时，切忌盲目教条地照搬，要根据患者的具体情况具体分析进行个体化治疗。

最后还要指出，在实施免疫抑制治疗的同时，还应配合进行对症治疗（如利尿消肿，纠正脂代谢紊乱、服用 ACEI 或 ARB 减少尿蛋白排泄等）及防治并发症治疗，其中尤其重要的是预防血栓栓塞并发症。2012 年 KDIGO 指南建议，对伴有肾病综合征且血清蛋白＜ 25g/L 的 IMN 患者，应预防性的应用抗凝药物，予口服华法林治疗。

第四章　肾小管酸中毒

第一节　肾小管酸中毒的概念、分类及发病机制研究进展

一、肾小管酸中毒的概念与分类

肾小管酸中毒 (RTA) 是由于各种病因导致肾小管转运功能障碍所致的一组疾病，其共同特征为远端肾小管分泌氢离子 (H^+) 和 (或) 近端肾小管重吸收碳酸氢盐 (HCO_3^-) 障碍导致的阴离子间隙 (AG) 正常的高血氯性代谢性酸中毒。

RTA 有很多分类方法，例如根据病变部位分为近端 RTA 及远端 RTA；根据血钾浓度分为高血钾型 RTA 及低血钾型 RTA；根据病因分为原发性 RTA 和继发性 RTA，原发性 RTA 多与遗传有关，为肾小管先天性功能缺陷，继发性 RTA 多与某些累及肾小管间质的疾病相关。

目前临床常用的分类是根据病变部位及发病机制进行的分类，RTA 被分为如下 4 型：低血钾型远端 RTA(Ⅰ型)，近端 RTA(Ⅱ型)，混合型 RTA(Ⅲ型)，高血钾型远端 RTA(Ⅳ型)。部分 RTA 患者虽已有肾小管酸化功能障碍，但是临床尚无酸中毒表现，它们被称为不完全性 RTA。

二、肾小管酸中毒的发病机制研究进展

(一) 肾小管在维持机体酸碱平衡中的作用

肾脏主要通过排酸保碱的方式来维持机体内环境 pH 的相对恒定。近端肾小管可将大部分滤过的 HCO_3^- 重吸收，而远端肾小管能将 H^+ 分泌到肾小管管腔，由终尿排出。

研究已经明确，远端肾小管的泌 H^+ 功能是由 A 型闰细胞完成。在 A 型闰细胞内，CO_2 在碳酸酐酶Ⅱ的作用下与 H_2O 结合，生成 H_2HCO_3，而后解离成为 H^+ 和 HCO_3^-。H^+ 在闰细胞刷状缘膜上的 H^+-ATP 酶作用下由细胞内泵入小管腔，在泌 H^+ 的同时，HCO_3^- 也由 Cl^--HCO_3^- 转运体 AE1 转运回血液。泌入管腔后的 H^+ 与管腔中的磷酸盐和 NH_3 结合，生成磷酸二氢根 ($H_2PO_4^-$) 和 NH_4^-。此外，皮质集合管细胞的管周侧膜也可以主动摄取 NH_4^+，NH_4^+ 被主动重吸收后解离成为 H^+ 和 NH_3，H^+ 可以作为 H^+-ATP 酶的底物，而 NH_3 弥散进入管腔。在动物实验中也发现了一些在 A 型闰细胞泌酸过程中发挥作用的其他转运因子，如在小鼠 A 型闰细胞的基侧膜发现 K^+-Cl^- 共转运子 KCC_4，和 Cl^- 通道 CLC-K_2，而 Cl^- 的外流对维持 AEI 的功能是必需的。编码这些蛋白的基因突变可以导致

小鼠 RTA，但其在人类的致病作用尚待进一步研究。

正常情况下，近端肾小管能重吸收 80% 肾小球滤过的 HCO_3^-，剩余的 20% 将通过髓袢、远端肾小管及集合管进一步重吸收。此过程依靠刷状缘膜的 Na^+-H^+ 交换体、基底膜的 Na^+-HCO_3^- 协同转运体和刷状缘膜上及细胞内的碳酸酐酶协同作用来完成。抑制近端小管钠的转运或肾小管液无钠，都能使近端肾小管对 HCO_3^- 的重吸收减少约 80%。

（二）肾小管酸中毒的发病机制及与研究进展

1. Ⅰ型肾小管酸中毒

Ⅰ型肾小管酸中毒又称为低钾性远端 RTA，主要由远端肾小管乃至集合管泌 H^+ 异常降低导致，为此体内 H^+ 含量增加，引起酸中毒。目前研究认为其可能的细胞学机制包括①肾小管上皮细胞 H^+ 泵衰竭，主动泌 H^+ 入管腔减少（分泌障碍）；②肾小管上皮细胞通透性异常，泌入腔内的 H^+ 又被动扩散至管周液（梯度缺陷）；③基侧膜上的 CL^--HCO_3^- 交换障碍；④氢泵工作状态不能达到最佳，泌 H^+ 速率降低（速度障碍）。

近年研究认为在遗传性Ⅰ型 RTA 的发生中存在多种基因突变。其中 SLC4AI 基因定位于 17q21-22，编码 CL^--HCO_3^- 交换体 AEI。SLC4A1 基因突变引起的Ⅰ型 RTA 主要表现为常染色体显性遗传，少数为常染色体隐性遗传。已报道的可引起常染色体显性遗传的 SLC4A1 基因突变包括 R589H、R589S、R589C、S6I3F、R901X 和 G609R。引起常染色体隐性遗传的 SLC4AI 基因突变包括 G701D、A858D 和 S773P。此外，ATP6V1B1 及 ATP6VOA4 的基因突变也能导致Ⅰ型 RTA 发生。

2. Ⅱ型肾小管酸中毒

Ⅱ型肾小管酸中毒又称为近端 RTA，系近端肾小管酸化功能障碍引起，表现为 HCO_3^- 重吸收障碍。主要机制有：

(1) 肾小管上皮细胞管腔侧 Na^+-H^+ 交换障碍，从而影响近端肾小管对 HCO_3^- 的重吸收。

(2) 肾小管上皮细胞基底侧 Na^+-HCO_3^- 协同转运（从胞内转运入血）障碍。

(3) 碳酸酐酶活性异常。

(4) 近端小管复合性转运功能缺陷。

研究证实，SLC4A4 基因的纯合点突变 (298S、RSO1H、Q29X) 能引起遗传性Ⅱ型 RTA。对 SLC9A3 基因敲除小鼠的研究提示缺失 NHE3 活性，这些小鼠同时存在肾脏和肠道对 HCO_3^- 重吸收障碍，同时伴有轻度的代谢性酸中毒。但 SLC9A3 从基因突变相关的家系研究目前还未见报道。人类 KCNK5 基因定位于 6p21，编码 TWIK 相关酸敏感的 2 型 K^+ 通道 (TASK2)，研究证实 TASK2 基因失活小鼠会出现Ⅱ型 RTA。

3. Ⅲ型肾小管酸中毒

很少见，是Ⅰ型与Ⅱ型 RTA 的混合型。

4. Ⅳ型肾小管酸中毒

Ⅳ型肾小管酸中毒又称为高钾性远端 RTA，本病发病机制尚未完全清楚。醛固酮分泌减少或远端肾小管对醛固酮反应减弱，可能起重要致病作用，因此肾小管 Na^+ 重吸收

及 H^+、K^+ 排泌受损，导致酸中毒及高钾血症。

第二节　肾小管酸中毒的临床表现和诊断

一般来说，RTA 的主要临床表现是：① AG 正常的高血氯性代谢性酸中毒；②电解质紊乱（低或高钾血症，有或无钙磷代谢紊乱）；③骨病。

一、Ⅰ型（低钾性远端）肾小管酸中毒

（一）分类及病因

能引起Ⅰ型 RTA 的病因有很多，可分为先天遗传与后天获得两大类。前者与遗传相关，如遗传性椭圆细胞增多症、镰刀细胞贫血、髓质囊性病、肝豆状核变性等；后者常继发于各种肾小管－间质疾病，可见于慢性间质性肾炎（梗阻性肾病、止痛药肾病、慢性马兜铃酸肾病、肾移植排斥反应等）、自身免疫性疾病（干燥综合征、系统性红斑狼疮、自身免疫性甲状腺炎、原发性高丙种球蛋白血症等）、药物（镇痛剂、两性霉素 B、含马兜铃酸中药等）或毒物（甲苯、棉酚等）肾损害，以及与肾钙化有关的疾病（原发性甲状旁腺功能亢进、维生素 D 中毒、特发性尿钙增多症、髓质海绵肾等）。

（二）临床表现及辅助检查

Ⅰ型 RTA 的主要表现为 AC 正常的高血氯性代谢性酸中毒、低钾血症及钙磷代谢紊乱和骨病。

1. AC 正常的高血氯性代谢性酸中毒

化验尿液可滴定酸和（或）NH_4^+ 减少，即尿净排酸减少，尿呈碱性，$pH > 5.5$；血 pH 下降，血清 Cl^- 增高。但是 AG 正常，此与其他代谢性酸中毒不同，可资鉴别。酸中毒早期代偿阶段临床上可无症状，而后出现厌食、恶心、呕吐、心悸、气短等表现，严重时引发深大呼吸及神智改变。婴幼儿生长发育迟缓。

2. 低钾血症

管腔内 H^+ 减少，因而 K^+ 替代 H^+ 与 Na^+ 交换，使 K^+ 从尿中大量丢失（> 20mmol/L），造成低钾血症。临床呈现：

(1) 骨骼肌异常：疲乏、软弱、无力，重者肢体软瘫、呼吸肌麻痹。

(2) 平滑肌异常：恶心、呕吐、腹胀、便秘、重者吞咽困难、肠麻痹。

(3) 心肌异常：心律失常及传导阻滞。

(4) 低钾血症肾病：尿浓缩功能差，呈现多尿乃至肾性尿崩症。

3. 钙磷代谢紊乱及骨病

酸中毒能抑制肾小管对钙的重吸收，并使 1，$25(OH)_2D_3$ 生成减少，因此患者可出现

高尿钙、低血钙，进而继发甲状旁腺功能亢进，导致高尿磷、低血磷。临床常出现骨病(成人骨软化症或儿童佝偻病，患者有骨痛、骨质疏松及骨畸形)肾结石及肾钙化。

(三)诊断

临床上出现 AC 正常的高血氯性代谢性酸中毒、低钾血症，化验尿中可滴定酸和(或)NH4- 减少，尿 PH ＞ 5.5，Ⅰ型 RTA 诊断即成立。如果出现低血钙、低血磷、骨病、肾结石或肾钙化，则更支持诊断。

对于不完全性Ⅰ型 RTA 患者，应进行进一步检查，如氯化铵负荷试验(有肝病者需用氯化钙代替)、尿及血 PCO_2 测定、硫酸钠负荷试验、呋塞米试验等，其中最常做氯化铵负荷试验，给予氯化铵后患者尿 pH ＞ 5.5 则有诊断价值。

二、Ⅱ型(近端)肾小管酸中毒

(一)分类及病因

导致Ⅱ型 RTA 的病因同样可以分为先天遗传与后天获得两大类。前者多发生于儿童，常见于高胱氨酸尿症、半乳糖血症、糖原储积病、遗传性果糖耐受不良症、肝豆状核变性 (Wilson 病)、碳酸酐酶缺乏、脑－眼－肾综合征 (Lowe 综合征)等遗传性疾病。后者常见于成人患有，继发于各种肾小管－间质损害，包括药物肾损害(如乙酰唑胺、过期的四环素、含马兜铃酸中草药等)，毒物肾损害(如铅、镉、汞、铜等重金属中毒)，自身免疫性疾病肾损害(如干燥综合征、系统性红斑狼疮、自体免疫性肝炎等)，及多发性骨髓瘤、维生素 D 缺乏症等病肾损害。

(二)临床表现及辅助检查

Ⅱ型 RTA 的主要表现为 AC 正常的高氯性代谢性酸中毒及低钾血症。

1. AC 正常的高氯性代谢性酸中毒

化验尿液 HCO_3^- 增多，而可滴定酸及 NH_4^- 正常，由于远端肾小管酸化功能正常，故尿 pH 仍可＜ 5.5。患者血 pH 下降，血清 Cl^- 增高，而 AC 正常。

2. 低钾血症

由于尿钾大量丢失，故低钾血症常较Ⅰ型 RTA 严重。

3. 钙磷代谢紊乱及骨病

低钙血症及骨病，尿路结石及肾钙化发生率远比Ⅰ型 RTA 低。

Ⅱ型 RTA 可以单独存在，但是更常为近端肾小管复合性转运功能缺陷 — 范可尼综合征的一个组成，此时将同时出现肾性糖尿、氨基酸尿及磷酸盐尿。

(三)诊断

出现 AC 正常的高血氯性代谢性酸中毒、低钾血症，化验尿液 HCO_3^- 增多，可滴定酸和 NH_4^+ 正常，尿 pH 常＜ 5.5，Ⅱ型 RTA 诊断即成立。如果同时出现范可尼综合征(肾性糖尿、氨基酸尿及磷酸盐尿)，则更支持诊断。

对不完全性Ⅱ型 RTA 应做碳酸氢盐重吸收试验，给予碳酸氢钠后患者尿 HCO_3^-，排泄分数＞15% 即可诊断。

三、Ⅲ型（混合型）肾小管酸中毒

Ⅲ型 RTA 较为少见。它兼有Ⅰ型及Ⅱ型 RTA 的表现，被认为是Ⅰ型及Ⅱ型的混合型，但是也有学者认为它不是一个独立的类型，而是Ⅰ型或Ⅱ型中的一个亚型。Ⅲ型 RTA 的远端肾小管酸化功能障碍比Ⅰ型还严重，而且尿排出 HCO_3^- 也多，故其酸中毒程度常比单纯Ⅰ型或Ⅱ型都重，并发症也较多。

四、Ⅳ型（高钾性远端）肾小管酸中毒

（一）分类与病因

Ⅳ型 RTA 的常见病因包括醛固酮分泌减少和肾小管对醛固酮反应减弱两大类。醛固酮分泌减少可见于：

1. 醛固酮及糖皮质激素皆缺乏

如原发性慢性肾上腺皮质功能减退症（Addison 病），双侧肾上腺切除，21- 羟化酶缺乏，3β- 羟类固醇脱氢酶缺乏等。

2. 单纯醛固酮缺乏

如糖尿病肾病或肾小管间质性疾病所致低肾素低醛固酮血症，使用非甾体抗生素、血管紧张素转化酶抑制剂（ACEI）、血管紧张素 ATI 受体阻滞剂（ARB），或β受体阻滞剂等。肾小管对醛固酮反应减弱可见于假性低醛固酮血症及某些肾小管－间质疾病（如梗阻性肾病、肾移植排异、镰刀细胞贫血肾病、环孢素 A 肾损害等）。

（二）临床表现及辅助检查

本型 RTA 多见于某些轻度、中度肾功能不全的肾脏病（以糖尿病肾病、梗阻性肾病及慢性间质性肾炎最常见）患者，主要临床表现如下：

1. AG 正常的高氯性代谢性酸中毒

远端肾小管泌 H^+ 障碍，故尿 NH_4^+ 减少，尿 pH ＞ 5.5；血 pH 下降，血清 Cl^- 增高，AC 正常。

2. 高钾血症

由于醛固酮分泌减少或肾小管对醛固酮反应减弱，故使远端肾小管泌 K^+ 减少，血 K^+ 升高。高钾血症严重时可致心律失常或心肌麻痹，必须警惕。

Ⅳ型 RTA 患者的代谢性酸中毒及高血钾严重程度与肾功能不全严重度不成比例，提示它们并非主要由肾功能不全引起。

3. 血清醛固酮水平降低或正常

醛固酮分泌减少引起的Ⅳ型 RTA 患者血清醛固酮水平将降低，而肾小管对醛固酮反应减弱者血清醛固酮水平可正常。

(三)诊断

轻、中度肾功能不全患者出现 AC 正常的高氯性代谢性酸中毒及高钾血症，化验尿 NH_4^+ 减少，尿 pH ＞ 5.5，诊断即可成立。患者血清醛固酮水平降低或正常。

第三节　肾小管酸中毒的常用诊断试验

一、不完全性Ⅰ型肾小管酸中毒的诊断试验

疑诊不完全性Ⅰ型 RTA 时，应选择进行下述试验帮助确诊。

(一)氯化铵负荷试验

氯化铵负荷试验又称为酸负荷试验，是检查不完全性Ⅰ型 RTA 的最常用方法。试验前两天应停服碱性药，检查方法包括：

1. 三日法

氯化铵 0.1g/(kg·d)，分 3 次口服，连续 3 天，第三天服完药后每隔 1 小时收集尿液 1 次，共 5 次，用 pH 测定仪检测尿 pH，若尿 pH ＞ 5.5 则有诊断价值。

2. 一日法

氯化铵 0.1g/(kg·d) 在 3 ～ 5 小时内服完，之后每小时收集尿液 1 次，共 5 次，用 pH 测定仪检测尿 pH，若＞ 5.5 则阳性。

对有肝病或患者不能耐受氯化铵如出现恶心、呕吐时，可改服氯化钙 [1mmol/(kg·d)]，试验方法与氯化铵相同。

(二)尿及血二氧化碳分压测定

1. 碳酸氢钠负荷试验试验

前 3 天应停服碱性药物。试验时静脉滴注 7.5% 碳酸氢钠，2 ～ 3mL/min，并每 15 ～ 30 分钟直立排尿 1 次，测尿 pH 及尿二氧化碳分压 (PCO_2)，当连续 3 次排尿 pH ＞ 7.8 时，在两次排尿中间抽血测血 PCO_2。正常人尿 PCO_2 会比血 PCO_2 高 2.66 ～ 3.99kPa(20 ～ 30mmHg)，而Ⅰ型 RTA 泌 H^+ 障碍患者此差值小于 2.66kPa(20mmHg)。

当碳酸氢钠碱化尿液时，远端肾小管排泌的 H^+ 与管腔中的 HCO_3^- 反应生成 H_2CO_3。由于远端肾小管缺乏碳酸酐酶，不能使 H_2CO_3 脱水形成 CO_2，逸入胞内，H_2CO_3 需随尿流至较远部位特别是到达肾盂后，才能分解成 CO_2 及 H_2O，此处 CO_2 不能被细胞吸收，所以尿 PCO_2 会明显升高。Ⅰ型 RTA 患者远端肾小管泌 H^+ 障碍时，管腔内 H^+ 减少，生成的 H_2CO_3 也少，故尿 PCO_2 不升高。

2. 中性磷酸盐负荷试验

试验时先静脉滴注 0.9mol/L 的 $NaHCO_3$，保持尿 pH 于 6.8 左右。然后以 1 ～ 1.5mL/min

的速度静脉滴入 0.2mol/L 中性磷酸盐溶液，持续 1 ～ 2 小时。在开始静脉滴注后第 2、3、4 小时分别留取血及尿标本检测 PCO_2。当尿磷酸盐浓度超过 20mmol/L 时，正常人尿 PCO_2 会比血 PCO_2 高 3.33kPa(25mmHg) 或更多，而Ⅰ型 RTA 泌 H^+ 障碍者此差值＜ 3.33kPa(25mmHg)。

在中性磷酸盐负荷后，大量 HPO_4^- 到达远端肾小管，与 H^+ 结合生成 $H_2PO_4^-$，后者再与 HCO_3^- 反应生成 CO_2，使尿 PCO_2 升高。Ⅰ型 RTA 患者远端肾小管泌 H^+ 障碍时，$H_2PO_4^-$ 生成少，故尿 PCO_2 不会升高。所以此试验意义与碳酸氢钠负荷试验相似，对确诊泌 H^+ 障碍的不完全性Ⅰ型 RTA 很有意义。

（三）硫酸钠试验

试验前 3 天停服碱性药物。传统方法是先予低盐饮食（钠摄入量 20mmol/d）数日，以刺激远端小管对钠重吸收。现在的方法是先予 9α- 氟氢可的松 1mg，提高钠的重吸收能力。12 小时后静脉滴注 4% 硫酸钠 500mL(45 ～ 60 分钟内滴完)，静脉滴注后每小时分别留尿 1 次，共 4 次，用 pH 测定仪检测尿 pH。试验结果：正常人尿 pH ＜ 5.5，泌 H^+ 障碍的Ⅰ型 RTA 患者尿 pH ＞ 5.5 甚至 6.0。

注射硫酸钠后，远端肾小管腔中 SO_4^{2-} 浓度增力口，提高了原尿的负电位，刺激 H^+ 排泌，使尿 pH 下降。Ⅰ型 RTA 患者远端肾小管泌 H^+ 障碍时，尿 pH 不下降。

（四）呋塞米试验

肌肉注射呋塞米 20 ～ 40mg，留取用药前及后 4 小时内的尿液，用 pH 测定仪测尿 pH。正常人尿 pH 应降至 5.5 以下，Ⅰ型 RTA 患者尿 PH ＞ 5.5。

袢利尿剂可使到达远端肾小管的 Cl^- 增加，增加管腔负电位，从而刺激 H^+ 排泌，使尿 pH 下降。与磷酸钠试验相似，Ⅰ型 RTA 远端肾小管泌 H^+ 障碍时，尿 pH 不下降。

二、不完全性Ⅱ型肾小管酸中毒的诊断试验

可做碳酸氢盐重吸收试验，方法如下：口服法，给酸中毒患者口服 $NaHCO_3$，从 1mmol/(kg·d) 开始，逐渐增加剂量，直至 10mmol/(kg·d)，当酸中毒被纠正后，同时测血和尿的 HCO_3^- 及肌酐，按公式计算尿 HCO_3^- 排泄分数。静脉滴入法，给酸中毒患者静脉滴注 500 ～ 700mmol/L 浓度的 NaH-CO_3，速度 4mL/min，每隔 30 ～ 60 分钟收集尿标本 1 次，间隔中间收集血标本，而后检测血和尿的 HCO_3^- 及肌酐，计算尿 HCO_3^- 排泄分数。正常者此排泄分数为零；Ⅱ型 RTA ＞ 15%。

第四节　肾小管酸中毒的治疗措施

RTA 的致病病因明确并能治疗的话，应该积极治疗，例如应用免疫抑制剂治疗自身

免疫性疾病，停用致病药物，驱除体内重金属毒物等。针对各型 RTA 本身应予如下治疗。

（一）Ⅰ型肾小管酸中毒

1. 纠正酸中毒

应补充碱剂，常用枸橼酸合剂（含枸橼酸、枸橼酸钠及枸橼酸钾），此合剂除能补碱外，尚能减少肾结石及钙化形成（肠道酸度降低会增加钙吸收，但形成的枸橼酸钙溶解度高易从尿排出）。为有效纠正酸中毒，有时还需配合服用碳酸氢钠。碱性药要分次服用，尽可能保持昼夜负荷均衡。

2. 补充钾盐

当Ⅰ型 RTA 患者存在低钾血症时，需要补钾。给碱性药物纠正酸中毒时，更需要补钾，因为酸中毒矫正后尿钾排泄增加且血钾转入胞内可能加重低钾血症。服用枸橼酸钾补钾，而不用氯化钾，以免加重酸中毒。

3. 防治肾结石、肾钙化及骨病

服枸橼酸合剂后，尿钙将主要以枸橼酸钙形式排出，其溶解度高，可预防肾结石及钙化。对已发生严重骨病而无肾钙化的患者，可小心应用钙剂及骨化三醇治疗，但应谨防药物过量引起高钙血症。

（二）Ⅱ型肾小管酸中毒

纠正酸中毒及补充钾盐与治疗Ⅰ型 RTA 相似，但是Ⅱ型 RTA 丢失 HCO_3^- 多，单用枸橼酸合剂很难纠正酸中毒，常需配合服用较大剂量碳酸氢钠（6 ～ 12g/d）才能有效。重症病例尚可配合服用小剂量氢氯噻嗪，以增强近端肾小管 HCO_3^- 重吸收，不过需要警惕氢氯噻嗪加重低钾血症可能。

（三）Ⅳ型肾小管酸中毒

此型 RTA 治疗除纠正酸中毒与以上各型相同外，其他治疗存在极大差异。

1. 纠正酸中毒

应服用碳酸氢钠，纠正酸中毒也将有助于降低高血钾。

2. 降低高血钾

应进低钾饮食，口服离子交换树脂聚磺苯乙烯促粪钾排泄，并口服袢利尿剂呋塞米促尿钾排泄。一旦出现严重高血钾（＞ 6.5mmol/L）应及时进行透析治疗。

3. 肾上腺盐皮质激素治疗

可口服 9α- 氟氢可的松，低醛固酮血症患者每日服 0.1mg，而肾小管对醛固酮反应减弱者应每日服 0.3 ～ 0.5mg。服用氟氢可的松时，常配合服用呋塞米以减少其水钠潴留副作用。

第五章　自身免疫性疾病及结缔组织疾病肾损害

第一节　狼疮肾炎

系统性红斑狼疮 (SLE) 是自身免疫介导的，以免疫性炎症为突出表现的弥漫性结缔组织病。血清中出现以抗核抗体为代表的多种自身抗体和通过免疫复合物等途径造成多系统受累是 SLE 的两个主要临床特征。该病的发病率和比率世界各国报道结果不一，在美国多地区的流行病学调查报告，SLE 的患病率为 14.6 ～ 122/10 万人，美国黑种人特别是女性患病率高于白种人 3 ～ 4 倍。美国夏威夷的调查发现亚洲血统发生该病的患病率远较白种人为高。我国大样本的一次调查 (＞ 3 万人) 显示 SLE 的患病率为 70/10 万人，在女性中则高达 113/10 万人。本病好发于育龄女性。多见于 15 ～ 45 岁年龄段，北京统计的男性女性之比，在 14 ～ 39 岁组为 1 ∶ 13，在 40 ～ 59 岁组为 1 ∶ 4。

狼疮肾炎 (LN) 是 SLE 最为常见和严重的并发症，约 50% 以上的 SLE 患者临床上有肾脏受累。狼疮肾炎可以是 SLE 诸多的临床表现之一，在 3% ～ 6% 的患者中肾脏是起病时唯一有受累表现的脏器。在一些患者中偶可见到狼疮肾炎出现在抗核抗体阳性之前，甚至有些患者在临床上尚达不到美国风湿病学院 (ACR) 关于 SLE 的诊断标准。大多数 SLE 患者，肾脏受累多出现于病程早期，Cameron J.S. 等分析了 230 例狼疮肾炎患者，其中仅有 5 人肾脏受累出现在起病 10 年以后。狼疮肾炎的年龄和性别分布与 SLE 基本一致，肾受累在儿童尤为多见。男性 SLE 患者狼疮肾炎的发生率高，病情重。

一、病因

SLE 的发生与遗传、环境、性激素及自身免疫等多种因素有关。一般认为具有遗传素质的个体在环境、性激素及感染等因素的作用下引起免疫功能异常、自身抗体产生、免疫复合物形成及其组织的沉积，导致 SLE 的发生和发展。

(一) 遗传因素

已经证明同卵双生者同患 SLE 的发生率在 24% ～ 58%，而在异卵双生者为 6%；5% ～ 13% 的 SLE 患者可在一、二级亲属中找到另一 SLE 患者；SLE 患者的子女中，SLE 的患病率约为 5%；提示 SLE 存在遗传易感性。近年来对人类 SLE 和狼疮鼠动物模型的全基因组扫描和易感基因定位工作提示，SLE 的发病是多基因相互作用的结果。易感基因存在于凋亡细胞及免疫复合物清除、抗原提呈、炎症因子调控、淋巴细胞激活等整个免疫应答过程中。其免疫表型可能为 3 个不同层次的病理途径的综合效应：

(1) 对核抗原免疫耐受的丧失，参与基因 (位点) 如 sle1(鼠)、Sap、Clq，IRF5。

(2) 免疫调节紊乱，包括调控淋巴细胞免疫应答的多种基因 (位点)，如 sle2、sle3(鼠)、Fas、Lyn、SHP-1、PTPN22、STAT4 等。

(3) 免疫效应阶段的终末器官损伤，主要涉及免疫复合物的形成和在特定组织的沉积，相关基因 (位点) 如 sle6(鼠)、FCGR2A、ITGAM 等。

(二) 环境因素

紫外线、某些药品 (如肼屈嗪、普鲁卡因胺等) 及食物 (如苜蓿类、鱼油) 等均可诱导本病的发生。

(三) 感染因素

人类免疫缺陷病毒 (HIV)-1、致癌 RNA 病毒及某些脂多糖可能与本病的发生相关。

(四) 性激素

生育年龄女性的 SLE 发病率绝对高于同年龄段的男性，也高于青春期以前的儿童和老年女性。已有研究显示，SLE 患者体内雌性激素水平增高，雄激素降低。泌乳素水平增高亦可对 SLE 的病情有影响，妊娠后期和产后哺乳期常出现病情加重的情况可能与体内雌激素和泌乳素水平变化有关。

二、发病机制

目前 SLE 具体的发病机制尚未明确，各种致病机制研究较多，未能达成统一认识。近年来关于细胞凋亡、狼疮肾炎的肾脏损伤机制研究的进展较多。

(一) 细胞凋亡

目前大量研究认为凋亡细胞可能是源于 SLE 患者体内自身抗原。作为程序性死亡的一种方式，体内每天有大量的细胞发生凋亡以完成新旧更替并维持机体内环境的稳定。在细胞凋亡过程中，位于细胞内的核物质如 DNA、组蛋白等移至细胞表面，如果凋亡细胞未被及时清除，这些核抗原将暴露于机体的免疫系统中，诱发自身免疫反应进而产生以抗核抗体为主的一系列自身抗体。

(二) 免疫复合物沉积

免疫复合物在肾脏沉积是多数狼疮肾炎患者的特征性表现及肾脏损伤的启动因素。

目前认为狼疮肾炎患者肾脏沉积的免疫复合物主要有以下两个来源。

1. 循环免疫复合物

SLE 患者因凋亡细胞代谢及自身免疫耐受异常生成大量以抗核抗体为主的自身抗体，SLE 患者尤其是狼疮肾炎患者血清免疫复合物水平亦明显升高。正常情况下循环中一旦有免疫复合物形成，C1q 即与免疫复合物中 Fc 段结合并激活补体经典途径，生成 C3b 共价结合于免疫复合物上。经过 C3b 调理的免疫复合物与红细胞表面补体受体 1 结合并随红细胞运送到肝脾单核－巨噬系统，是循环免疫复合物清除的主要手段。免疫复合物与红细胞表面受体亲和力的大小主要与免疫复合物表面结合的 C3b 的数量有关。免疫复合物分子越大，结合的 C3b 越多，越容易黏附在红细胞上被清除。而抗原抗体的性质及两者之间的比例是决定免疫复合物分子大小的重要因素。在 SLE 患者中，免疫复合物的大小主要与 dsDNA 片段有关，因此小片段 dsDNA 形成的免疫复合物可能不易被红细胞携带清除而沉积于组织致病。Mjelle J.E. 等发现核小体中的染色质成分与肾小球基底膜或系膜基质中的层粘连蛋白及Ⅳ型胶原有很高的亲和力，SLE 患者循环中富含染色质的免疫复合物如果未被及时清除即很可能沉积在肾脏引发狼疮肾炎。

2. 原位免疫复合物

既往研究报道狼疮肾炎患者体内的自身抗体可直接识别肾小球内的固有抗原形成原位免疫复合物。ChanT.M. 等发现狼疮肾炎患者抗 dsDNA 抗体可直接结合肾小球系膜细胞。另外一些研究者亦发现狼疮肾炎患者非抗 dsDNA 的 IgG 也可以与肾小球系膜细胞膜蛋白直接结合；亦有研究表明抗 dsDNA 抗体可交叉识别肾小球其他固有抗原 (如 α- 肌动蛋白或层粘连蛋白)，且抗 dsDNA 抗体是否具有致肾病作用与其是否交叉识别这些抗原有关。

另外，肾脏本身对免疫复合物的清除能力很可能也是决定免疫复合物是否能在肾脏沉积的重要因素。凋亡细胞来源的染色质成分与肾小球基底膜或系膜基质中的层粘连蛋白及 IV 型胶原结合是免疫复合物沉积于肾脏的重要机制，肾脏本身则可以合成核酸酶降解这些染色质成分抑制其在肾脏沉积，其中 Dnasel 是肾脏主要的核酸酶成分，占总体核酸酶活性的 80%。动物实验及 SLE 患者中均证实肾脏 Dnasel 先天性或获得性缺乏均与狼疮肾炎的发生相关。另外肾脏沉积的免疫复合物可通过结合 Fcγ 受体或补体受体被肾脏固有细胞及浸润的单核－巨噬细胞吞噬清除。而部分 SLE 患者存在补体受体或 Fcγ 受体原发性或继发性功能缺陷而可能致肾脏局部清除免疫复合物的能力亦有所下降，使沉积的免疫复合物不易被快速有效清除。以上研究提示部分 SLE 患者可能存在肾脏对免疫复合物清除能力的缺陷导致免疫复合物易在肾脏沉积而诱发狼疮肾炎。

（三）补体激活与肾脏损伤

狼疮肾炎患者肾脏存在大量补体成分的沉积，如 C1q、C3 等，故一直以来广大学者们认为免疫复合物介导的补体过度激活生成的大量膜攻击复合物以及 C3a、C5a 等趋化因子在肾组织损伤及炎症反应中起重要作用。但补体经典途径早期成分 C1q、C2、C4 的缺乏却可致 SLE 及狼疮肾炎的发生，提示对于 SLE 患者，补体早期成分的激活以安全清除凋亡细胞和免疫复合物的重要性可能远远超过其激活带来的损伤作用，或者说补体经典途径的激活造成的组织损伤并不是狼疮肾炎不可或缺的损伤机制。近年来，补体旁路途经的过度活化或调控异常在狼疮肾炎组织损伤中的地位受到越来越多的重视。在狼疮鼠模型中，抑制补体旁路途径的激活可以明显减轻肾脏损伤程度，敲除其他路途径主要的抑制因子 -H 因子可以显著加重狼疮肾脏损伤的程度等。补体旁路途径的过度激活除生成大量膜攻击复合体造成周围组织损伤外，还可以生成 C3a、C5a 等趋化因子介导炎症。狼疮鼠模型中敲除 C3a 及 C5a 受体均能明显减轻肾脏损伤的程度，进一步提示其在肾脏炎症反应中的重要性。

（四）系膜细胞及系膜基质

系膜基质及系膜细胞是狼疮肾炎免疫复合物沉积的主要部位。Yumg S. 等研究发现抗 dsDNA 抗体结合于肾小球系膜细胞上的 Annexin V 等膜蛋白后诱导其合成 IL-6 等促炎因子；Pawar R.D. 等发现抗 DNA 抗体可以诱导系膜细胞合成中性粒细胞明胶酶相关载脂蛋白 (NGAL)，而 NGAL 可以激活 caspase-3 诱导肾内细胞凋亡及上调炎症基因的表达，NGAL 基因敲除的小鼠蛋白尿水平、肾脏病理损伤程度均减轻，提示系膜细胞分泌的 NGAL 可能是狼疮肾炎中诱发肾脏炎症的重要介质。抗 DNA 抗体还能促肾小球系膜细胞分泌细胞基质透明质烷，可能是狼疮肾炎系膜增生的重要机制之一。另外，肾小球系膜细胞表达 Fcγ 受体，可通过识别沉积于肾脏的自身抗体的 Fc 段而吞噬系膜区沉积的免疫复合物，并诱导炎症反应的发生。因此推测免疫复合物沉积导致系膜细胞合成细胞因子、趋化因子等炎性介质及系膜基质可能是狼疮肾炎肾脏受累的早期事件。

（五）T 细胞

已有许多研究提示，无论是狼疮鼠动物模型还是狼疮肾炎患者的 T 细胞都是介导肾脏损伤的重要介质。如：去除免疫球蛋白的 MRL/ιÞγ 狼疮鼠仍可出现肾炎表现；在 NZB/WF1 狼疮鼠中，用细胞毒 T 淋巴细胞相关抗原 4Ig 阻断 T 细胞活化并给予小剂量的环磷酰胺后，肾小球免疫复合物的沉积无明显减少，但肾脏炎症减轻，小鼠的生存时间明显延长；给予 NZB/W F1 狼疮鼠抗 T 细胞抗体治疗可以减轻肾小球炎症，减少尿蛋白量及降低早期死亡率；SLE 患者 T 细胞表面肾脏归巢分子表达增加；狼疮肾炎患者肾脏可见活化的 CD_4^+、CD_8^+、分泌 IL-17 的 CD_4^-/CD_8^-T 细胞的浸润，这些 T 细胞可分泌大量的炎性因子进而活化抗体特异性 B 细胞，募集巨噬细胞和树突状细胞参与肾脏损伤过程。

（六）趋化因子及细胞因子

狼疮肾炎的发生是肾脏多种细胞相互作用的结果，涉及错综复杂的细胞因子网络。MRL/ιÞγ 狼疮鼠模型中肾脏趋化因子表达早于肾脏炎症细胞的浸润和蛋白尿的出现，在蛋白尿及明显的肾脏损伤出现之前，单核细胞趋化因子 (MCP-1/CCL2)、巨噬细胞炎症蛋白 1-B(CCL4)、RANTES(CCL5)、巨噬细胞集落刺激因子 (M-CSF) 及 IFN-γ 诱导蛋白 -10(CXCL10) 等即在肾脏表达增高，继而出现单核细胞浸润及其细胞膜表面相应受体上调 (CCR1、CCR2、CCR5) 等。其中单核细胞趋化因子又与肾脏损伤密切相关，MRL/ιÞγ 狼疮鼠敲除 MCP-1 后可见肾脏巨噬细胞、T 细胞浸润减少，蛋白尿水平下降、肾脏损伤减轻、生存率升高等表现。另外，在肾脏损伤发生后，阻断 MCP-1 可改善肾脏损伤情况，延长动物的生存时间；CXCL10/CX-CL12 及其对应的受体 CXCR3/CXCR4 在募集浆细胞样树突细胞至肾组织中发挥重要作用。

狼疮肾炎患者肾脏以 Th1 相关细胞因子表达为主，包括 IL-12、IL-18 及 IFN-γ 等。

SLE 尤其是狼疮肾炎患者血清中这三种细胞因子的水平明显升高，且尿中 1L-12 的水平与狼疮肾炎的发生及严重程度密切相关。MRL/lpr 狼疮鼠模型中过表达 IL-18 可致尚未出现肾脏受累的小鼠肾脏白细胞聚集、蛋白尿增多，同样表达 IL-12 的 MRL/7pr 狼疮鼠肾脏 T 细胞尤其是分泌 IFN-γ 的 T 细胞浸润增多，肾脏损伤进程加快；而敲除 IL-12 的 MRL/lpr 狼疮鼠血清中 IFN-γ 的水平下降，狼疮肾炎的发生延迟。

三、病理表现及其分型

(一) 基本病理改变

狼疮肾炎的病理改变复杂多样，基本病变包括。

1. 肾小球病变

肾小球病变为狼疮肾炎最为常见而重要的病变。

(1) 免疫复合物沉积：可广泛沉积于系膜区、内皮下、基底膜内和上皮下。以 IgG 沉积为主，常伴有 IgM、IgA、C3、C4 和 C1q 沉积，以上均阳性称“满堂亮”现象。大量免疫复合物如沉积在内皮下使毛细血管壁增厚称“白金耳”现象；如沉积在毛细血管腔，则形成透明血栓。

(2) 细胞增殖：主要为系膜细胞、内皮细胞增殖，可有新月体形成。

(3) 毛细血管袢纤维素样坏死：可见苏木素小体，为坏死的细胞核。

(4) 炎性细胞浸润：主要为单核－巨噬细胞和 T 淋巴细胞。

2. 肾小管－间质病变

可见于 50% 以上的 LN，尤其是Ⅳ型 LN。可为免疫复合物于肾小管基底膜下沉积引起的直接损伤所致，也可为肾小球病变引起的继发性肾小管－间质损伤。主要表现为：

(1) 免疫复合物在肾小管基底膜下呈颗粒样沉积。

(2) 肾小管上皮细胞呈现轻重不等的变性乃至坏死，灶状、多灶状、大片状乃至弥漫性萎缩。

(3) 肾间质水肿、炎细胞浸润和纤维化。浸润的细胞以 CD_4 和 CD_8 淋巴细胞为主。

3. 肾血管病变

狼疮肾炎的小叶间动脉和入球小动脉可出现纤维素样坏死、血栓形成，慢性期可见血管壁增厚和硬化。

(二) 活动性病变及慢性病变

狼疮活动时常规的免疫抑制治疗有助于抑制免疫介导的炎症过程，但不能逆转已存在的纤维化、肾小管萎缩或肾小球硬化，因此明确狼疮肾炎的活动度和慢性化程度对评估狼疮肾炎的严重程度、病变的可逆性及对治疗的反应十分重要。狼疮肾炎的活动性病变主要有：毛细血管内皮细胞增生（伴或不伴有白细胞浸润）伴有管腔严重狭窄、核碎裂、纤维素样坏死、肾小球基底膜破裂、细胞或细胞纤维性新月体形成、内皮下嗜复红蛋白沉积（白金耳）、腔内透明血栓、间质炎症细胞浸润；慢性病变主要有：肾小球硬化（节段、全球)、球囊粘连、纤维性新月体、肾小管萎缩，间质纤维化。

有人因此提出了活动度和慢性化评分方法(表 5-1)，尽管评分人在判断结果和标本取材时存在的偏差可能影响评分的准确性，但目前该评分系统仍然是临床医疗和科学研究的基本工具。

表 5-1 狼疮性肾炎肾活检标本活动性和慢性化评分

活动指标	慢性指标
细胞增生	肾小球硬化
核碎裂和坏死	肾小管萎缩
细胞(细胞纤维)性新月体	纤维性新月体
白金耳 / 透明血栓	间质纤维化
白细胞浸润	
间质炎症细胞浸润	

每项的评分从 0 ～ 3 分。“核碎裂和坏死”和“细胞性新月体”每项乘以 2。活动度的最高分是 24 分，慢性化的最高分是 12 分。

(三)病理分型

1982 年 WHO 根据狼疮肾炎的光镜、免疫荧光和电镜表现，对狼疮性肾炎进行了病理学分型，这是一个比较成熟和公认的方案，对狼疮肾炎的肾活检影响很大，持续了约 20 年。但这一分类方法是根据肾小球病变的严重程度进行分型的，有研究显示与肾小球病变相比，肾小管间质的损伤与肾脏长期预后相关性更强，提示狼疮肾炎中肾小管间质和肾小球的病变对免疫抑制治疗的反应可能不同；另外狼疮肾炎中肾血管的病变也很常见，可表现为急性病变如血栓形成和血管炎，或表现为慢性病变如小动脉硬化，目前认为肾小球毛细血管内血栓形成与预后不良相关，以纤维素样坏死和小血管的炎症细胞浸润为特点的坏死性血管炎的出现也提示预后不良。2002 年国际肾脏病学会 (ISN) 和肾脏病理学会 (RPS) 结合多年的临床和病理经验重新修订了狼疮肾炎的病理组织分类，发表了新的标准。

新分类方法主要变更如下：①Ⅰ型删除了光镜、免疫荧光和电镜检查均为正常的病例。②Ⅱ型仅限于轻度系膜病变，当内皮下多处或大量免疫复合物沉积，或出现球性及节段性中重度病变时，应列入Ⅲ型或Ⅳ型。③Ⅲ型和Ⅳ型都是以肾小球毛细血管袢内、外增生、免疫复合物沉积为特点，特别强调了活动性病变 (A)、非活动性和硬化性病变 (C) 及混合型病变 (A/C)；在Ⅳ型狼疮肾炎中，除了弥漫球性病变，尚有弥漫节段性病变 (S)；特别指出，在Ⅳ型狼疮肾炎中，有一种特殊病变即大量弥漫性白金耳形成，而增生性病变并不严重。④ Ⅲ型和Ⅳ型狼疮肾炎均出现肾小管和肾间质病变，要明确指出损伤比例。⑤Ⅴ型狼疮肾炎中，可明确列出混合的类型，如Ⅱ + Ⅴ，Ⅲ + Ⅴ，Ⅳ + Ⅴ等。⑥Ⅵ型狼疮肾炎中，球性硬化的肾小球比例必须超过全部的 90%，显示炎症导致的组织破坏已不能逆转。

狼疮肾炎不但不同的病理类型可以互相重叠。狼疮肾炎的组织病理类型也可随着疾病活动性和治疗效果的变化互相转变。例如，病变相对较轻的类型（Ⅱ型），如果不治疗，可转化为严重的Ⅳ型；而严重增生型病变，经过治疗或随着病程的延长可转化为系膜型病变或膜型病变。病理类型的转化伴有相应的血清学和临床表现的变化。

四、临床表现

（一）肾脏表现

狼疮肾炎临床表现多种多样，可为无症状的单纯血尿和（或）蛋白尿，也可为急进性肾炎或明显的肾病综合征。

狼疮肾炎患者多表现为肾炎综合征，最常见的表现是蛋白尿，多伴一定程度的水肿及镜下血尿，其中 45% ～ 65% 的患者表现为肾病综合征。肾病变活动期还可有白细胞尿。

Cameron 等报道超过 50% 的患者在诊断狼疮肾炎时存在肾小球滤过率下降或血肌酐升高，多数研究认为起病时肾功能损伤是预后差的危险因素。少数患者表现为急性肾衰竭，主要原因有：

(1) 肾小球广泛新月体形成。

(2) 肾小球广泛毛细血管内血栓形成。

(3) 与肾小球病变不平行的急性间质性肾炎。

(4) 肾静脉血栓。

有 20% ～ 50% 的系统性红斑狼疮 (SLE) 患者起病时存在高血压，肾脏受累的患者中高血压的发生率并无明显增高，但在严重的狼疮肾炎患者中高血压的发生率较高，有人报道在Ⅳ型 LN 中的发生率为 55%。狼疮肾炎患者恶性高血压并不常见。

多数狼疮肾炎患者可有肾小管功能受损，偶尔出现在肾小球损害之前或比肾小球病变的表现更为明显，如肾小管酸中毒、多尿、低钾血症或高钾血症等。

（二）肾外表现

1. 全身表现

SLE 患者常常出现发热，可能是 SLE 活动的表现，但应除感染因素外，尤其是在免疫抑制药治疗中出现的发热，更需警惕。疲乏是 SLE 常见但容易被忽视的症状，常是狼疮活动的征兆。

2. 皮肤与黏膜

在鼻梁和双颧颊两部分呈蝶形分布的红斑是 SLE 特征性的改变，SLE 的皮肤损害包括光敏感、脱发、手足掌面和甲周红斑、盘状红斑、结节性红斑、脂膜炎、网状青斑和雷诺现象等。SLE 皮疹无明显瘙痒，明显瘙痒则提示过敏，免疫抑制治疗后的瘙痒性皮疹应注意真菌感染。接受激素和免疫抑制药治疗的 SLE 患者。若出现不明原因局部皮肤灼痛，可能是带状疱疹的前兆。SLE 口腔溃疡或黏膜糜烂常见。在免疫抑制和(或)抗生素治疗后的口腔糜烂，应注意口腔真菌感染。

3. 关节和肌肉

常出现对称性多关节疼痛、肿胀，通常不引起骨质破坏。激素治疗中的 SLE 患者出现髋关节区域隐痛不适，需注意无菌性股骨头坏死。SLE 可出现肌痛和肌无力，少数可有肌酶谱的增高。对于长期服用激素的患者，要除外激素所致的肌病。

4. 神经系统损害

神经系统损害又称神经精神狼疮。轻者仅有偏头痛、性格改变、记忆力减退或轻度认知障碍，重者可表现为脑血管意外、昏迷、癫痫持续状态等。中枢神经系统表现包括无菌性脑膜炎，脑血管病，脱髓鞘综合征，头痛，运动障碍。脊髓病，癫痫发作，急性精神错乱，焦虑，认知障碍，情绪失调，精神障碍；周围神经系统表现包括吉兰－巴雷综合征，自主神经系统功能紊乱，单神经病变，重症肌无力，脑神经病变，神经丛病变，多发性神经病变，共计 19 种。存在一种或几种上述表现，并除外感染、药物等继发因素的情况下，结合影像学、脑脊液、脑电图等检查可诊断神经精神狼疮。以弥漫性的高级皮层功能障碍为表现的神经精神狼疮，多与抗神经元抗体、抗核糖体 P 蛋白抗体相关；有局灶性神经定位体征的精神神经狼疮，又可进一步分为两种情况，一种伴有抗磷脂抗体阳性，另一种常有全身血管炎表现和明显病情活动，在治疗上应有所侧重。横贯性脊髓炎在 SLE 不多见，一旦发生横贯性脊髓炎，应尽早积极治疗。否则造成不可逆的损伤。表现为下肢瘫痪或无力伴有病理征阳性。脊髓的磁共振检查可明确诊断。

5. 血液系统表现

SLE 常出现贫血和(或)白细胞减少和(或)血小板减少。贫血可能为慢性病贫血或肾性贫血。短期内出现重度贫血常是自身免疫性溶血所致，多有网织红细胞升高，Coomb's 试验阳性。SLE 本身可出现白细胞减少，治疗 SLE 的细胞毒性药物也常引起白细胞减少，需要进一步鉴别。SLE 的白细胞减少，一般发生在治疗前或疾病复发时，多数对激素治疗敏感；细胞毒药物所致的白细胞减少，其发生与用药相关，恢复也有一定规律。血小板减少与血小板抗体、抗磷脂抗体以及骨髓巨核细胞成熟障碍有关。部分患者在起病初期或疾病活动期伴有淋巴结肿大和(或)脾大。

6. 肺部表现

SLE 常出现胸膜炎，如合并胸腔积液，其性质为渗出液。年轻患者(尤其是女性)的渗出性浆膜腔积液，除结核外应注意 SLE 的可能性。SLE 肺实质浸润的放射学特征是阴影分布较广、易变，与同等程度 X 线表现的感染性肺炎相比，SLE 肺损害的咳嗽症状相对较轻，痰量较少，一般不咳黄色黏稠痰，如果 SLE 患者出现明显的咳嗽、黏稠痰或黄痰，提示呼吸道细菌性感染。结核感染在 SLE 表现常呈不典型性。在持续性发热的患者，应警惕血行播散性粟粒性肺结核的可能，应每周摄胸片，必要时应行肺高分辨率 CT 检查，结合痰、支气管－肺泡灌洗液的涂片和培养，以明确诊断，及时治疗。SLE 所引起的肺间质性病变主要是处于急性和亚急性期的肺间质磨玻璃样改变和慢性肺间质纤维化，表现为活动后气促、干咳、低氧血症，肺功能检查常显示弥散功能下降。少数病情危重者、伴有肺动脉高压者或血管炎累及支气管黏膜者可出现咯血。SLE 合并弥漫性出血性肺泡炎死亡率极高。SLE 还可出现肺动脉高压、肺梗死、肺萎缩综合征。后者表现为肺容积的缩小，横膈上抬，盘状肺不张，呼吸肌功能障碍，而无肺实质、肺血管的受累，也无全身性肌无力、肌炎、血管炎的表现。

7. 心脏表现

SLE 患者常出现心包炎，表现为心包积液，但心脏压塞少见。SLE 可有心肌炎、心律失常，多数情况下 SLE 的心肌损害不太严重，但是在重症的 SLE，可伴有心功能不全，为预后不良指征。SLE 可出现疣状心内膜炎 (Libman-Sack 心内膜炎)，病理表现为心内膜炎瓣膜赘生物，其与感染性心内膜炎的区别为：疣状心内膜炎瓣膜赘生物最常见于二尖瓣后叶的心室侧，且并不引起心脏杂音性质的改变。通常疣状心内膜炎不引起临床症状，但赘生物脱落可以引起栓塞，或并发感染性心内膜炎。SLE 可以有冠状动脉受累，表现为心绞痛和心电图 ST-T 改变，甚至出现急性心肌梗死。除冠状动脉炎参加了发病外，长期使用糖皮质激素加速动脉粥样硬化和抗磷脂抗体导致动脉血栓形成，可能是冠状动脉病变的另两个主要原因。

8. 消化系统表现

SLE 可出现恶心、呕吐、腹痛、腹泻或便秘，其中以腹泻较常见，可伴有蛋白丢失性肠炎，并引起低蛋白血症。活动期 SLE 可出现肠系膜血管炎，其表现类似急腹症，甚至被误诊为胃穿孔、肠梗阻而手术探查。当 SLE 有明显的全身病情活动，有胃肠道症状和腹部阳性体征 (反跳痛、压痛)，除外感染、电解质紊乱、药物、合并其他急腹症等因素，应考虑本病。SLE 肠系膜血管炎尚缺乏有力的辅助检查手段，腹部 CT 可表现为小肠壁增厚伴水肿，肠袢扩张伴肠系膜血管强化等间接征象。SLE 还可并发急性胰腺炎。SLE 常见肝酶增高，仅少数出现严重肝损害和黄疸。

9. 其他

SLE 的眼部受累包括结膜炎、葡萄膜炎、眼底改变、视神经病变等。眼底改变包括出血、视盘水肿、视网膜渗出等，视神经病变可以导致突然失明。SLE 常伴有继发性干燥综合征，有外分泌腺受累，表现为口干、眼干，常有血清抗 SSB、抗 SSA 抗体呈阳性。

五、狼疮肾炎的肾活检

狼疮肾炎患者病理表现为严重活动性病变者，其临床表现也趋于严重，但根据不同的临床表现往往很难准确预测肾的病理类型。抗 dsD-NA 抗体的滴度等血清学指标在各种不同病理类型之间亦无显著性差异。因此肾活检可为治疗提供有用的信息。只要患者有狼疮肾炎活动的证据，就应该是肾活检的适应证，如尿红细胞增多或出现红细胞管型、蛋白尿增加或肾功能下降等。

六、实验室检查和辅助检查

(一)自身抗体

1. 抗核抗体 (ANA)

免疫荧光抗核抗体是 SLE 的筛选检查，对 SLE 的诊断敏感性为 95%，特异性相对较低为 65%。除 SLE 外，其他结缔组织病的血清中也常存在 ANA，一些慢性感染或老年人中也可出现低滴度的 ANA。

2. 抗双链 DNA(dsDNA) 抗体

SLE 的敏感性为 70%，特异性为 95%，有研究报道与 SLEDAI 评分、狼疮肾炎的发生、肾脏疾病活动度及预后有关。

3. 抗 Sm 抗体

在 SLE 中的特异性高达 99%，但敏感性仅 25%，该抗体的存在与疾病活动性无明显关系。有研究报道抗 Sm 抗体与狼疮肾炎的发生相关。

4. 抗核小体抗体

为 SLE 的特异性抗体，阳性率达 82% ～ 86%。

5. 抗 U1RNP 抗体

对 SLE 的诊断有一定意义，阳性率 45% ～ 60%，也可见于其他系统性结缔组织病。

6. 抗 SSA 抗体和抗 SSB 抗体

可见于系统性红斑狼疮，阳性率分别为 35% 和 20% 左右，亦见于其他结缔组织病。

7. 抗 C1q 抗体

在狼疮肾炎中的阳性率在 50% 左右，有研究报道抗 C1q 抗体与增生性肾炎有关，与 AI 评分有较明显的相关性，其相关性甚至优于抗 dsDNA 抗体。另外抗 C1q 抗体可以作为预测狼疮肾炎复发的较好指标。

8. 其他自身抗体

抗磷脂抗体 (包括抗心磷脂抗体、抗 β2GPI 抗体和狼疮抗凝物) 与血栓形成、习惯性流产和血小板减少有关；抗红细胞抗体与溶血性贫血有关；抗神经元抗体与神经精神性狼疮有关。

(二)常规检查

活动期 SLE 的血细胞三系中可有一系或多系减少 (需除外药物所致的骨髓抑制)；尿蛋白，红细胞、白细胞、管型尿等为提示临床肾损害的指标；血沉在活动期常增高；C 反应蛋白通常不高，有研究认为可能系 SLE 血清中存在干扰素抑制肝脏合成 C 反应蛋白所致。合并感染或关节炎较突出者可增高；血清补体 C3、C4 水平与活动度呈负相关，常可作为病情活动性和治疗反应的监测指标之一。SLE 还常出现高 γ 球蛋白血症。

(三)肾脏超声

肾脏超声检查有助于排除部分患者伴发的解剖结构上的改变，同时可测量肾脏大小和实质厚度以判断可否进行肾活检。肾静脉血栓可能出现于本病患者，并可使蛋白尿加重，特别是膜型狼疮或存在狼疮抗凝物时易发生肾静脉血栓。肾静脉血栓的典型临床表现包括腰痛、血尿和肾功能损伤。但即使缺乏典型的临床表现，也不能除外肾静脉血栓。多普勒超声是诊断肾静脉血栓方便敏感的方法。可疑病例应用磁共振血管造影或肾静脉造影可确诊。

七、诊断与鉴别诊断

（一）诊断标准

SLE 属于临床诊断，目前普遍采用美国风湿病学会 1997 年修订的 SLE 分类标准。作为诊断标准 SLE 分类标准的 11 项中，符合 4 项或 4 项以上者，在除外感染、肿瘤和其他结缔组织病后，可诊断 SLE。其敏感性和特异性均＞90%。需强调指出的是患者病情的初始或许不具备分类标准中的 4 条，随着病情的进展而有 4 条以上或更多的项目。11 条分类标准中，免疫学异常和高滴度抗核抗体更具有诊断意义。一旦患者免疫学异常，即便临床诊断不够条件，也应密切随访，以便尽早做出诊断和及早治疗。

表型典型、确诊的 SLE 患者伴有肾脏病变时，狼疮肾炎的诊断不困难。但须排除同时合并其他病因引起的尿检异常或肾损害，包括药物、肾盂肾炎等。对于表现不典型、未能确诊的 SLE 患者出现肾炎或肾病综合征表现时，应与其他结缔组织病引起的肾脏病及原发性肾小球疾病进行鉴别，肾穿刺病理检查发现狼疮肾炎特征性改变如“白金耳”和“满堂亮”现象等可以协助诊断。

（二）病情活动性评估

确诊狼疮肾炎后，应根据临床肾脏及肾外表现、免疫学指标和肾脏病理表现评估病情活动性。

1. 肾脏活动表现

(1) 临床表现：明显血尿和红细胞管型、尿蛋白显著增多甚至为大量蛋白尿（尚需排除病理转型，如转型为Ⅴ型狼疮肾炎）、肾功能急剧恶化（除外肾前性因素、药物因素等）。

(2) 病理活动性表现：毛细血管内皮细胞增生（伴或不伴有白细胞浸润）伴管腔严重狭窄、核碎裂、纤维素样坏死、肾小球基底膜破裂、细胞或细胞纤维性新月体形成、内皮下嗜复红蛋白沉积（白金耳）、腔内透明血栓、间质炎症细胞浸润。

(3) 免疫学指标：补体下降、抗 dsDNA 抗体升高等。

2. 肾外活动表现

发热、皮疹、关节痛、狼疮脑病等各种 SLE 的临床症状，尤其是新出现的症状，均可提示疾病的活动。

3. 全身疾病活动度评价

国际上通用的几个 SLE 活动性判断标准包括：英国狼疮评估小组 (BI-LAG)、SLE 疾病活动指数 (SLEDAI)、系统性红斑狼疮活动程度检测 (SLAM) 等。其中以 SLEDAI 最为常用，其理论总积分为105分，但实际绝大多数患者积分小于45分。

轻型SLE为：SLE诊断明确或高度怀疑，临床病情稳定且无明显内脏损害。SLEDAI积分＜10分。

中度活动型SLE：有明显重要脏器累及且需要治疗的患者，SLEDAI评分在10～14分。

重型SLE：狼疮累及重要脏器并影响其功能，SLEDAI评分≥15分，具体包括：

(1)心脏：冠状动脉血管受累、Libman-Sacks。心内膜炎、心肌炎、心脏压塞、恶性高血压。

(2)肺：肺动脉高压、肺出血、肺炎、肺梗死、肺萎缩、肺间质纤维化。

(3)消化系统：肠系膜血管炎、急性胰腺炎。

(4)血液系统：溶血性贫血、粒细胞减少(白细胞＜1×10^9/L)、血小板减少(＜50×10^9/L)、血栓性血小板减少性紫癜、动静脉血栓形成。

(5)肾脏：肾小球肾炎持续不缓解、急进性肾小球肾炎、肾病综合征。

(6)神经系统：抽搐、急性意识障碍、昏迷、脑卒中、横贯性脊髓炎、单神经炎/多神经炎、精神性发作、脱髓鞘综合征。

(7)其他：包括皮肤血管炎，弥漫性严重的皮损、溃疡、大疱，肌炎，非感染性高热有衰竭表现等。

狼疮危象是指急性的危及生命的重症SLE。包括急进性狼疮肾炎、严重的中枢神经系统损官、严重的溶血性贫血、血小板减少性紫癜、粒细胞缺乏症、严重心脏损害、严重的狼疮性肺炎、严重的狼疮性肝炎、严重的血管炎等。

八、治疗

狼疮肾炎治疗方案的决定主要根据肾脏病理表现和分型、病情的活动性、合并累及的其他脏器、并发症及其他引起肾损伤的因素，对起始治疗的反应及治疗的副作用，其中以肾脏病理改变最为重要。应包括免疫抑制治疗和针对相关表现和并发症的支持治疗。

(一)一般治疗

1. 患者宣教

使患者正确认识疾病，消除恐惧心理，明白规律用药的意义，强调长期随访的必要性。避免过多的紫外光直射，使用防紫外线用品。避免过度疲劳，避免使用肾毒性药物，自我认识疾病活动的征象，配合治疗、遵从医嘱，定期随诊。

2. 对症治疗和去除各种影响疾病预后的因素

如注意控制高血压，防止各种感染，通过限制饮食中盐和蛋白摄入、控制血脂、减轻体重、纠正代谢异常(如酸中毒)等方法进行肾脏保护治疗。

(二)药物治疗

1. 羟氯喹

有研究表明羟氯喹可以预防LN的发生、复发、血栓形成及延缓终末期肾脏病的发生，因此在无特殊禁忌证情况下，建议所有 LN 患者均接受羟氯喹治疗。最大剂量可用至 6 ～ 6.5mg/(kg·d)。

2. 免疫抑制药

狼疮常用的免疫抑制治疗方案包括糖皮质激素联合各种细胞毒性药物或其他免疫抑制药，如环磷酰胺、硫唑嘌呤、霉酚酸酯、来氟米特或钙调磷酸酶抑制药等。

(1) 糖皮质激素：具有强大的抗炎作用和免疫抑制作用，是治疗狼疮的基础药。糖皮质激素对免疫细胞的许多功能及对免疫反应的多个环节均有抑制作用，尤以对细胞免疫的抑制作用突出，在大剂量时还能够明显抑制体液免疫。使抗体生成减少，超大剂量则可有直接的淋巴细胞溶解作用。激素的生理剂量约为泼尼松 7.5mg/d，主要能够抑制前列腺素的产生。由于不同的激素剂量的药理作用有所侧重，病情不同、患者之间对激素的敏感性有差异，临床用药要个体化。

狼疮患者使用的激素疗程较漫长，故应注意保护下丘脑 - 垂体 - 肾上腺轴，避免使用对该轴影响较大的地塞米松等长效和超长效激素。激素的副作用除感染外，还包括高血压、高血糖、高血脂、低钾血症、骨质疏松、无菌性骨坏死、白内障、体重增加、水钠潴留等症状。应记录血压、血糖、血钾、血脂、骨密度、胸片等作为评估基线，并定期随访。应注意在发生重症 SLE，尤其是危及生命的情况下。激素的副作用如股骨头无菌性坏死并非是使用大剂量激素的绝对禁忌。大剂量甲泼尼松龙冲击疗法常见不良反应包括：面部红、失眠、头痛、乏力、血压升高、短暂的血糖升高；严重不良反应包括：感染、上消化道大出血、水钠潴留、诱发高血压危象、诱发癫痫大发作、精神症状、心律失常，有因注射速度过快导致突然死亡的报道，所以甲泼尼松龙冲击治疗应强调缓慢静脉滴注 60min 以上；用药前需注意水 - 电解质和酸碱平衡。

(2) 环磷酰胺：是主要作用于 S 期的细胞周期特异性烷化剂，通过影响 DNA 合成发挥细胞毒作用。其对体液免疫的抑制作用较强，能抑制 B 细胞增殖和抗体生成，且抑制作用较持久。除白细胞减少和诱发感染外，环磷酰胺的不良反应主要包括：性腺抑制 (尤其是女性的卵巢功能衰竭)、胃肠道反应、脱发、肝功能损害，少见远期致癌作用 (主要是淋巴瘤等血液系统肿瘤)，出血性膀胱炎、膀胱纤维化和膀胱癌在长期口服环磷酰胺治疗者常见，而间歇环磷酰胺冲击治疗者罕见。

(3) 硫唑嘌呤：为嘌呤类似物。可通过抑制 DNA 合成发挥淋巴细胞的细胞毒作用，对浆膜炎、血液系统损害、皮疹等疗效较好。不良反应包括：骨髓抑制、胃肠道反应、肝功能损害等。少数对硫唑嘌呤极敏感者用药短期即可出现造血危象，引起严重粒细胞和血小板缺乏症，轻者停药后血常规多在 2 ～ 3 周恢复正常，重者则需按粒细胞缺乏或急性再障处理，以后不宜再用。

(4) 甲氨蝶呤：为二氢叶酸还原酶拮抗药，通过抑制核酸的合成发挥细胞毒作用。主要用于关节炎、浆膜炎和皮肤损害为主的 SLE，长期用药耐受性较佳。主要不良反应有胃肠道反应、口腔黏膜糜烂、肝功能损害、骨髓抑制，偶见甲氨蝶呤肺炎。

(5) 霉酚酸酯：为次黄嘌呤单核苷酸脱氢酶的抑制药，该酶是单核细胞和淋巴细胞内嘌呤核苷酸从头合成的限速酶，可特异性的抑制淋巴细胞的增生，因此它的耐受性很好。近年来霉酚酸酯所致严重感染的不良反应已引起广泛关注。

(6) 钙调神经磷酸酶抑制药：钙调磷酸酶是 T 细胞信号通路中的关键分子，钙调神经磷酸酶抑制药主要通过抑制钙调磷酸酶而抑制 T 淋巴细胞促炎因子基因表达，发挥选择性的细胞免疫抑制作用，是一种非细胞毒免疫抑制药。主要药物有环孢素、他克莫司，用药期间注意肝、肾功能及高血压、高尿酸血症、高血钾等症状情况的发生，有条件者应监测血药浓度，调整剂量。

(7) 来氟米特：为二氢乳清酸脱氢酶的抑制药，该酶为嘧啶从头合成中的第四个限速酶，进而抑制淋巴细胞的增殖。另外来氟米特还可抑制 TNF 依赖的 NF-κB 活化和基因表达。常见的不良反应为腹泻、腹痛、恶心、口腔溃疡、脱发、皮疹、感染及肝酶上升。来氟米特引起的肝酶上升为剂量依赖性并可恢复。应用来氟米特不应使用活疫苗。

3. 狼疮肾炎不同病理类型的差异治疗方案

(1) Ⅰ型 LN：Ⅰ型 LN 病理改变轻微，无肾脏受累的临床表现，激素和免疫抑制药的使用取决于肾外狼疮的临床表现。

(2) Ⅱ型 LN：Ⅱ型 LN 可出现蛋白尿和血尿，但多无大量蛋白尿及肾功能损伤。对Ⅱ型 LN 患者当尿蛋白＜ 1g/d 时以治疗肾外表现为主。

Ⅱ型 LN 可伴随足细胞发生病变，病理表现为广泛足细胞融合，无肾小球毛细血管壁免疫复合物沉积及内皮细胞增生。此时患者可出现肾病综合征范围的蛋白尿。Ⅱ型 LN 足细胞病变的出现与系膜区免疫复合物的沉积程度无明显相关性。对Ⅱ型 LN 当尿蛋白＞ 3g/d 时，如应用 ACEI/ARB 类药物疗效欠佳，可参照微小病变肾病的治疗给予糖皮质激素或钙调神经磷酸酶抑制药。

(3) Ⅲ型和Ⅳ型 LN(增生性 LN)：2003 年国际肾脏病学会 / 肾脏病理学会在狼疮肾炎分型中定义了Ⅲ型、Ⅳ型狼疮肾炎的活动性病变和慢性病变。免疫抑制治疗主要针对活动性病变或慢性病变基础上合并活动性病变，因此在开始治疗之前必须确定疾病的准确分型。

糖皮质激素为基本治疗药物，需联合免疫抑制药。可分为初始治疗和维持治疗，前者主要处理狼疮活动引起的严重情况，应用较大剂量的糖皮质激素和免疫抑制药；后者为一种长期治疗，主要是维持缓解、预防复发、保护肾功能，小剂量激素加免疫抑制药，避免治疗的不良反应很重要。

目前尚无对何为治疗有效的方案无明确定义，大多数学者认为血肌酐下降至治疗前水平，尿蛋白肌酐比值降至 50mg/mmol 以下可以定义为完全缓解；血肌酐水平稳定在治疗前水平 (±25%)，或有所下降但未降至正常水平，且尿蛋白肌酐比值下降超过 50%，如果为肾病综合征水平蛋白尿，尿蛋白肌酐比值需下降超过 50%，且降至 300mg/mmol 以下者可定义为部分缓解；血肌酐水平持续上升 25% 以上者为病情恶化。

①初始治疗方案

a. 激素＋环磷酰胺：激素初始剂量多为口服泼尼松 1mg/(kg·d)，根据患者临床情况使用 6 ～ 12 周或以后逐渐减量，4 ～ 6 个月以后减量到 7.5 ～ 10mg/d。重度增生性肾炎患者可酌情给予甲泼尼龙冲击治疗，即 0.5 ～ 1.0g/d 静脉滴注，连续 3d 为 1 个疗程，必要时可重复治疗。环磷酰胺 0.5 ～ 1g/m^2 静脉滴注，每月 1 次，共 6 个月。亦有研究表明低剂量环磷酰胺方案疗效无明显差别，即环磷酰胺 500mg 静脉滴注，每 2 周 1 次，共 3 个月，但研究未包括此方案在重度增生性狼疮肾炎患者 (快速进展为肾衰竭者，典型病理表现为＞ 50% 节段性肾小球坏死或新月体形成) 中的疗效评价。另外有研究显示口服环磷酰胺 1.0 ～ 1.5mg/(kg·d)(最大剂量 150mg/d) 使用 2 ～ 4 个月，与静脉注射环磷酰胺效果相同，但有人认为口服环磷酰胺可能比静脉注射副作用更大。

一些小样本的前瞻性随机对照试验表明糖皮质激素联合环磷酰胺与单用激素相比可降低终末期肾脏病的发生、减少狼疮肾炎复发，提高缓解率，降低慢性肾脏病的发生。对加入 NIH 试验患者重复肾活检结果进行回顾性分析发现，单用激素患者慢性化指数随时间呈线性升高 (中位随访时间为治疗后的 44 个月)，激素联合环磷酰胺 (或其他免疫抑制药) 患者慢性化指数无明显变化。结果提示免疫抑制药可以阻止肾脏瘢痕进展。但这些结果仍需要大样本长期随访的随机对照试验进行验证。

b. 激素＋霉酚酸酯：中国人群的一项随机对照研究表明激素联合霉酚酸酯 (最大剂量 3g/d) 使用 6 个月与静脉注射环磷酰胺治疗反应率相同，两组之间严重感染和死亡副作用的发生率相近。但目前尚缺乏霉酚酸酯在重度增生性狼疮肾炎中疗效的研究，因此，目前认为此方案可应用于非重度增生性狼疮肾炎中，而对于重度增生性狼疮肾炎患者仍推荐激素联合环磷酰胺方案。

c. 激素＋硫唑嘌呤：欧洲的一项随机对照研究比较了硫唑嘌呤联合静脉注射甲泼尼龙随后口服激素与静脉注射环磷酰胺加口服激素的疗效。临床随访 2 年后，两组患者对药物治疗反应无明显差别，但应用硫唑嘌呤组副作用的发生率更低。但使用硫唑嘌呤肾脏远期复发率以及肌酐翻倍风险都有升高。复查肾活检使用硫唑嘌呤组患者慢性化程度更重。

d. 激素＋环孢素：一项小样本 (n=40) 开放性随机对照试验比较了环孢素和环磷酰胺作为起始阶段药物联合激素治疗增殖性狼疮肾炎的疗效。环孢素使用方法为 4 ～ 5mg/(kg·d) 连用 9 个月，在随后的 9 个月内逐渐减量。环磷酰胺的使用不同于大部分临床试验的方案，在最初 9 个月静脉注射环磷酰胺 (10mg/kg)8 次，随后的 9 个月口服环磷酰胺 (10mg/kg)4 ～ 5 次。在治疗 9 个月和 18 个月时，两组患者在对治疗的反应或疾病缓解方面无差别，在随访至 40 个月时两组复发率无差别。两组患者感染和白细胞减少的发生率亦无差别。

e. 激素＋他克莫司＋霉酚酸酯：中国人群一项小规模的随机对照研究比较了Ⅳ型合并Ⅴ型狼疮肾炎患者他克莫司 (4mg/d)、霉酚酸酯 (1g/d) 合用联合口服激素治疗，与静脉注射环磷酰胺 (0.75g/m^2，每月 1 次，持续 6 个月) 联合口服激素治疗的疗效。在 6 个月时，接受他克莫司＋霉酚酸酯治疗的患者 90% 达到完全或部分缓解，而使用环磷酰胺组的患者仅有 45% 达完全或部分缓解 (P=0.002)。但在其他多数临床试验中中国人群狼疮肾炎患者对治疗的反应一般较好，而此项试验中接受环磷酰胺的患者对治疗的反应却非常差，因此，此方案的疗效仍需要更多的临床试验进行验证，且在其他种族人群中尚无关于此方案的评价。

f. 如果经初始治疗 3 个月后，狼疮肾炎病情持续恶化，表现为血肌酐升高、蛋白尿加重，即需更换初始治疗方案，或重复肾穿刺活检明确病理类型是否有改变。

②维持治疗方案：初始治疗结束后，需要用小剂量的激素 (≤ 10mg/d 泼尼松或其他等量糖皮质激素) 联合免疫抑制药进行维持治疗。常用于维持治疗的免疫抑制药有，a. 霉酚酸酯 0.5 ～ 1g，2/d；b. 硫唑嘌呤 1.5 ～ 2.5mg/(kg·d)；c. 环磷酰胺 0.5 ～ $1g/m^2$ 静脉滴注，每 3 个月用 1 次；d. 对于不能耐受霉酚酸酯或硫唑嘌呤的患者可以选用钙调神经磷酸酶抑制药。

多数患者在初始治疗 6 个月后不能达到完全缓解，但进入维持治疗阶段病情会持续改善直至达到完全缓解，因此对初始治疗有反应的患者初始治疗结束后即可进入维持治疗阶段。但维持治疗 1 年后仍达不到完全缓解的患者需进行重复肾穿刺活检，在明确病理改变的基础上更换治疗方案。在获得完全缓解后，建议维持治疗至少持续 1 年以上，尔后可以考虑缓慢减少免疫抑制药剂量。如果既往有狼疮肾炎复发史者应适当延长维持治疗时间。若在维持治疗减量时出现肾功能恶化和 (或) 蛋白尿增多，建议将免疫抑制治疗药量增加至之前狼疮肾炎得以控制的剂量。目前对于狼疮肾炎药物治疗的持续时间尚无定论，在几项随机对照试验中，平均治疗时间为 3.5 年。

近期有关非洲裔和西班牙裔的狼疮肾炎患者的研究显示在维持治疗阶段泼尼松联合霉酚酸酯或硫唑嘌呤治疗优于泼尼松联合每 3 个月静脉用环磷酰胺。在随访 6 年以后，霉酚酸酯或硫唑嘌呤组比环磷酰胺组死亡率少，肾衰竭发生率低，肾脏复发率低。

③在Ⅲ / Ⅳ型 LN 治疗过程中应定期监测尿蛋白、血肌酐、尿沉渣、补体、抗 dsDNA 抗体滴度。有效的治疗应使尿蛋白逐渐减少及血肌酐水平逐渐下降，尿沉渣细胞管型减少，但血尿通常会持续数月。抗 dsDNA 及补体水平亦会随着病情好转而恢复正常，但 C3、C4、抗 dsDNA 抗体滴度与狼疮肾炎肾脏活动度相关性较差。

④Ⅲ / Ⅳ型 LN 治疗效果：多个人群的研究显示Ⅲ / Ⅳ型 LN 在治疗 6 ～ 12 个月时缓解率为 20% ～ 85%，其中完全缓解率在 8% ～ 30%。但在中国人群中治疗效果较好，缓解率可达 90%，其中完全缓解率可达 60% ～ 80%。研究表明治疗初始时的血肌酐水平、复发时血肌酐的增长程度、尿蛋白水平、治疗开始时间是能否获得治疗缓解的最重要的预测指标。但即使患者仅能获得部分缓解，仍能明显改善患者的肾脏预后及生存时间，因此仍应积极治疗。

(4) Ⅴ型 LN：单纯Ⅴ型 LN 以蛋白尿为主要表现，伴或不伴有血尿，狼疮活动的血清学指标不明显，其中 50% ～ 70% 的患者可出现大量蛋白尿、水肿、低蛋白血症、高脂血症以及高凝血状态。单纯Ⅴ型LN的自然病程相对良性，10年的肾脏生存率为75%～90%，但仍有进展为慢性肾脏病以及终末期肾脏病的可能性，特别是在大量蛋白尿的患者当中。Ⅴ型LN患者肾病综合征水平的蛋白尿一般难以自然缓解，有研究表明基线大量蛋白尿是Ⅴ型LN发生终末期肾脏病的独立危险因素。持续的肾病综合征患者其血管并发症发生率高。血管并发症与狼疮患者的高死亡率和高病死率相关。在Ⅴ型LN中，应用ACEI、ARB以及控制血压等非免疫抑制治疗可使尿蛋白降低30%～50%。目前对于单纯Ⅴ型LN的免疫抑制治疗方案争议较大，尚无最佳治疗方案，不同研究者都发现单独使用激素疗效欠佳。因此，对于蛋白尿属非肾病综合征范围且肾功能稳定的单纯Ⅴ型LN患者，推荐使用羟氯喹、ACEI、ARB及控制肾外狼疮活动的治疗措施；对于持续存在肾病综合征范围蛋白尿的单纯Ⅴ型LN患者。建议除上述措施之外，加用适量糖皮质激素及以下任意一种免疫抑制药治疗，即霉酚酸酯、硫唑嘌呤、环磷酰胺或钙调神经磷酸酶抑制药；对于经肾穿刺活检确定为Ⅴ+Ⅲ及Ⅴ+Ⅳ型的LN患者，推荐治疗方案分别同Ⅱ型和Ⅳ型LN患者。

(5) LN复发：狼疮肾炎是一种极易复发的疾病，一些随机对照研究表明经治疗后获得完全缓解的狼疮肾炎患者40%在缓解后41个月内出现肾脏复发，而治疗后仅仅得到部分缓解的患者中63%于缓解后11.5个月内复发，是否获得完全缓解是复发的最强危险因素，相对危险度达6.2。

目前对于狼疮肾炎的复发尚无明确的界定，很多学者应用以下标准。

肾脏慢性化的过程由多次的急性病变累积而成，慢性化的程度和健存的肾单位的比例，决定肾衰竭发生的危险。狼疮肾炎治疗的最终目标是防止狼疮肾炎的复发，保护肾功能，尽可能减少并发症。对于LN复发患者，建议使用原初始治疗方案进行治疗。若重复使用原初始治疗方案将导致环磷酰胺使用量接近或超过36g者，宜使用不含环磷酰胺的初始治疗方案。若怀疑患者的肾脏病理分型发生了变化或不能确定肾脏病变的程度，可考虑重复肾活检。

(6) 难治性LN：约50%的狼疮肾炎患者在治疗12个月后可达完全缓解或部分缓解，5%～25%的患者24个月时达完全缓解或部分缓解。对于经一个疗程的初始方案治疗后血肌酐和(或)尿蛋白水平仍继续升高者，可考虑重复肾活检，以明确病因为活动性病变还是瘢痕等慢性病变，若为活动性LN，更换其他初始治疗方案重新治疗。对于常规环磷酰胺方案及其他方案均无效的患者，可考虑利妥昔单抗、钙调神经磷酸酶抑制药或静脉注射丙种球蛋白。

(三)肾外狼疮活动的治疗

1. 轻型

患者有狼疮活动，但无明显其他内脏损害，仅表现光过敏、皮疹、关节炎或轻度浆膜炎者。治疗药物包括。

(1) 非甾体类抗生素：可用于控制关节肿痛。服用时应注意消化性溃疡、出血，肾、肝功能等方面的不良反应。

(2) 抗疟药：可控制皮疹和减轻光敏感，常用氯喹 0.25g，1/d，或经氯喹 0.2 ～ 0.4g/d。主要不良反应是眼底病变，用药超过 6 个月者，可停药一个月，有视力明显下降者，应检查眼底，明确原因。另外有心脏病史者，特别是心动过缓或有传导阻滞者禁用抗疟药。

(3) 沙利度胺：对抗疟药不敏感的顽固性皮损可选择，常用量为 50 ～ 100mg/d，1 年内有生育意向的患者忌用。

(4) 短期局部应用激素治疗皮疹，但面部应尽量避免使用强效激素类外用药，一旦使用，不应超过 1 周。

(5) 小剂量激素 (如泼尼松≤ 10mg/d) 可减轻症状。

(6) 权衡利弊必要时可用硫唑嘌呤、甲氨蝶呤或环磷酰胺等免疫抑制药。

应注意轻型 SLE 可因过敏、感染、妊娠生育、环境变化等因素而加重，甚至进入狼疮危象。

2. 中度活动型

有明显其他脏器损害者，个体化糖皮质激素治疗是必要的，通常泼尼松剂量 5 ～ 1mg/(kg·d)。需要联用其他免疫抑制药，如：

(1) 以关节炎、肌炎、浆膜炎和皮肤损害为主时可给予甲氨蝶呤 7.5 ～ 15mg/ 周。

(2) 表现为浆膜炎、血液系统损害或皮疹时可给予硫唑嘌呤 1 ～ 5mg/(kg·d)，常用剂量 50 ～ 100mg/d。

3. 重型

累及重要脏器并影响其功能时，治疗主要分两个阶段，即诱导缓解和维持巩固两种治疗方案。诱导缓解在于迅速控制病情，阻止或逆转内脏损害，力求疾病完全缓解 (包括血清学、症状和受损器官的功能恢复)，治疗方案与增生性狼疮肾炎类似，泼尼松 1mg/(kg·d) 联合免疫抑制药 (如环磷酰胺、硫唑嘌呤、霉酚酸酯、甲氨蝶呤等)。达到诱导缓解后，应继续维持巩固治疗。

4. 狼疮危象的治疗

治疗目的在于挽救生命、保护受累脏器、防止后遗症。通常需要大剂量甲泼尼龙冲击治疗，针对受累脏器的对症治疗和支持治疗，以帮助患者度过危险期。后继的治疗可按照重型 SLE 的原则，继续诱导缓解和维持巩固治疗。

5. 常见肾外脏器受累的治疗实例

(1) 神经精神狼疮：必须除外化脓性脑膜炎、结核性脑膜炎、隐球菌性脑膜炎、病毒性脑膜脑炎等中枢神经系统感染。弥漫性神经精神狼疮在控制 SLE 的基础药物上强调对症治疗，包括抗精神病药物 (与精神科医师配合)，癫痫大发作或癫痫持续状态时需积极抗癫痫治疗，注意加强护理。ACL 相关神经精神狼疮，应加用抗凝血、抗血小板聚集药物。有全身血管炎表现的明显活动证据，应用大剂量甲泼尼龙冲击治疗。中枢狼疮包括横贯性脊髓炎在内，可试用地塞米松 10mg 加甲氨蝶呤鞘内注射治疗，每周 1 次，共 2 ～ 3 次。

(2) 重症血小板减少性紫癜：血小板＜ 20×10^9/L，有自发出血倾向，需要积极治疗。常用激素剂量为 1 ～ 2mg/(kg·d)。静脉输注大剂量入静脉用免疫球蛋白 (IVIG) 对重症血小板减少性紫癜有效，可按 0.4g/(kg·d)，静脉滴注，连续 3 ～ 5d 为 1 个疗程。IVIG 一方面对 SLE 本身具有免疫治疗作用，另一方面具有非特异性的抗感染作用，可以对大剂量免疫抑制药所致的免疫力挫伤起到一定的保护作用，能够明显提高各种狼疮危象治疗的成功率。还可静脉滴注长春新碱 (VCR)1 ～ 2mg/ 周，总量一般不超过 6mg。环孢素由于无明显骨髓抑制作用，是常用的联合治疗药物。无骨髓增生低下者，还可试用环磷酰胺、硫唑嘌呤等其他免疫抑制药。内科保守治疗无效，可考虑脾切除。

(3) 弥漫性出血性肺泡炎和急性重症肺间质病变：部分弥漫性出血性肺泡炎的患者起病可无咯血，支气管镜有助于明确诊断。本病极易合并感染，常同时有大量蛋白尿，预后很差。治疗方面迄今无良策。对 SLE 肺脏累及应提高警惕，结合 SLE 病情系统评估、影像学、血气分析、纤支镜等手段，以早期发现、及时诊断。治疗方面包括氧疗、必要时机械通气、控制感染和支持治疗。可试用大剂量甲泼尼龙冲击治疗、静脉输注免疫球蛋白、血浆置换等。

(4) 肺动脉高压：发生率为 5% ～ 14%，是 SLE 严重的并发症。应根据心脏彩色多普勒超声和 (或) 右心导管肺动脉测压，并结合心功能分级 (参照纽约心脏协会的心功能评定标准) 和 6min 步行距离进行评估。肺动脉高压的定义为平均肺动脉压静息状态＞ 25mmHg 或运动状态＞ 30mmHg。重度肺动脉高压压力＞ 70mmHg。如合并有明确的其他引起肺动脉高压疾病，应给予相应处理 (改善左心功能、瓣膜手术、氧疗、抗凝血、抗感染)。对 SLE 引起的肺动脉高压，除前述的激素、环磷酰胺等基础治疗外，还可选择使用钙通道阻滞药、前列环素类似物、内皮素受体阻滞药、5- 磷酸二酯酶抑制药治疗。

(5) 严重的肠系膜血管炎：常需 2mg/(kg·d) 以上的激素剂量方能控制病情。应注意水、电解质酸碱平衡，加强肠外营养支持，防止合并感染，避免不必要的手术、探查。一旦并发肠坏死、穿孔、中毒性肠麻痹，应及时手术治疗。

(四) 其他治疗方法

既往的研究显示，血浆置换对于接受激素和口服环磷酰胺治疗弥漫增生性狼疮肾炎的患者没有额外的益处。然而对于其他严重的并发症，如狼疮脑或血栓性微血管病，可考虑应用。有一些报道认为使用特殊的免疫吸附 (如蛋白 A 柱) 有一定疗效。

(五) 妊娠生育

狼疮肾炎活动或未达到完全缓解的患者妊娠后发生流产 (或死胎) 风险明显增加，有研究报道狼疮肾炎完全缓解的患者流产 (或死胎) 的发生率为 8% ～ 13%，而活动性狼疮肾炎患者流产 (或死胎) 的发生率可达 35%。亦有研究报道狼疮肾炎未达到完全缓解者，或尿蛋白＞ 1g/d，或存在肾功能损伤时，妊娠期间狼疮肾炎复发的风险增加，因此狼疮肾炎未达到完全缓解者要避免妊娠。妊娠期不能使用环磷酰胺、霉酚酸酯、ACEI 和

ARB，使用霉酚酸酯治疗者妊娠前要改用硫唑嘌呤治疗，可继续使用羟氯喹，另外有研究表明低剂量阿司匹林（50～100mg/d）可以减少狼疮患者流产（或死胎）风险。如果妊娠时正在使用激素或硫唑嘌呤，妊娠期间或至少妊娠前3个月药物不要减量。国内学者一般认为SLE患者在无重要脏器损害、病情稳定1年或1年以上，细胞毒免疫抑制药（环磷酰胺、甲氨蝶呤等）停药半年，激素仅需小剂量时方可怀孕，多数能安全地妊娠和生育。妊娠期出现狼疮肾炎复发时，可用糖皮质激素治疗，每日泼尼松＜30mg对胎儿影响不大，并根据病情严重程度决定是否加用硫唑嘌呤。泼尼松龙经过胎盘时被灭活，但是地塞米松和倍他米松可以通过胎盘屏障，影响胎儿，故不宜选用，但在妊娠后期促胎肺成熟时可选用地塞米松。

九、预后

过去几十年来重型狼疮肾炎患者的预后已显著改善。20世纪60年代报道的5年生存率只有70%，而近年报道的10年生存率超过90%。虽然狼疮脑或狼疮肺死亡率仍然很高，但是很少有患者死于狼疮活动。20世纪80年代以来，免疫抑制药有了长足的发展，早期诊断和适宜的治疗对获得良好的长期预后十分重要。

第二节　原发性小血管炎肾损害

原发性血管炎是一组病因不清，以血管壁的炎症和纤维素样坏死为共同病理变化，以多器官系统受累为主要临床表现的一组疾病。按受累血管大小，原发性血管炎分为大血管炎、中血管炎和小血管炎。大血管炎主要包括Takayasu动脉炎和巨细胞动脉炎，中血管炎主要包括结节性多动脉炎，小血管炎主要包括肉芽肿性多血管炎（GPA，原韦格纳肉芽肿）、显微镜下多血管炎（MPA）和嗜酸性肉芽肿性多血管炎（EGPA，原Churg-Strauss综合征），三种小血管炎均与抗中性粒细胞胞质抗体（ANCA）紧密相关，因此又称ANCA相关性血管炎（AAV）。大、中动脉炎肾损害主要表现为肾脏缺血，本节主要介绍原发性小血管炎肾损害。

一、流行病学

一项基于英格兰Norfolk人群的流行病学调查显示GPA的患病率为8.5/百万人口，MPA的患病率为3.6/百万人口，FGPA的发病率为2.5/百万人口。美国两项关于GPA的队列研究显示白种人在GPA中的比例超过90%，而非裔美国人、西班牙裔和亚洲人占1%～4%。目前我国尚缺乏原发性小血管炎的流行病学资料。

二、病因及发病机制

目前，原发性小血管炎的确切病因及发病机制还不明确。感染、免疫机制、环境因素、遗传等因素在 AAV 发病过程中可能发挥作用。

（一）感染

GPA 患者虽任何器官均有受累，但起病初是呼吸道受累，最多见的是鼻窦炎和鼻炎，继而出现中性粒细胞性肺泡炎、肾小球肾炎，提示了可能的疾病发展过程。鼻炎和鼻窦炎继发感染多为金黄色葡萄球菌，金黄色葡萄球菌不仅造成局部感染，还可能通过细胞免疫机制诱导 GPA 的发生与发展。应用复方新诺明治疗早期 GPA 有效，并可使 GPA 复发率降低 60%，间接证明感染可能参与 AAV 的发病过程。

近年研究表明具有 FimH 的革兰阴性菌感染可能与 AAV 发病相关。FimH 相关细菌感染后，通过分子模拟机制，宿主体内产生针对溶酶体膜蛋白 2(LAMP2) 的自身抗体，LAMP2-ANCA 导致 AAV 的发生。

（二）免疫机制

1982 年 Davies 在 8 例免疫病理改变不明显的节段性坏死性肾小球肾炎患者血清中检测到 ANCA，从此开始了此类疾病自身免疫发病机制的研究。ANCA 是一种以中性粒细胞胞质颗粒和单核细胞溶酶体成分为特异抗原的自身抗体，应用间接免疫荧光技术观察酒精固定的中性粒细胞可发现 ANCA 有两种分布形式：抗体在胞质呈均匀分布，即胞质型 (c-ANCA)，其靶抗原为蛋白酶 -3(PR3)；另一种呈环核分布，即核周型 (p-ANCA)，靶抗原为髓过氧化物酶 (MPO)。除 PR3 和 MPO 外，ANCA 还对应其他类型的抗原。90% 以上活动期 GPA 患者 c-ANCA 阳性，病情静止时约 40% 患者阳性。80% 的 MPA 患者 ANCA 阳性，主要以 P-ANCA 为主。70% 的 EGPA 患者可有 ANCA 阳性，主要为 p-ANCA。

ANCA 在小血管炎发病中的作用目前尚不明确，可能的机制为：

(1) ANCA 激活中性粒细胞而引起血管壁炎症损害。

(2) ANCA 抑制 PR3 和（或）MPO 与其生理性抑制药结合，从而使 PR3、MPO 持续活化，导致组织损伤。

(3) ANCA 的一些靶抗原是单核细胞的组成成分，因此单核细胞也是 ANCA 的靶细胞。ANCA 可刺激单核细胞分泌单核细胞趋化蛋白 -1、1L-8，促进局部中性粒细胞和单核细胞募集，参与肉芽肿形成。但也有人认为 ANCA 在血管炎中并不起致病作用，它可能只是对受损血管处被激活的中性粒细胞所释放的隐匿抗原的继发性反应，而原发性致病可能为病毒感染或免疫复合物病，其免疫复合物很快被从血管壁清除，所以在肾活检时不被发现。

除 ANCA 外，补体系统的旁路激活、效应 T 细胞功能异常以及调节性 B 细胞功能缺陷在 AAV 发病过程中亦起着重要作用。GPA 患者 CD_4^+T 细胞产生 IFN-γ 的能力比正常人高 10 ～ 20 倍，TNF-α 也明显增高，呈现 Th1 优势。有研究表明，感染和（或）自体抗原引起巨噬细胞 IL-12 的过度反应，导致 Th1 细胞因子 (1FN-γ、TNF-α) 过度产生，引起肉芽肿性血管炎病变。调节性 B 细胞能够抑制 Th1 细胞亚群的分化，GPA 患者体内 Th1

优势分化可能与调节性 B 细胞功能异常有关。MPA 患者体内主要表现为 Th2 优势，产生的 IL-4 远高于 IFN-γ，这种免疫异常与非肉芽肿性炎症有关。

（三）环境因素

目前认为硅颗粒可能参与 MPA 的发病。一项欧洲的多中心流行病学调查发现，部分 MPO-ANCA 阳性的 MPA 患者，与接触硅颗粒（石英、花岗岩、砂岩、谷类粉尘等）有关。另一项调查发现接触上述硅颗粒者 MPOANCA 的阳性率显著高于健康对照组。日本本州大地震后 MPO-ANCA 阳性血管炎发生率增加也提示硅尘可能与 MPA 的发生相关。

（四）遗传因素

遗传因素与原发性小血管炎易感性的关系亦是近年的研究热点，但是目前尚缺乏具有说服力的一致性的结论。

三、病理

原发性小血管炎肾损害的特征性病理改变为坏死性肾小球肾炎。肾组织学改变主要为受累小动脉、微动脉、微静脉以及肾小球毛细血管炎症，肾小球毛细血管袢的纤维素样坏死以及毛细血管外增生。坏死及增生的程度从局灶、节段性至弥漫性不等，从而产生以坏死性肾小球肾炎伴新月体形成为主要特征的病理损害，肾小球周围炎症细胞浸润，甚至肉芽肿形成。近年，肾小管病变及间质单核细胞浸润及纤维化也受到重视。晚期则表现为肾小球硬化、间质纤维化及肾小管萎缩。免疫荧光通常无或仅有很少量的免疫复合物沉积。电镜下也观察不到电子致密物的沉积。

四、临床表现

原发性小血管炎的临床表现复杂多样，表现为多器官多系统受累。起病形式多样，可呈快速进展型起病，也可隐匿起病。该病男性发病略多于女性，各年龄段均可能发病，40 ～ 60 岁是本病的高发年龄段。

（一）肾外表现

全身症状包括发热、疲乏、食欲减退、抑郁、体重下降、关节痛等，其中发热最常见。不同 AAV 亚型临床表现各具特色。

1. 肉芽肿性多血管炎 (GPA)：典型的 GPA 表现为三联征：上呼吸道、肺和肾病变。临床上分为 2 型：

(1) 局限型或初发型，有呼吸道病变但无肾脏受累，80% 以后会累及肾脏。

(2) 暴发型，活动性或广泛性 GPA。

大部分患者以上呼吸道病变为首发症状，表现为鼻炎、鼻窦炎或口腔炎症。通常表现是持续性流脓涕或血性鼻涕，而且不断加重，可导致上呼吸道的阻塞和疼痛。伴有鼻黏膜肿胀、溃疡和结痂，鼻出血，严重者鼻中隔穿孔，鼻骨破坏，出现鞍鼻。口腔炎症表现为口腔溃疡、增殖性牙龈炎、颌下腺炎、腮腺的疼痛性肿大、咽扁桃体肿大和溃疡、咽后壁肿胀和溃疡等。咽鼓管阻塞可引发中耳炎，导致听力丧失，而后者常是患者的第一主诉。部分患者可因声门下狭窄出现声音嘶哑及呼吸喘鸣。

肺部受累是 GPA 的基本特征之一，约 50% 的患者在起病时即有肺部表现，80% 以上的患者将在整个病程中出现肺部病变。胸闷、气短、咳嗽、咯血以及胸膜炎是最常见的症状。大量肺泡性出血较少见，但一旦出现，则可发生呼吸困难和呼吸衰竭。有占 1/3 的患者肺部影像学检查有肺内阴影，可缺乏临床症状。查体可有叩浊、呼吸声减低以及湿啰音等体征。因为支气管内膜受累以及瘢痕形成，55% 以上的患者在肺功能检测时可出现阻塞性通气功能障碍，另有 30% ～ 40% 的患者可出现限制性通气功能障碍以及弥散功能障碍。

除上呼吸道、下呼吸道受累外，眼睛也是 GPA 的常见受累器官。GPA 可累及眼的任何组织结构，表现为眼球突出、视神经及眼肌损伤、结膜炎、角膜溃疡、表层巩膜炎、虹膜炎、视网膜血管炎、视力障碍等。最常见的皮肤表现为紫癜，此外还可出现多形红斑、斑疹、瘀点 (斑)、丘疹、皮下结节、坏死性溃疡、浅表皮肤糜烂等。占 1/3 的患者在病程中出现神经系统病变。以外周神经病变最常见，多发性单神经炎是主要的病变类型，临床表现为对称性的末梢神经病变。肌电图以及神经传导检查有助于外周神经病变的诊断。

2. 显微镜下多血管炎 (MPA)

典型病例多具有皮肤－肺－肾的临床表现。

(1) 皮肤表现为：可出现各种皮疹，以紫癜及可触及的充血性斑丘疹多见。还可有网状青斑、皮肤溃疡、皮肤坏死、坏疽以及肢端缺血、坏死性结节、荨麻疹，血管炎相关的荨麻疹常持续 24h 以上。

(2) 肺部损害：有 50% 的患者有肺部损害，发生肺泡壁毛细血管炎，12% ～ 29% 的患者伴有弥漫性肺泡出血。由于弥漫性的肺间质改变和炎症细胞的肺部浸润，占 1/3 的患者出现咳嗽、咯血、贫血，大量的肺出血导致呼吸困难，甚至死亡。部分患者可在弥漫性肺泡出血的基础上出现肺间质纤维化。查体可见呼吸窘迫，肺部可闻及啰音。

20% ～ 30% 的 MPA 患者出现神经系统损害，主要为多发性单神经炎，表现为四肢麻木、刺痛感，长期失用后可出现肌萎缩。10% 左右的患者可出现中枢神经系统受累，表现为癫痫发作。

3. 嗜酸性肉芽肿性多血管炎 (EGPA)

呼吸道过敏性症状是 EGPA 的特征性表现，可表现为哮喘、支气管炎、过敏性鼻炎、鼻息肉。除此之外，可出现多系统损害，如皮肤血管炎、神经系统损害、心脏损害、消化系统损害等，组织及血管壁可见大量嗜酸性粒细胞浸润，血管周围肉芽肿形成。

(二) 肾脏表现

1. 血尿

几乎每例肾脏患者都有血尿，轻重不等，80% 患者有镜下血尿，20% 有肉眼血尿，表现为无痛性、全程性。

2. 蛋白尿

几乎所有患者都有不同程度的蛋白尿，蛋白尿一般未达到肾病综合征范围，但亦有患者可达 20g/d。

3. 管型尿

可类似急性肾小球肾炎改变，出现红细胞管型、其他细胞管型、透明管型及颗粒管型。

4. 肾功能不全

常表现为不同程度的肾功能不全（重者需透析治疗），部分患者进展迅速，表现为急进性肾小球肾炎，迅速进展至终末期肾衰竭。

5. 高血压

伴有高血压程度不一，一般为轻度或中度，少数较严重，可发展为高血压危险现象。患者肾小球滤过率下降，导致水钠潴留，血容量增加或血管痉挛，引起高血压的发生；或因缺血引起肾素 - 血管紧张素系统激活，导致血压升高。

6. 水肿

常在清晨起床时眼睑水肿，下肢及阴囊部水肿也常较显著，严重时可有浆膜腔积液，少数患者可出现充血性心力衰竭。

7. 少尿或无尿

肾小球毛细血管病变以及血管外的压迫，使肾血流量减少，发生滤过障碍，加之肾小管功能相对正常，以致液体重吸收相对增多，导致少尿或无尿。

五、辅助检查

（一）实验室常规检查

(1) 血常规示白细胞、血小板升高，正细胞正色素性贫血；GPA 患者可有轻度嗜酸性粒细胞增多，EGPA 患者嗜酸性粒细胞明显增多。

(2) 血沉增快，C 反应蛋白升高，常被视为疾病活动性指标。

(3) 血清免疫球蛋白 (IgG、IgM、IgA) 升高，补体正常或降低，类风湿因子、抗核抗体可有阳性。

(4) 尿常规检查示镜下血尿 (RBC ＞ 5/HP) 或出现红细胞管型，不同程度的蛋白尿。

(5) 肾功能检查示多数患者血肌酐、尿素氮升高。

（二）ANCA 测定

ANCA 在荧光显微镜检查时分为胞质型 (c-ANCA) 和核周型 (p-ANCA)，c-ANCA 靶抗原为 PR3，p-ANCA 靶抗原为 MPO。80% ～ 90% 的 GPA 患者 c-ANCA 阳性，70% 的 MPA 患者 ANCA 阳性，其中 60% 为 p-ANCA，另有 40% 为 c-ANCA。50% 的 EGPA 患者 ANCA 阳性，主要为 p-ANCA。采用 ANCA 诊断原发性小血管炎时需注意以下几点：

(1) 只有与 AAV 的临床征象相结合，ANCA 才具有诊断价值。

(2) 需要 ELISA 法进一步验证 ANCA 免疫荧光检测的可靠性。

(3) 组织病理学检查仍然是诊断原发性小血管炎的金标准。

(4) ANCA 阴性并不能排除原发性小血管炎的存在，因为 10% ～ 50% 的原发性小血管炎患者 ANCA 阴性。

(5) ANCA 的检测结果与原发性小血管炎的病情活动、缓解或复发无必然联系。活动期 ANCA 阳性的患者，当 ANCA 持续阴性时，提示疾病处于缓解期，但并不能排除复发的可能；当处于疾病缓解期且 ANCA 阴性患者，再次出现 ANCA 阳性时，提示患者复发的危险增高，但并不能确诊为疾病复发。

(6) ANCA 的检测结果不能决定治疗方案的选择，合理的治疗方案必须结合临床病程、体检及其他血清学指标考虑。

（三）影像学检查

GPA 患者胸部 X 线检查可发现肺部浸润性病灶和结节状阴影，伴有局部肺不张。结节状阴影通常为多发和双侧的，可有空洞形成，结节可在几毫米至几厘米大小。MPA 患者胸部 X 线及 CT 检查早期可发现无特征性肺部浸润影或小泡状浸润影，双侧不规则的结节状片状阴影，肺空洞少见，可见继发于肺泡毛细血管炎和肺出血的弥漫性肺实质浸润影；中晚期可出现肺间质纤维化。当出现弥漫的毛玻璃样改变，肺透亮度下降，提示肺泡出血的可能。EGPA 胸片无特征性，多变性肺部阴影是其特点；多数患者呈现肺内浸润性病变，可呈结节状或斑片状阴影，边缘不整齐，弥漫性分布，很少形成空洞，阴影可迅速消失；部分患者伴有胸腔积液。

（四）组织病理学检查

1. GPA 的病理改变特征

GPA 的病理改变特征有显示三种病变：坏死、肉芽肿和血管炎。病变中呈现坏死的特征性表现为：坏死带在病变组织中分布不均，光镜低倍镜下呈地图样，边缘呈波状或锯齿状，坏死常呈嗜碱性，并有细碎的颗粒。嗜碱性坏死周围环绕栅栏状细胞，呈现肉芽肿性炎性改变；血管炎主要累及小动静脉，毛细血管，表现为纤维素样坏死，有巨细胞性肉芽肿样改变。肾组织呈现节段性坏死性肾小球背炎，可有新月体形成，没有或少有免疫球蛋白、补体的沉积。

2. MPA 的血管病变表现

MPA 的血管病变表现为节段性血管坏死，中性粒细胞及单核细胞浸润，可伴有由细胞破碎和纤维素样坏死，无肉芽肿形成。肾脏、肺可出现前述典型的病理改变；皮肤紫癜。病理改变为白细胞破碎性血管炎，中性粒细胞浸润明显，伴有不同程度的嗜酸性粒细胞、单核细胞、巨噬细胞浸润；动脉受累呈动脉炎样改变，有纤维素样坏死，中性粒细胞、单核细胞浸润等。

3. EGPA 特征性病理改变

主要累及小动静脉，表现为肉芽肿性坏死性血管炎，同时伴有大量嗜酸性粒细胞组织浸润，后者是 EGPA 的特征性病理改变。

六、诊断及鉴别诊断

（一）原发性小血管炎肾损害的诊断

临床表现呈全身多系统受累，同时合并血尿、蛋白尿、高血压、肾功能异常等肾损害表现，如 AN-CA 阳性，应高度怀疑原发性小血管炎肾损害的可能。肾组织活检见到节段性坏死性肾小球肾炎伴或不伴新月体形成，免疫病理检查未见或仅见微量免疫复合物沉积者有助于诊断。原发性小血管炎主要包括 GPA、MPA、EGPA 三种亚型，以下为各亚型的分类标准或诊断依据。

1. GPA 的诊断标准

目前，GPA 的诊断采用 1990 年美国风湿病学会 (ACR) 分类标准，诊断的敏感性和特异性分别为 88.2% 和 92.0%。除此之外，也有采用 ELK 分类系统下典型的脏器受累表现，加之典型的组织病理学特征改变或 c-ANCA 阳性来诊断 GPA。

2. MPA 的诊断标准

尚无统一分类标准，诊断应综合分析临床表现、实验室检查及组织病理学检查。主要依据如下。

(1) 中老年男性常多见，多数起病急，进展快。

(2) 有上呼吸道感染或药物过敏样前驱症状，如发热、乏力、皮疹、关节痛、体重下降等非特异性表现。

(3) 多系统损害：肾损害类似急进性肾小球肾炎，表现为血尿、蛋白尿、管型尿、高血压等，肾功能进行性下降。肺部受累：主要表现为肺泡毛细血管炎和肺泡出血，常见症状为咳嗽、气短、咯血、贫血，大量肺出血可致呼吸困难，甚至死亡，病程长者可出现肺间质纤维化。皮肤损害多表现为紫癜，也可出现网状青斑、溃疡、坏死等，病理特点为白细胞破碎性血管炎。其他系统损害还包括神经系统、消化系统、心血管系统、眼、关节、肌肉等。

(4) ANCA 阳性 (70% 左右），其中绝大多数 (60%) 为 MPO-ANCA(p-ANCA)，少数为 PR3-ANCA(c-ANCA)；HBsAg 阴性。

(5) 组织病理学检查：皮肤、肺、肾组织活检有助于诊断：肺泡毛细血管炎、寡免疫沉积型坏死性新月体型肾小球肾炎和皮肤白细胞破碎性血管炎对诊断的确立有重要价值。

3. EGPA 的诊断标准

目前多采用 1990 年美国风湿病学会 (ACR) 制定的分类标准，诊断的敏感性为 85%，特异性为 99.7%。

（二）原发性小血管炎肾损害的鉴别诊断

1. 原发性小血管炎肾损害不同亚型之间的鉴别

GPA、MPA、EGPA 均为累及小血管（小动脉、静脉及毛细血管）的系统性血管炎，多器官受累，与 ANCA 紧密相关。GPA 以 c-ANCA 为主，MPA、EGPA 以 p-ANCA 为主。组织病理学检查示坏死性血管炎，GPA、EGPA 有肉芽肿形成，可以与 MPA 相鉴别，EGPA 可见明显的嗜酸性粒细胞组织浸润，并伴有高嗜酸粒细胞血症，可以与 GPA 鉴别。但是即使是 GPA、EGPA 患者，也不一定在组织标本中发现肉芽肿，此时 AAV 亚型之间较难鉴别，但上呼吸道受累及 c-ANCA 阳性有助于 GPA 的诊断，而呼吸道过敏性疾病如哮喘、过敏性鼻炎、鼻息肉有助于 EGPA 的诊断。

肾局限型血管炎：除肾脏外无其他脏器受累的证据，通常与 p-ANCA 相关，病理特征为寡免疫肾小球肾炎。缺乏肾外表现、p-ANCA 阳性、寡免疫沉积型肾小球肾炎有助于本病诊断。

2. 与其他类型血管炎肾损害的鉴别

(1) 结节性多动脉炎肾损害结节性多动脉炎 (PAN) 是一种以中、小动脉坏死性炎症为特征的全身性疾病，ANCA 常为阴性；而原发性小血管炎主要累及小动脉、微静脉、毛细血管，与 ANCA 密切相关。与原发性小血管炎肾损害不同的是，PAN 的肾损害是由于肾血管炎引发的血管性肾病（肾微动脉瘤、肾梗死、肾血管性高血压），无肾小球受累，原发性小血管炎肾损害主要表现为寡免疫坏死性肾小球肾炎；PAN 不累及肺，这也是与原发性小血管炎鉴别的要点，出现肺损伤（肺结节、空洞、浸润或肺泡出血）并伴有全身血管炎表现时，有助于原发性小血管炎的诊断。

(2) 药物诱导 ANCA 相关性血管炎肾损害：部分药物可诱导 ANCA 阳性，并出现类似 AAV 肾损害的临床表现，此时详细的病史询问是与原发性小血管炎肾损害相鉴别的关键。目前已知的可诱导 ANCA 阳性的药物为丙硫氧嘧啶、肼屈嗪、普鲁卡因胺、青霉胺等。药物诱导的 ANCA 与原发性小血管炎中的 ANCA 具有不同的产生机制，后者一般仅识别一种靶抗原，PR3 或 MPO，而前者可识别多种靶抗原，如 MPO、PR3、人白细胞弹力蛋白酶、乳铁蛋白、抗杀菌通透性 / 增高蛋白等。停用药物后临床症状缓解，抗体滴度下降有助于药物诱导 ANCA 相关性血管炎与原发性 AAV 的鉴别。

(3) 肺出血 - 肾炎综合征：此病与原发性小血管炎均可出现肺出血及肾脏病变，但本病无其他血管炎及多系统受累表现，ANCA 阴性，抗肾小球基底膜抗体阳性，肾组织病理学检查可见有明显的免疫复合物沿基底膜沉积，而原发性小血管炎肾脏病变为寡免疫坏死性肾小球肾炎。

(4) 冷球蛋白血症肾损害：是与冷球蛋白相关的、以皮肤血管炎损害为主的免疫复合物病。患者可出现紫癜、皮肤黏膜溃疡、雷诺现象、血尿、蛋白尿、关节痛等，与丙型肝炎病毒感染有关。因此有丙型肝炎病毒感染的证据、血清中检测到冷球蛋白、肾组织病理学检查见大量免疫复合物沉积（以 IgG、IgM 为主）有助于与原发性小血管炎肾损害相鉴别。

(5) 紫癜性肾炎：以皮肤紫癜及含 IgA 的免疫复合物在组织沉积为特征，可出现皮肤、肾、关节及胃肠道症状，肾组织病理学特征为免疫荧光镜下 IgA 呈颗粒样在系膜区沉积，而原发性小血管炎肾损害的病理学特征为节段性坏死性肾小球肾炎，只有微量或无免疫复合物沉积。

3. 与原发性急进性肾小球肾炎的鉴别

原发性急进性肾小球肾炎起病急骤，肾功能可在数日、数周或数月内急剧恶化，以少尿 (无尿) 型急性肾衰竭现象多见。肾组织病理为弥漫性新月体型肾小球肾炎，分为三型，Ⅰ型：IgG 线性沉积 (抗肾小球基底膜抗体介导)；Ⅱ型：IgG 颗粒样沉积 (免疫复合物介导)；Ⅲ型：少或无 IgG 沉积。原发性小血管炎肾损害的病理特征为局灶性节段性坏死性肾小球肾炎，伴或不伴新月体形成，无或仅有少量免疫复合物沉积，因此，肾组织病理学检查有助于原发性急进性肾小球肾炎Ⅰ型和Ⅱ型与原发性小血管炎鉴别，Ⅲ型急进性肾小球肾炎在病理上与原发性小血管炎肾损害较难鉴别，但伴有明显的肾外表现 (皮肤、肺、关节等)、ANCA 阳性有助于原发性小血管炎肾损害的鉴别。

4. 继发于结缔组织病的肾损害

(1) 狼疮肾炎：系统性红斑狼疮 (SLE) 是由自身免疫介导的多系统受累的弥漫性结缔组织病，可并发血管炎性病变。SLE 以育龄期女性多见；SLE 患者血清中存在多种自身抗体 (抗核抗体、抗双链 DNA 抗体、抗 Sm 抗体等)，ANCA 多为阴性；SLE 肾损害的组织病理学检查可见免疫复合物沉积于上皮下、内皮下、基底膜及系膜区，免疫病理可见多种免疫球蛋白 (IgG、IgM、IgA 等) 和补体 (C3、Clq 等) 阳性，常称为“满堂亮”现象，而原发性小血管炎肾损害表现为节段性局灶性坏死性肾小球肾炎，只有微量或无免疫复合物沉积。

(2) 类风湿关节炎肾损害：类风湿关节炎患者可见多种不同的肾损害，既可以是疾病本身所引起，也可以是由治疗疾病的药物所引起。最常见的病变为膜性肾病、继发性淀粉样变、局灶性系膜增生性肾小球肾炎、类风湿血管炎及镇痛药所引起的肾病。详细的病史询问、仔细的尿检分析以及肾组织活检是明确肾损害类型的重要手段。类风湿血管炎引起的肾损害病理表现为坏死性肾小球肾炎不伴免疫复合物沉积。可以出现 ANCA 阳性，应注意与原发性小血管炎肾损害相鉴别。对称性小关节炎、侵蚀性关节炎、关节畸形、类风湿结节、特异性自身抗体 (抗核周因子、抗角蛋白抗体、抗环状瓜氨酸抗体) 阳性有助于类风湿关节炎肾损害与原发性小血管炎肾损害的鉴别。

(3) 复发性多软骨炎肾损害：复发性多软骨炎是一种较少见的炎性破坏性自身免疫性疾病，8% 的患者出现肾损害，表现为血尿、蛋白尿、管型尿，最终导致肾功能不全。肾组织病理学检查示轻度系膜增生型或局灶性节段性新月体型肾小球肾炎，应注意与原发性小血管炎肾损害相鉴别。复发性多软骨炎以软骨受累为主要表现，可致鼻梁塌陷、听力障碍、气管狭窄，耳郭受累最多见，而无鼻窦受累，此点可与 GPA 相鉴别；实验室检查 ANCA 阴性，活动期抗Ⅱ型胶原抗体阳性有助于本病诊断。

5. 继发于感染性疾病的肾损害

部分感染性疾病。如亚急性感染性心内膜炎、脓毒症、深部真菌感染、分枝杆菌感染、放线菌病、梅毒，均可以出现包括肾损害在内的全身多系统损害，并可出现 AN-CA 阳性，此时应注意与原发性小血管炎肾损害相鉴别。感染伴发的 ANCA 与药物诱导的 ANCA 具有相似之处，即可识别多种靶抗原，如 MPO、PR3、人白细胞弹力蛋白酶、乳铁蛋白、抗杀菌通透性 / 增高蛋白等，而原发性小血管炎中的 ANCA 仅识别一种靶抗原，PR3 或 MPO。另外并发 ANCA 的感染性疾病患者血清内还可出现多种自身抗体，如抗核抗体、抗 β2 糖蛋白 I 抗体，并出现冷球蛋白血症、低补体血症，此点也可与原发性小血管炎肾损害相鉴别。应用有效的抗生素治疗，能够缓解临床表现，ANCA 滴度逐渐下降甚至转阴，有助于感染性疾病的诊断。

七、治疗

治疗方案的选择应根据病情轻重、是否有重要脏器受累以及是否合并威胁生命的并发症而定，应做到因人而异。治疗可分为 3 期。即诱导缓解、维持缓解以及控制复发。2009 年欧洲抗风湿病联盟 (EULAR) 推荐糖皮质激素联合环磷酰胺作为全身型原发性小血管炎的诱导缓解治疗；对于无重要脏器受累、无威胁生命并发症的患者，可应用糖皮质激素联合甲氨蝶呤作为诱导缓解的治疗方案。对于维持缓解阶段，可采用小剂量激素联合硫唑嘌呤，或联合甲氨蝶呤，或联合来氟米特治疗，一般维持治疗至少 1.5 ～ 2 年。

(一) 药物治疗

1. 糖皮质激素

泼尼松 1mg/(kg·d)，早晨顿服或分次服用，一般服用 4 ～ 8 周或以后逐渐减量，病情缓解后以维持一定量治疗，维持量有个体差异，建议小剂量泼尼松 (≤ 10mg/d) 维持 2 年或更长。对于重症患者和肾功能进行性恶化的患者，可采用甲泼尼龙冲击治疗，每次 0.5 ～ 1.0g 静脉滴注，每日或隔日 1 次，3 次为 1 个疗程，1 周后视病情需要可重复。激素治疗期间注意防止不良反应。不宜单用泼尼松治疗，因缓解率下降，复发率升高。

2. 环鳞酰胺

可采用口服，剂量 2mg/(kg·d)(最大量≤ 200mg/d)，持续 12 周。亦可采用环磷酰胺静脉冲击疗法，剂量 0.5 ～ 1g/m^2 体表面积，每月 1 次，连续 6 个月，严重者用药间隔可缩短为 2 ～ 3 周，以后每 3 个月 1 次，至病情稳定 1 ～ 2 年 (或更长时间) 可停药观察。口服不良反应高于冲击治疗。用药期间需监测血常规和肝功能、肾功能。

3. 硫唑嘌呤

由于环磷酰胺长期使用不良反应多，诱导治疗一旦达到缓解 (通常 4 ～ 6 个月) 后可以改用硫唑嘌呤，2mg/(kg·d) 口服，维持至少 1 年。应注意不良反应，尤其是骨髓抑制。

4. 甲氨蝶呤

甲氨蝶呤 (20 ～ 25mg/ 周，口服或静脉) 可替代环磷酰胺用于无重要脏器受累及威胁生命的并发症且肾功能正常的患者。开始 15mg/ 周，1 ～ 2 个月或以后增加至 20 ～ 25mg/ 周，4 周以后可逐渐减量，但是在最初 3 个月内不应低于 15mg/ 周，应检测骨髓抑制、肝功异常等不良反应的发生。

5. 来氟米特

有报道，来氟米特 (20 ～ 30mg/d) 口服用于原发性小血管炎的维持缓解治疗疗效优于甲氨蝶呤，但不良反应多于甲氨蝶呤，用药过程中应监测肝功异常等不良反应的发生。

6. 霉酚酸酯

初始用量 1.5g/d，分 2 次口服，维持 3 个月，维持剂量 1.0g/d，分 2 次口服，维持 6 ～ 9 个月。

7. 丙种球蛋白

静脉注射丙种球蛋白 (IVIG) 可用于对标准治疗疗效差或复发的患者，丙种球蛋白与补体和细胞因子网络相互作用，提供抗独特型抗体作用于 T、B 细胞。大剂量丙种球蛋白还具有广谱抗病毒、细菌及中和循环性抗体的作用。一般与激素及其他免疫抑制药合用，剂量为 300 ～ 400mg/(kg·d)，连用 5 ～ 7 天。

8. 环孢素

作用机制为抑制白细胞介素 -2 的合成，抑制 T 细胞的激活。优点为无骨髓抑制作用，但免疫抑制作用也较弱。常用剂量为 3 ～ 5mg/(kg·d)。

9. 生物制剂

利妥昔单抗是一种能特异性降低 B 细胞数量的单克隆抗体，多个临床试验及病例报道中显示能够诱导难治性或复发性 AAV 的缓解或部分缓解。也有研究报道抗胸腺细胞球蛋白或肿瘤坏死因子 (TNF)-α 抑制药应用于难治性患者或经常规治疗多次复发患者，部分患者取得较好疗效，但最终疗效还需要更多的临床资料证实。

(二) 血浆置换

对于重症原发性小血管炎患者，如伴发快速进展型肾损害，血肌酐进行性升高，或合并肺泡出血，可应用血浆置换治疗与激素、免疫抑制药合用，对于保护肾功能、提高整体存活率可能有效，但缺乏大规模临床研究的证据，现有一项评估血浆置换对 AAV 患者病死率及终末期肾衰竭的影响的多中心临床试验正在进行中。

(三) 透析或肾移植

少数进入终末期肾衰竭者需要依赖维持性透析或进行肾移植，肾移植后仍有很少数患者会复发，复发后仍可用糖皮质激素和免疫抑制药治疗。

八、预后

近年，由于激素和免疫抑制药应用，原发性小血管炎的预后已大为改观。影响预后的因素包括：糖皮质激素的副作用、恶性肿瘤风险增加及进行性器官功能衰竭。血肌酐水平、肺部病变的出现、肾脏病变的严重程度及白细胞计数均对预后有重要的预测作用。肺出血的出现是决定患者生存的最重要因素。肾穿刺发现肾毛细血管袢严重坏死、新月体多且体积大、广泛肾小球及间质纤维化和小管萎缩均为不良预后的征兆。血肌酐水平

升高 (＞ 350μmol/L) 和外周血白细胞水平升高 (＞ 16×10^9/L) 也与预后不良相关。影响预后的关键是及早治疗，尤其是对呈大咯血及急进性肾炎表现者，早期诊断、早期治疗十分重要。

第三节　过敏性紫癜肾炎

一、流行病学

过敏性紫癜好发于儿童。80% ～ 90% 发病年龄段为 7 ～ 13 岁，2 岁以下罕见。随年龄增长，发病率逐渐降低。男女发病比例为 (1.2 ～ 1.8) ： 1。

过敏性紫癜的发病率存在地区差异，且与 IgA 肾病相似。在欧洲尤其法国、意大利、西班牙和英国、芬兰以及亚洲如中国、日本、新加坡等国患病率高，而北美洲和非洲国家患病率较低。黑种人和印第安人罕见本病。

过敏性紫癜肾炎是儿童最常见的继发性肾脏病，在成年人，过敏性紫癜肾炎的比例仅次于狼疮肾炎，在西方，过敏性紫癜肾炎占继发性肾脏疾病的 10% ～ 50%。

二、病因和致病机制

(一) 病因

过敏性紫癜病因尚未明确，许多患者常有近期感染史，但未能证明与链球菌感染的肯定关系，但 2/3 患者发病前有明确的诱因，如感染或变态反应。各种感染如细菌、病毒、衣原体及寄生虫等均可诱发过敏性紫癜。另外，寒冷、药物和食物过敏，昆虫叮咬等，也可诱发本病。

(二) 发病机制

过敏性紫癜的确切发病机制尚不明确，主要与体液免疫异常有关，也涉及细胞免疫异常，同时有多种细胞因子与炎性介质和遗传因素的参与。但已明确它是一种系统性免疫复合物疾病，为 IgA 循环免疫复合物相关的小血管炎及毛细血管损害。免疫复合物沉积于血管壁，导致血管通透性增高，血液成分渗出，引起皮肤、黏膜、内脏器官等多部位病变。在过敏性紫癜肾炎，肾小球系膜区和毛细血管袢均存在 IgA 为主的免疫复合物沉积。

三、病理改变

肾活检光镜检查与 IgA 肾病类似，表现为系膜增生性肾小球肾炎，并可伴不同程度的新月体形成。既有肾小球系膜细胞增生，又有系膜基质扩张；病变既可为局灶性，也可为弥漫性。严重的病例可见多形核白细胞和单个核细胞在肾小球毛细血管袢浸润。甚至可见袢坏死，多伴节段新月体。病变处毛细血管袢常与包曼囊壁粘连。经单克隆抗体检测证实，浸润的细胞为单核细胞 / 巨噬细胞，以及 CD_4 和 CD_8 阳性 T 细胞。少数病例也可表现为膜增生性肾炎，出现肾小球基底膜双轨形成。肾小管间质病变程度一般与肾小球病变平行。肾小球毛细血管袢内严重增生，若伴有新月体形成时，间质可出现水肿、多灶性单个核细胞浸润、近曲小管上皮细胞出现扁平、空泡变性、刷状缘脱落或灶性坏死，管腔内可见红细胞管型。过敏性紫癜肾炎的肾小管间质病变较原发性 IgA 肾病更为常见。

免疫荧光特征与 IgA 肾病基本相同，以肾小球弥漫颗粒状 IgA 伴有 C3 沉积为特征。IgA 主要沉积于系膜区。也可沿毛细血管袢沉积。绝大多数同时伴有 C3 沉积，但 C1q 和 C4 沉积少见，且强度较弱，说明没有激活补体的经典途径。可伴有 IgG、IgM 沉积，伴 IgG 或 IgM 沉积者，临床表现与病理改变较重。

电镜检查可见系膜细胞和系膜基质增生，免疫复合物样电子致密物沉积，有广泛的系膜区和内皮细胞下不规则电子致密物沉积，偶见上皮细胞下电子致密物沉积。伴新月体形成者，可见基底膜断裂、管腔内中性粒细胞浸润。

国际儿童肾脏病学会 (ISKDC) 制定的分级标准是目前最常用的方法之一，其分级的主要依据是肾小球新月体数量和肾小球内毛细血管袢内增生程度。

四、临床表现

(一) 肾外表现

1. 皮疹

过敏性紫癜的特征性皮疹发生在四肢远端、臀部及下腹部，多成对称性分布，为出血性斑点，稍高于皮肤表面。可有痒感。1 ～ 2 周或以后逐渐减退，常可分批出现，几乎所有患者均有此损害。

2. 关节症状

多发性非游走性关节肿痛，见于占 2/3 的患者，多发生在距小腿关节，少数发生在腕和手指关节。

3. 胃肠道症状

最常见为腹痛，以脐周和下腹部为主，为阵发性绞痛。腹痛可相当严重，有时被误诊为急腹症而予剖腹探查。腹痛可伴恶心、呕吐及血便，儿童有时可并发肠梗阻、肠套叠和肠出血。

4. 其他系统表现

如神经系统、肺部、生殖系统等，主要见于儿童患者。中枢神经系统受累时，可表现为头痛、烦躁不安、意识障碍、癫痫、共济失调等，多数为一过性发作，除脑出血或脑梗死外，一般不留后遗症。亦可导致肺间质病变，肺气体弥散功能下降，但多数无临床症状，极少数并发肺泡出血。

（二）肾脏表现

过敏性紫癜肾损害发生率，各家报道不一，与研究对象、肾损害判断标准、观察时间长短不同有关。国外报道儿童过敏性紫癜肾损害发病率 20% ～ 58%，成年人肾损害发病率高于儿童，为 49% ～ 78%。国内报道过敏性紫癜儿童 35.8% ～ 55.5% 有肾损害的临床表现。如果行肾穿刺病理检查，肾脏受累比例可能更高。因为在尿检正常的过敏性紫癜患者，肾活检可发现Ⅱ级，甚至Ⅲ级的病理改变。皮疹持续发生一个月以上或反复发作、年长儿童、伴有胃肠道出血或关节炎及血浆Ⅶ因子活性降低者，均易累及肾脏，对这部分患者应加强肾脏损害的监测。

绝大多数肾损害在皮疹出现后 4 周内发生，3.4% ～ 20% 可在皮疹 3 个月至 3 年后才出现肾损害。极少数以肾脏损害为首发，数月甚至数年后才表现出典型的皮肤紫癜，而常被误诊为 IgA 肾病。

过敏性紫癜肾炎可表现为多种临床综合征，包括孤立性血尿或蛋白尿、血尿伴蛋白尿、肾病综合征、孤立或反复肉眼血尿、急性肾炎综合征和急进性肾炎综合征等。几乎所有儿童患者病初均有镜下血尿，绝大部分伴蛋白尿，少部分表现为孤立性蛋白尿。30% ～ 50% 儿童和成年人过敏性紫癜肾炎，以急性肾炎综合征起病，临床表现为水肿、血尿，可伴高血压和血清肌酐升高。肉眼血尿发生率约 20%，肾病性蛋白尿占 20% ～ 45%，多数伴有急性肾炎综合征。肾功能不全及高血压发生率低。少部分患者可表现为一过性蛋白尿或血尿，如果不及早检测尿液，容易漏诊。

成年人过敏性紫癜肾炎临床表现较儿童患者重，高血压、肉眼血尿和肾功能不全的比例高于儿童。与 IgA 肾病类似，极少数过敏性紫癜肾炎可因肉眼血尿，形成红细胞管型，堵塞肾小管，而导致急性肾衰竭。

为了便于临床判断病情选择治疗方案，南京军区南京总医院解放军肾脏病研究所综合肾损害临床和病理改变的严重程度，将过敏性紫癜肾炎分为轻型、中型和重型三种类型。

（三）临床－病理联系

肾损害的临床表现与肾脏病理分级有关。临床仅有少量蛋白尿者一般为Ⅰ、Ⅱ级，无新月体形成。蛋白尿越多，病变相对越重，尤其是儿童患者，非肾病性大量蛋白尿常常有新月体形成，肉眼血尿患者约 22% 有新月体形成。有肾功能不全者，组织学病变更严重。但肾损害表现并不总与肾活检病理改变相平行，尿检正常的过敏性紫癜患者，肾活检病理仍可见Ⅱ级或Ⅲ级病变。因此，对紫癜性肾炎患者应强调临床与病理相结合，以判断病情和指导治疗。

五、辅助检查

过敏性紫癜肾炎有 50% ～ 70% 的患者血清 IgA 水平升高，1/3 患者在过敏性紫癜肾炎活动期或缓解期，血液中可检测到含 IgA 的循环免疫复合物或 IgA 类风湿因子。有 50% 患者血清中可检出 IgA 型抗磷脂抗体、IgA 型抗内皮细胞抗体 (IgA-AECA) 和 ANCA

等。ANCA的免疫球蛋白类型绝大多数为IgA型，但ANCA的靶抗原不同于原发性血管炎，仅极少数针对髓过氧化物酶或蛋白酶3。

血清补体一般正常，占1/2患者血浆C3d增加，此与临床疾病活动性无关，但与组织学病变的严重性相一致。部分患者血清冷球蛋白可升高。

六、诊断及鉴别诊断

（一）诊断

过敏性紫癜肾炎的确切诊断需依据临床表现和病理特征。临床表现有典型皮肤紫癜且无血小板减少，伴或不伴有关节痛、腹痛、皮肤划痕症阳性者，诊断并不困难，但确诊需依据受累皮肤活检结果显示白细胞破碎性血管炎伴IgA沉积。或肾活检显示肾小球以IgA为主的免疫复合物沉积。对临床症状不典型者，组织活检对确定诊断更为重要。

1990年，美国风湿病协会制定的过敏性紫癜诊断包括：①可触及的皮肤紫癜；②发病年龄＜20岁；③急腹痛；④活检显示小动脉或小静脉中性粒细胞浸润。

符合以上两项或两项以上者，可诊断为过敏性紫癜，其敏感性和特异性约90%。

在此基础上，欧洲最近提出了新的诊断标准，即皮肤紫癜不伴血小板减少或凝血功能障碍，同时伴有以下一项或一项以上表现者：①弥漫性腹痛；②关节炎/关节痛；③组织活检显示以IgA为主的免疫复合物沉积。

对过敏性紫癜患者应及早检查尿液，以明确有无肾脏受累，即使病初尿液检查无异常，也应定期复查。对有明显肾损害（如蛋白尿、血尿）或肾功能损害者，应行肾活检病理检查，以明确病理改变特征，并以此作为治疗选择和预后判断的重要依据。

（二）鉴别诊断

过敏性紫癜肾炎需与其他表现为皮肤紫癜伴肾脏损害的疾病，如ANCA相关性血管炎、狼疮性肾炎、冷球蛋白血症性肾炎及以IgA沉积为主的感染后肾小球肾炎等相鉴别。如果肾脏损害发生在皮疹前，还需与IgA肾病鉴别。

1. ANCA相关性血管炎本

类疾病包括微型多血管炎、Wegener肉芽肿等，均可表现有皮肤紫癜、关节痛和肾炎。成年患者表现为皮肤紫癜伴肾炎。尤其血清ANCA阳性时，需首先除外AN-CA相关性血管炎。但ANCA相关性血管炎发病年龄较大，肺出血发生率高，大多数血清ANCA阳性（免疫荧光法和ELISA），肾组织病理检查见肾小管毛细血管袢坏死，新月体更加突出，且无明显免疫复合物沉积，可与过敏性紫癜肾炎相鉴别。ANCA相关性血管炎，在无坏死或无新月体形成的肾小球系膜病变较轻，而过敏性紫癜肾炎常有广泛系膜病变。

2. 狼疮肾炎

少部分狼疮肾炎可伴免疫性血小板减少性紫癜或血栓性血小板减少性紫癜；Ⅲ型及Ⅳ型狼疮肾炎伴狼疮性血管病变及血清ANCA阳性者，皮肤紫癜发生率相对较高，过敏性紫癜肾炎需与之鉴别。但狼疮肾炎患者女性多见，发病年龄较大，多伴有其他脏器损害，同时血清多种自身抗体阳性，低补体血症，肾活检显示肾组织中大量以IgG为主的免疫复合物且伴C1q沉积，可与过敏性紫癜肾炎相鉴别。

3. 混合性冷球蛋白血症

可导致肾小球肾炎，皮肤紫癜及关节痛，少数混合性冷球蛋白包含IgA(单克隆IgA，或IgA-类风湿因子)，可造成IgA沉积的皮肤白细胞破脆性血管炎和肾小球肾炎，因而与过敏性紫癜肾炎类似。IgA冷球蛋白血症的肾损害，可表现为局灶系膜增生、新月体肾小球肾炎或膜增生性肾小球肾炎，毛细血管袢内可见冷球蛋白栓子，但无类似于IgG-IgM冷球蛋白血症性肾炎在电镜下所见的圆柱状或环状结构。此外，冷球蛋白血症大多存在其他疾病，如丙型肝炎病毒或乙型肝炎病毒感染，淋巴系统疾病等血清冷球蛋白水平异常升高。

4. 感染后肾小球肾炎

本病少部分因沉积的免疫球蛋白以IgA为主，患者的皮肤感染也表现为紫癜样皮疹，可有一过性关节痛和胃肠道症状，而常误诊为过敏性紫癜肾炎。但感染后肾小球肾炎急性期，存在低补体血症，肾小球弥漫性内皮增生更加明显，电镜检查见上皮侧有驼峰状电子致密物沉积，无内皮下及系膜区沉积。即使在感染后肾小球肾炎恢复期，仍可见免疫复合物吸收区。而过敏性紫癜肾炎多表现为节段内皮细胞增生，免疫复合物以系膜沉积为主，可伴内皮下沉积，上皮侧沉积物少见。

5. IgA肾病

除无肾外症状外，IgA肾病与过敏性紫癜肾炎的肾脏病理及免疫病理特征非常相似。过敏性紫癜肾炎如果肾损害在前，皮肤紫癜发生在后，常被误诊为IgA肾病。因此，在IgA肾病中可能存在部分“无皮肤紫癜的过敏性紫癜肾炎”。对具有下列临床表现和病理改变特征的IgA肾病，应仔细询问皮肤、关节及腹痛病史，并在随访中注意观察有无肾外表现，以排除过敏性紫癜肾炎：

(1) 临床有肉眼血尿发作。

(2) 肾活检显示有较多毛细血管袢坏死、节段新月体，即血管炎型IgA肾病。

(3) 免疫荧光示大量IgA沿肾小球毛细血管袢沉积，并伴有纤维素沉积。

(4) 电镜检查示肾小球除系膜区和系膜旁区电子致密物沉积外，还有较多的内皮下伴上皮侧，或基底膜内电子致密物沉积。

七、治疗

过敏性紫癜肾炎应根据患者的年龄、临床表现和肾损害程度不同选择治疗方案。目前，虽缺乏大样本的前瞻性临床对照研究，但对重型过敏性紫癜肾炎均主张采用大剂量糖皮质激素（简称激素）联合细胞毒性药物，以积极控制肾脏急性炎症性病变，同时应抑制肾小球系膜细胞增生和细胞外基质成分的产生，预防和延缓慢性肾脏病变进展。由于成年人患者肾损害较重，预后较儿童患者差，因而治疗应更加积极。

(一)一般治疗

在疾病活动期，应注意休息和维持水、电解质平衡。水肿、大量蛋白尿者可给予低盐、限水和避免摄入高蛋白食物。有消化道症状者应给予易消化食物、腹痛者可给予阿托品和山莨菪碱对症治疗。消化道出血时应禁用，可用质子泵抑制药如法莫替丁、奥美拉唑等和激素。

为预防紫癜复发而加重肾脏损害，应注意预防上呼吸道感染、清除慢性感染病灶（如慢性扁桃体炎、咽炎）、积极寻找可能的过敏原，并避免再次接触。

(二)常用的治疗药物

1. 糖皮质激素

并不能预防过敏性紫癜累及肾脏，因此，单纯皮肤紫癜患者可不用激素，但对已经出现肾脏损害者应给予激素治疗。大量研究表明，激素能减轻过敏性紫癜肾炎的蛋白尿、血尿，改善肾功能，伴有急性关节炎、消化道出血或肺出血者，需激素治疗，可选择泼尼松口服，剂量为，儿童 1 ～ 2mg/(kg·d)，一般服用 4 周后减量。对临床表现为急进性肾炎、肾病综合征或肾活检显示大量新月体形成者，可先行甲泼尼龙静脉注射，剂量为 0.5g/d，一般连续使用 3d，以后改为激素口服。激素疗程不统一，少数研究中激素总疗程 3 ～ 6 个月，对病情较重尤其反复复发者，临床缓解后，泼尼松可隔天服用，并长时间维持治疗。

2. 雷公藤

雷公藤内酯醇具有抗炎和免疫抑制作用，能抑制 IL-2 产生和 T 细胞活化，抑制 NF-κB 活化，抑制抗体产生，还能改善足细胞表面蛋白分子的结构和分布，从而减少蛋白尿。雷公藤内酯醇能抑制过敏性紫癜肾炎患儿外周血 T 细胞活化、增加淋巴细胞凋亡；增加糖皮质激素受体表达，从而增强激素的疗效。雷公藤总苷可与激素联用或单独应用治疗过敏性紫癜肾炎，适用于单纯蛋白尿、单纯血尿或血尿和蛋白尿并存，肾活检病理示没有新月体和毛细血管袢坏死的轻 - 中型病例。

3. 环磷酰胺

与激素联合用于治疗重型紫癜性肾炎，临床研究显示有明显疗效，但大多数为非对照研究。国内研究也证明，环磷酰胺对儿童和成年人重型过敏性紫癜肾炎均有确切疗效，环磷酰胺多采用间断静脉注射的方法。对儿童患者应用大剂量环磷酰胺带来的性腺毒性作用、感染的并发症，常常限制了环磷酰胺的临床应用，环磷酰胺的累积总量一般不超过 8 ～ 9g。

4. 霉酚酸酯

霉酚酸酯是一种新型免疫抑制药，它选择性抑制 T、B 细胞的增生及白细胞、内皮细胞黏附分子的表达，有阻止白细胞向炎症部位聚集、抑制内皮细胞增殖和血管生成作用。

5. 其他药物

硫唑嘌呤、环孢素等也用于重型过敏性紫癜肾炎的治疗。除免疫抑制药外，尿激酶、抗血小板制剂如双嘧达莫、抗凝血药物（如华法林）等也与激素及细胞毒性药物联用，用于治疗重型过敏性紫癜肾炎，但因缺乏对照，其疗效难以确定。

（三）血浆置换

临床表现为急进性肾小球肾炎、肾活检显示有大量新月体形成（＞50%）的过敏性紫癜肾炎，进展至终末期肾衰竭风险极大，对这类重型病例应采取更加积极的治疗措施，如血浆置换，或单独应用血浆置换，可减轻肾损害，延缓肾衰竭进展的速度。

（四）分型治疗

根据病情轻重选择治疗方法，是过敏性紫癜肾炎治疗的基本原则。

1. 轻型过敏性紫癜肾炎

急性期口服泼尼松 0.6mg/(kg·d)，同时服用雷公藤总苷 1mg/(kg·d) 和中药大黄制剂。泼尼松服用 4 周后逐渐减量，每 2 周减 5mg/ 隔天至隔天顿服，维持量为隔天 10mg。经上述治疗尿蛋白持续转阴者，可停用激素，继续服用雷公藤总苷和大黄制剂。总疗程 1 年以上。

2. 中型过敏性紫癜肾炎

先使用甲泼尼龙 0.5g 静脉滴注，每天注射 1 次，连用 3d 后改为口服泼尼松 0.5mg/(kg·d)，同时服用雷公藤总量 1mg/(kg·d) 和中药大黄。泼尼松减量方法同轻型。经上述治疗尿蛋白持续转阴者，可停用激素，继续用雷公藤总苷和大黄制剂维持。维持期应注意控制慢性纤维化病变的发展，可加用血管紧张素转化酶抑制药或血管紧张素Ⅱ受体拮抗药，治疗总疗程为 2 年以上。

3. 重型过敏性紫癜肾炎

急性期可采用大剂量激素联合霉酚酸酯或环磷酰胺。激素使用方法同中型，病情严重者甲泼尼龙可追加一个疗程。甲泼尼龙静脉冲击治疗结束后，开始使用霉酚酸酯或环磷酰胺，同时服用中药大黄制剂和 ACEI 或 ARB。血压升高者，应积极控制血压。

八、预后

过敏性紫癜肾炎总体预后良好、但肾脏存活率各家报道不一。大多数研究表明，儿童患者的预后好于成年人预后疗效。起病初，表现为单纯血尿和（或）蛋白尿者，较急性肾炎综合征、肾病综合征及肾炎伴肾病综合征预后好。过敏性紫癜肾炎的预后与肾脏病理改变级别呈负相关，进展至终末期肾衰竭者，肾活检病理改变几乎均为 m 级以上。起病年龄大、大量蛋白尿和新月体比例超过 50% 者，预后疗效差。

大多数患者仅为局灶性肾小球累及和一过性血尿、蛋白尿，肾脏预后良好，多在几个月内消失。某些严重病变如急性肾衰竭、肾病综合征范围的蛋白尿及肾穿刺发现新月体形成，不能自行缓解。重症患者的长期预后仍不佳，最终发展成肾衰竭。疾病初期肾穿刺有硬化和纤维化的，通常预后不良。不论儿童或成年人过敏性紫癜肾炎，临床表现为肾病综合征或急性肾炎伴肾病综合征，起病初血清肌酐升高并伴高血压，肾活检显示有大量新月体、间质纤维化和肾小管萎缩严重者，远期预后差。

第四节　原发性干燥综合征肾损害

干燥综合征是一种以侵犯唾液腺、泪腺等外分泌腺体为主的慢性系统性自身免疫性疾病，在血清中存在大量自身抗体，也可累及胰腺和肠道、呼吸道、生殖道，皮肤黏膜腺体以及肺、肾脏、神经系统等脏器和系统。原发性干燥综合征是指单纯干燥综合征，不伴有其他结缔组织病。

干燥综合征可累及肾脏，以肾小管间质损害为主，临床表现为低钾血症和肾小管酸中毒。由于肾脏损害起病隐匿，诊断有时需借助于肾小管功能检查或肾活检，因而早期易被漏诊。临床上出现远端肾小管酸中毒、低钾血症或慢性间质性肾炎，均应除外干燥综合征。

一、流行病学

本病多见于女性，女性与男性的比例约为 9 ：1；发病的高峰年龄为 40 ～ 50 岁，但也可发生于任何年龄，包括儿童、青少年。原发性干燥综合征的肾损害较常见，多发中年女性，其发生率为 30% ～ 50%。

二、病因和发病机制

原发性干燥综合征的病因至今仍不十分清楚，可能与遗传因素及外来诱因有关，可能与人类白细胞抗原 (HLA) 分型有一定相关件。近年来证实多种病毒。如 EB 病毒、丙型肝炎病毒、人类免疫缺陷病毒 (HIV) 可能与原发性干燥综合征的发生和发展相关。由于本病好发于女性，故认为性激素在其发生中起作用，研究表明主要与女性患者体内雄激素水平降低有关。

原发性干燥综合征的肾小管间质性肾炎是由细胞免疫及体液免疫共同介导的，其中肾小管可以被认为是内脏器官中具有外分泌腺体结构的组织。其发病机制类同于其他外分泌腺。原发性干燥综合征肾小球肾炎为免疫复合物肾炎，沿肾小球基底膜、系膜及肾小管基底膜可见免疫球蛋白呈颗粒样沉积，主要是可冷沉淀的单克隆 IgMK 型类风湿因子，以及多克隆的 IgG 和 IgA。冷球蛋白血症和低补体 (C4) 是预测发生肾小球肾炎的重要因子。

三、临床表现

原发性干燥综合征起病缓慢，根据受累脏器不同分为外分泌腺病变和非外分泌腺受累两种。前者又分为累及口、眼、呼吸道、消化道、生殖道及皮肤黏膜等改变的体表腺体病变；肺、肾、肝胆和胰腺等内脏外分泌腺病变和单克隆 B 淋巴细胞病。后者表现为血管炎、非炎性血管病、炎症介质诱导的发热、乏力等全身非特异性改变和血液系统改变，以及自身免疫性内分泌病变。

(一)肾外表现

1. 局部表现

口干燥症、干燥性角膜炎和其他浅表部位如鼻、硬腭、气管及其分支、消化道、阴道黏膜病变。主要表现为腺体分泌减少后干燥、防御功能减弱导致的组织损伤、继发感染等表现，其中猖獗性龋齿、腮腺肿大都是干燥综合征的特征性表现。

2. 系统改变

皮肤主要表现为高球蛋白血症性紫癜样皮疹，其本质为局部血管损害；关节与肌肉表现有轻度、自限性关节疼痛。破坏性关节炎少见，可有肌无力和肌炎。呼吸系统损害主要为肺间质病变而导致的肺功能下降，表现为小气道阻塞，50% 患者伴有肺泡炎，少数发生弥漫性肺间质纤维化。消化系统除因口干、咽、食管干燥导致吞咽困难外，还可表现为萎缩性胃炎、低胃酸和无胃酸分泌；小肠吸收功能低（胰腺外分泌功能异常）；肝内胆管的慢性炎症，似慢性活动性肝炎的表现；部分患者有原发性胆汁性肝硬化。神经系统损害主要由血管炎引起，周围知觉或运动神经受累最为多见，中枢神经受累报道增多。如偏瘫、抽搐、运动障碍、横贯性脊髓炎等，还有精神分裂症的报道。血液系统表现为白细胞和血小板减少，少数有出血倾向；淋巴组织增生、淋巴结肿大较为突出，淋巴瘤的发生率比正常人高数十倍。血管炎除前面已提到的关于皮肤和神经系统受累外，也有累及内脏如胃肠道、肾、脾、生殖道的系统性血管炎的报道。

(二)肾脏损害表现

1. 肾小管间质性损害

原发性干燥综合征的肾脏损害多见，大多数患者表现为肾小管间质性损害，临床可表现为肾小管酸中毒、肾性尿崩症等，少数患者为范科尼综合征。

(1) 肾小管酸中毒：是干燥综合征肾损害最常见的临床表现，见于 22% ～ 35% 的患者，占干燥综合征肾损害的 70%，其中以远端肾小管酸中毒（Ⅰ型）最为常见。干燥综合征病变损害远端肾小管后，氢离子的排泌功能下降而蓄积，尿液常呈碱性，尿中排出大量钾离子，常造成低钾血症。患者肌肉无力软瘫，严重者累及躯干肌甚至呼吸肌，不少患者以低钾麻痹为首发症状而就诊。酸中毒抑制肾小管对钙的再吸收以及维生素 D 的活化，而引起高尿钙及低血钙，大量排钙及尿液偏碱，钙盐易沉积而形成泌尿道结石和肾钙化。

(2) 肾脏浓缩功能障碍及肾性尿崩症：肾脏浓缩稀释功能受损常常是干燥综合征患者最早期出现的症状，表现为多饮、多尿和夜尿增多。早期由于症状轻微，往往被患者及临床医师忽视，严重的可导致发生肾性尿崩症，主要由于远端肾小管受损后，对抗利尿激素的反应降低，不能正常回吸收水分。

(3) 范科尼综合征：少部分干燥综合征的患者主要累及近端肾小管，使 HCO_3^- 重吸收障碍，尿 HCO_3^- 排出增加，血浆 HCO_3^- 显著下降。在一部分患者，除碳酸氢尿、低碳酸氢血症外，同时可伴有糖尿、磷酸盐尿、尿酸尿、氨基酸尿等异常现象，表现为范科尼综合征。

(4) 肾小管性蛋白尿：尿蛋白表现为小分子蛋白的特点，24h 定量低于 1.0g，β2 耻微球蛋白、NAG 等明显升高，提示肾小管重吸收蛋白减少。

2. 肾小球损害

表现为肾小球肾炎者并不少见。临床主要表现为高血压，轻度蛋白尿和镜下血尿，部分患者可出现肾病综合征，很少出现肉眼血尿。肾脏病理改变主要表现为轻度或不规则的系膜增生、肾小球毛细血管桦不规则增厚、膜性肾病、IgA 肾病。

四、辅助检查

（一）外分泌腺功能检查

泪腺分泌功能和干燥性角膜结膜炎

泪腺分泌试验：包括 Schirmer 试验（泪腺滤纸条试验）和泪膜破裂时间。

(1) Schirmer 试验试验：是将 35mm×5mm 的滤纸条，一端折弯 5mm，并置于下睑内侧 1/3 结膜囊内，5min 后测量滤纸被泪水浸湿的长度。正常人＞ 10mm，≤ 5mm 为阳性。

(2) 泪膜破裂时间：是在结膜囊滴一滴 2% 荧光素钠后，使其均匀分布于角膜表面，在裂隙灯下观察角膜表面出现第一个泪膜缺损的时间，正常人＞ 10s，≤ 10s 为异常。

(3) 干燥性角膜结膜炎的检查：包括角膜荧光素钠染色、孟加拉玫瑰红染色或结膜印迹细胞学检查等。角膜荧光素钠染色阳性，提示角膜细胞的完整性已被破坏。孟加拉玫瑰红染色特异性较高，结膜或角膜失活的细胞着染为阳性。

（二）唾液腺检查

1. 涎液流率

15min 内收集自然流出的涎液量，正常人＞ 1.5mL(≤ 1.5mL 为阳性)。

2. 唾液腺放射性核素扫描和腮腺碘油造影

干燥综合征时，唾液腺放射性核素扫描可见唾液腺吸收、浓聚、排出放射性核素功能差。

3. 腮腺导管造影

可见腺管不规则狭窄及扩张，腺体末端造影剂外溢，呈点状或球状阴影。

4. 唇黏膜腺组织活检

可作为干燥综合征诊断条件之一。在 4mm^2 组织内有 50 个以上淋巴细胞聚集，称为一个病灶，如病灶≥ 1，称为阳性。大量淋巴细胞聚集，可形成假性淋巴瘤，部分可转变为单克隆 B 细胞，为真正淋巴瘤。

（三）血液学检查

1. 血常规

表现为轻度贫血，多为正细胞正色素型贫血，部分患者有白细胞降低和（或）血小板减少。

2. 高丙球蛋白血症

血免疫球蛋白增加或血丙球蛋白增加。呈多克隆性。

3. 自身抗体

可有多种抗体，其中阳性率较高的有：抗核抗体 (ANA)、抗 SS-A(Ro) 抗体和抗 SS-B(La) 抗体、抗平滑肌抗体 (anti-SMA)、抗壁细胞 (anti-PCA 抗体)、抗线粒体抗体 (anti-AMA) 等。其中以 SS-B 的特异性更高，但抗 SS-A、抗 SS-B 抗体与疾病的活动性无关，但多见于有内脏损害的患者。

4. 循环免疫复合物

约有 80% 的患者循环免疫复合物升高，其中包括冷球蛋白血症。

5. 其他

占 2/3 的患者血沉增快；小部分患者 C 反应蛋白增高。

五、病理表现

本病共同的病理特征是淋巴细胞和浆细胞的浸润，可伴发淋巴瘤。主要累及由柱状上皮细胞构成的外分泌腺，以泪腺和唾液腺为代表，表现为大量淋巴细胞浸润。以 B 细胞为主，早期淋巴细胞浸润散在小叶内腺管周围。以后浸润细胞浓集，偶见生发中心形成，同时腺体萎缩，后期被结缔组织替代。

肾脏的病理改变主要表现为肾脏小管间质病变、肾小球肾炎和血管炎。其中最常见的是肾间质淋巴细胞的浸润 (主要为淋巴细胞、浆细胞和组织细胞) 伴小管的萎缩和纤维化。肾小球肾炎可以表现为膜性肾病、局灶节段性肾小球损害、膜增生性肾炎和系膜增生性肾炎等多种病理类型。免疫荧光可见 IgG、IgA、IgM、C3、C1q 沿肾小球基底膜颗粒样沉积或在肾小球系膜区局灶沉积，肾小管基底膜可见 IgG 和 C3 沉积。电镜下可见上皮下、内皮下及系膜区电子致密物沉积。血管炎可根据浸润细胞分为中性粒细胞或单核细胞两种类型。

六、诊断及鉴别诊断

1. 诊断

女性患者，临床表现为口干、眼干时，应考虑本病。

原发性干燥综合征：无任何潜在疾病的情况下，有下述 2 条则可诊断：

(1) 符合上表条目中 4 条或 4 条以上，但必须含有条目Ⅳ (组织学检查) 和条目Ⅵ (自身抗体)。

(2) 符合条目Ⅲ、Ⅳ、Ⅴ、Ⅵ此 4 条中任 3 条阳性确诊原发性干燥综合征后患者若出现肾小管酸中毒、肾脏浓缩功能障碍、血尿、蛋白尿、肾功能不全者，应考虑肾脏受累，必要时行肾穿刺活检术明确病理类型。

2. 鉴别诊断

(1) 药物或中毒导致的间质性肾炎：药物导致的急性间质性肾炎，多在药物治疗后出现，肾脏起病较急，常伴有全身症状如发热、皮疹、关节痛等，血和尿中嗜酸细胞增多，肾间质可见嗜酸细胞浸润。患者血清中抗 SS-A 抗体或抗 SS-B 抗体阴性，无持续高球蛋白血症，无干燥综合征腺体损害症状，可以鉴别。

(2) 狼疮性间质性肾炎：少数狼疮性肾炎也可表现为间质性肾炎，肾小球病变轻微，但患者临床表现有面部红斑、关节痛、多浆膜腔炎、血清抗 dsD-NA 抗体阳性、补体低下等系统性红斑狼疮的特征。肾活检可见较多免疫复合物及补体沉积于肾小球和肾小管基底膜。

(3) 类风湿关节炎肾损害：临床表现为关节痛、血清类风湿因子阳性、高球蛋白血症和肾脏损害，肾脏损害可表现为肾小管间质病变，但类风湿关节炎有明显关节症状，无口干、眼干燥等表现。肾活检病理改变除间质损害外，常伴明显的肾小球和间质血管病变。

(4) 特发性间质性肾炎：多为自身免疫相关。如患者伴有眼色素膜炎，又称肾小管 - 间质性肾炎伴葡萄膜炎综合征 (TINU 综合征)。肾脏病理为典型的急性过敏性间质性肾炎的表现。

七、治疗

可分局部代替治疗及全身系统性治疗。前者包括对干燥症状的治疗，后者包括对内脏器官侵犯的治疗。

肾脏损害的治疗：若干燥综合征患者临床表现为单纯的肾小管酸中毒和 (或) 肾性尿崩时，发生肾功能损害的可能性较小，通常主张口服碳酸盐及对症治疗。如果同时肾脏病理显示肾间质淋巴细胞浸润及肾小管损害时，在对症治疗的同时，也有学者建议早期即给予小剂量糖皮质激素治疗，对于患者长期的肾功能预后可能有益。

对于表现为肾小球损害为主的患者，应给予糖皮质激素及免疫抑制药治疗。表现为肾病综合征者应联合使用糖皮质激素及细胞毒类免疫抑制药或其他类型的免疫抑制药。

第六章　肾脏替代治疗

第一节　肾脏替代治疗的应用指征及时机

一、肾脏替代治疗的应用指征

肾脏替代治疗 (RRT) 初始应用于存在各种类型疾病导致的肾功能不全的患者，用于调节因肾脏功能不全导致的水及电解质紊乱、氮质血症及酸中毒情况。临床上，急性肾损伤 (AKI)、慢性肾衰竭仍是肾脏替代治疗的主要适应证，但在另一方面，通过 RRT。能够清除体内过多水和溶质、调节内环境等，在重症感染、急性胰腺炎、心力衰竭等重症的治疗中发挥越来越重要的作用。RRT 的指征也逐渐扩增。目前对 RRT 的指征不仅局限于肾脏“替代”，更逐渐倾向于多器官“支持”。

在急性、慢性肾衰竭的患者中，若患者出现明显水负荷过重、酸中毒、高钾血症及氮质血症时，有紧急行 RRT 指征。而在一般治疗过程中，出于防止肾脏进一步损伤，促进肾脏功能恢复的考虑，Glassock 等提出 AKI 患者的 RRT 指征包括：①液体负荷过重，出现肺水肿表现；②高钾血症，血清钾＞ 6.5mmol/L；③代谢性酸中毒，血 pH ＜ 7.15；④伴有症状的严重低钠血症，血清钠＜ 120mmol/L；⑤心包炎；⑥脑病 (精神错乱、肌阵挛性反射、抽搐、昏迷)；⑦尿毒症症状；⑧高分解代谢 [血清尿素氮升高＞ 10.7mmol/(L·d)，血清肌酐＞ 176.8μmol/L]；⑨清除毒素 (乙二醇、水杨酸等毒物中毒)；⑩严重尿毒症导致出血。

在非肾性疾病的治疗中，RRT 可以从以下方面发挥器官功能支持的作用：①液体平衡调节；②酸碱平衡调节；③体温控制；④心脏支持；⑤保护性肺功能支持；⑥脑保护；⑦保护骨髓功能；⑧肝脏支持与解毒。因此，临床出现各种疾病导致的各器官功能损害时，RRT 可能使患者受益，因此也具有应用的指征。

(一) 液体平衡调节及心肺支持

液体过负荷是 ICU 患者死亡的独立危险因素。在重症患者中，常需要补液以维持循环保证组织灌注，但一方面大量补液常造成严重组织水肿，进一步加重脏器功能损害；另一方面，心脏功能不全在重症患者中亦常见，无论心肌收缩功能或舒张功能不全，均需要合适的液体管理调节心脏前后负荷，进而调节心脏功能减轻组织水肿。因此，具有水负荷过重及严重心脏功能不全的患者，可以通过缓慢持续超滤、血液滤过等模式进行 RRT。但在临床实施过程中，如何在维持组织灌注与减轻组织水肿之间达到平衡，以及各器官对液体的需求不完全一致，需要在临床及进一步的研究中不断探索。

在合并急性呼吸窘迫综合征的重症患者中，常需要行机械通气治疗。由于炎症等因素导致的血管通透性增高、补液及心功能不全等导致的血管内静水压增高等因素，常表现为肺组织水肿，也需要较高的机械通气支持条件，因此也增加了气压伤、容积伤等机械通气并发症的可能。在此临床状况下，可考虑 RRT 调节全身容量状态，改善肺组织水肿。

(二)维持内环境稳定

多数情况下，通过调整补液及纠正血流动力学紊乱等治疗措施，可以纠正患者的酸碱及电解质平衡异常。但部分重症患者仍会出现严重内环境紊乱，表现出严重的顽固性酸中毒、严重高钾血症等危及生命的情况时，RRT 成为合适的治疗选择之一。选择血液滤过、血液透析等模式的 RRT 可以较快地调节内环境。因此，严重休克合并常规治疗难以纠正的内环境紊乱、尿崩症时出现无法控制的高钠血症等临床疾病均具有 RRT 指征。在实施 RRT 过程中，需要注意控制调节内环境的速度，避免矫枉过正，造成新的严重器官损害。

(三)体温调节及能量控制

重症患者常伴有因炎症引起的顽固性发热、中枢神经系统损害造成的中枢性高热、脊髓损伤导致散热功能障碍出现发热等临床表现。在上述情况下，机体的能量消耗明显增加，且高热或过高热可能引起组织细胞的严重损害，且在临床治疗中，常规治疗方案效果欠佳。此时 RRT 可以用于控制体温，减少能量失衡情况。此外，通过 RRT 也有利于各种营养物质及机体需要的元素的补充，增加了能量供应，可以进一步调节重症患者出现的能量供需严重失衡的情况。因此，顽固的感染性高热、中枢性高热(脑出血、脑梗死等)、严重脊髓损伤、中暑等在常规治疗效果不佳时，有 RRT 治疗指征。

(四)脑及骨髓保护

严重脑外伤或脑疾病常导致严重脑组织水肿，严重的内环境紊乱(如高钠血症、低钠血症等)可能导致神经脱髓鞘改变，肾衰竭导致的体内代谢毒素可能导致肾性脑病，均可能进一步加重脑损伤。RRT 可以减轻或逆转上述各种损害，根据需要选择血液滤过、血液透析等模式均有助于脑保护治疗。

在严重感染及肾衰竭时，炎症因子及代谢毒素可能导致骨髓抑制，红细胞生成减少、血小板功能降低是常见的临床表现，通过 RRT 清除炎症因子及代谢毒素有利于减轻骨髓抑制，起保护骨髓造血功能的目的。

(五)肝功能支持及解毒

肝脏是机体的主要解毒器官之一，同时是具有分泌凝血因子、蛋白及激素等的功能。在严重肝脏疾病时，体内多种代谢毒素清除障碍，以及内分泌功能损害可能导致多系统及器官损害。此时，体外的肝脏支持方法具有应用指征。在严重肝病时，根据清除的毒素的需要，可以选择血液透析、血液滤过、血液灌流、血浆置换、分子吸附再循环系统(MARS)等。

当药物及毒物中毒时，若剂量较大超过机体清除能力，或需尽快、尽可能多地清除毒物时，有 RRT 指征。应该根据患者病情、治疗目的、药物和毒物特点合理选用 RRT 模式。血液透析是通过溶质弥散来清除毒物或药物，故仅适用于水溶性、不与蛋白或血浆其他成分结合的小分子物质，对中、大分子量的物质无效。对大分子量、脂溶性、易与蛋白结合的药物或毒物，血液灌流的清除效果明显优于血液透析，这也是在抢救严重药物和毒物中毒时首选血液灌流的主要原因。在治疗急性药物和毒物中毒时，常将血液灌流与血液透析、血浆置换和血液滤过等联合应用，以达到更好的清除效果。

（六）其他

大量研究表明，RRT 能够清除机体循环内的部分炎症因子，进而调节机体炎症反应，因此在常规治疗基础上可考虑应用 RRT 辅助治疗，对重症感染患者可考虑高流量血液滤过，进一步增加炎症因子的清除，改善患者病情。但目前对于感染患者的 RRT 治疗时机及剂量仍存在一定的争议，目前推荐对重症感染患者行 RRT 时的超滤率应大于 35mL/(kg·h)。而持续性血浆滤过吸附 (CPFA)、多黏菌素 B 血液灌流等亦被证实在重症感染治疗中有效。

此外，重症胰腺炎、横纹肌溶解、免疫系统疾病时，RRT 可以清除炎症因子或免疫相关因子、调节内环境及液体平衡等，在临床治疗中也发挥着越来越重要的作用。

二、肾脏替代治疗的时机

既往的观点认为，在患者出现无尿、酸中毒、严重氮质血症或电解质紊乱等情况时可以考虑 RRT，但缺乏统一的具体的实施时机的标准，导致不同的研究 RRT 治疗重症患者的效果也存在明显差异。随着认识的深入，目前越来越强调疾病的早期诊断、早期治疗，因此 RRT 的时机也越来越受到临床的重视。

（一）肾脏替代治疗的开始时机

1. 急性肾损伤患者肾脏替代治疗开始时机选择

目前临床常采用 RIFLE 评分进行 AKI 的分级诊断。研究发现 AKI 在重症患者中的发生率为 10% ～ 60%，是影响重症患者病死率的疾病之一，重症感染导致的急性肾衰竭患者病死亡率一直居高不下。一般认为 AKI 患者应在常规治疗仍无法纠正顽固性内环境紊乱或液体过负荷等病理情况时进行 RRT，但缺乏明确的早期、晚期定义标准。目前仍多以 AKI 时患者血清学指标变化作为参考。较早期的研究多将尿素氮在 21.4 ～ 53.6mmol/L 以下开始的 RRT 定义为“早期”，反之为“晚期”，多数结果表明当尿素氮在 35.7mmol/L 左右开始 RRT，能够明显改善 AKI 患者预后，而更早的 RRT 对患者预后及肾脏功能的改善无明显影响。Carl 等对 130 例 AKI 合并重症感染的患者按照尿素氮水平是否大于 35.7mmol/L 行 RRT，结果同样证实早期行 RRT 组 (平均尿素氮 23.6mmol/L) 比晚期治疗组 (平均尿素氮

48.9mmol/L) 能够明显降低患者的 14 天、28 天和 1 年的病死率 (P 均小于 0.05)。但尿素氮影响因素较多，患者的容量状态、营养情况等均可能对尿素氮测定值产生明显的影响，因此单以尿素氮作为 AKI 严重程度的评价指标及 RRT 的指征依据可能并不充分。

另一方面，除尿素氮外，AKI 患者还存在血清肌酐增高、尿量减少等多种实验室及临床指标变化，因此，按照不同指标判定 RRT 的时机对患者预后的影响，可能得出并不一致的结论。Bagshaw 等进行了一项前瞻性多中心观察性研究，共纳入 1238 例需行 RRT 的重度 AKI 患者，分别按血清尿素氮水平、血清肌酐水平、入 ICU 至开始 RRT 时血清尿素氮或肌酐变化值、入 ICU 时间作为 RRT 时机的判断标准，结果发现按血清尿素绝对值 (24.2mmol/L) 或入院后至开始 RRT 时血清尿素升高值 (3.1mmol/L) 分组，早期 RRT 组与晚期 RR 丁组患者病死率无明显差异；按血清肌酐绝对值 (309μmol/L) 或入院后至开始 RRT 时血清肌酐升高值 (163μmol/L) 分组，晚期 RRT 组比早期 RRT 组病死率明显升高 (P 均小于 0.01)；而按人 ICU 至开始 RRT 的时间分组，晚期治疗组 (＞ 5 天) 比延迟 RRT 组 (2 ～ 5 天) 及早期治疗组 (＜ 2 天) 病死率均明显增高 (P ＜ 0.001)。但无论哪种标准分组，晚期治疗组患者需要行 RRT 的时间、住院时间及需长期血液透析治疗的比例均明显增加。Ji 等在 58 例心脏手术后出现的 AKI 患者中，按照尿量＜ 0.5mL/(kg·h) 后开始 RRT 的时间定义，发现小于 12 小时开始的早期组患者病死率比大于 12 小时开始 RRT 的晚期组明显降低 (P=0.02)；并且在存活患者中，晚期治疗组比早期治疗组的入住 ICU 时间、机械通气时间及 RRT 持续时间均明显延长。由此可见，不同的 RRT 开始时间定义的标准会直接影响 RRT 的治疗效果。

总之，早期行 RRT 有助于改善 AKI 患者的肾功能、降低病死率，因此目前仍推荐在 AKI 患者出现明显的并发症前，尽早开始 RRT，血清尿素氮、尿量等指标可以作为开始 RRT 的参考，但尚缺乏统一的、理想的血清学标准或临床标准，不同的早期、晚期定义可能导致 RRT 的治疗效果产生显著差异，需要进一步的研究明确。

2. 慢性肾衰竭患者 RRT 开始时机

在终末期肾病患者中，RKT 已经成为一项常规且极其重要的治疗手段。越来越多的患者需要长期行血液透析或腹膜透析等治疗。由于慢性肾衰竭患者可能并发肾性脑病、凝血功能异常、容量过负荷等并发症，因此一般也认为应在达到终末期肾病诊断标准的患者中，早期开始维持性 RRT。一般认为，估算肾小球滤过率 (eGFR) ＞ 10mL/(min·1.73m^2) 时就开始 RRT 认为是早期。美国早期行 RRT 治疗终末期肾病的比例从 1996 年的 19% 增加至 2005 年的 54%。最近法国的一项全国范围内调查结果也提示，12865 例维持性透析治疗的终末期肾病患者开始 RRT 时的 eGFR 在 5.9 ～ 11.8mL/(min·1.73m^2)。但是，早期 RRT 也会同时造成严重的社会负担和经济负担，并可能降低患者的生活质量。因此，对于慢性肾衰竭的患者 RRT 时机也仍存在争议。Cooper 等将 828 例慢性肾病患者随机分为早期治疗组和晚期治疗组，分别在患者 eGFR 为 10 ～ 14mL/(min·1.73m^2) 和 5 ～ 7mL/(min·1.73m^2) 时开始 RRT，研究发现随访 3 年后，两组患者的病死率并无明显差异，且心血管不良事件、感染及透析相关并发症等的发生率也无统计学差异。

因此，尽管越来越多的慢性终末期肾病患者接受较早期的维持性透析治疗，但目前并没有太多的证据表明以 eGFR ＜ 10mL/(min·1.73m^2) 作为晚期 RRT 的标准，患者预后及病情会明显变差。所以在慢性肾衰竭相关的严重并发症出现之前开始 RRT 是恰当的，但并非越早越好。

3. 其他非肾性重症的肾脏替代治疗开始时机选择

随着对疾病认识的深入及 RRT 技术的提高，RRT 已经不再局限于“肾脏替代”，而是更多地发挥“肾脏支持”作用，也越来越多地用于严重感染及感染性休克，横纹肌溶解、重症胰腺炎等非肾性重症患者的治疗。目前对这些疾病开始 RRT 的时机的研究较少，尚缺乏统一的标准。

对严重感染或感染性休克，以及存在严重全身炎症反应的重症胰腺炎患者，可以采取高流量血液滤过、多黏菌素 B 血液灌流等模式进行治疗。由于 RRT 能够清除炎症因子、降低全身炎症反应，进而可以改善患者的病情，因此此时的 RRT 开始时间更倾向于早期进行，尤其是在常规治疗效果欠佳时应尽早开始。

横纹肌溶解时由于肌肉破坏释放大量肌红蛋白，可能进一步导致急性肾功能损害，出现严重的电解质紊乱。在常规治疗基础上，当患者出现血清肌酐＞ 150μmol/L、肌酸激酶＞ 5000U/L 时，常提示患者出现 AKI 的危险程度明显增高，需要行 RRT。

在严重心力衰竭、急性呼吸窘迫综合征等重症患者中，临床仍多在常规治疗无效或效果欠佳时考虑使用 RRT，但开始的时机并不十分明确，仍缺乏较为客观的标准，需要将来进一步的探索与研究。

（二）肾脏替代治疗的停止时机

与其他有创治疗类似，当临床在重症患者中开始 RRT 时，需要考虑在何时撤离。一方面 RRT 存在有益物质丢失、凝血功能异常等并发症；另一方面患者医疗保险经济负担增加、生活质量降低，因此在患者病情好转，条件许可时也应尽早撤离 RRT。Uchino 等对 23 个国家的 54 家重症医学科的 1006 例 CRRT 的 AKI 患者进行前瞻性观察性研究，发现患者尿量增加、代谢紊乱纠正、容量负荷过多改善、尿素氮或血清肌酐水平下降及血流动力学稳定等均是临床考虑停止 CRRT 的指征，经过统计学分析，发现尿量明显增加、血清肌酐下降是预测 RRT 能够成功撤离的指征。在无利尿剂干预情况下 24 小时尿量＞ 400mL 或在利尿剂干预下 24 小时尿量＞ 2300mL 的患者中，约 80% 能够成功撤离 CRRT。此外，研究也发现，成功撤离 RRT 的患者比不能成功撤离 RRT 患者的病死率明显下降，入住 ICU 时间及住院时间显著缩短。因此，选择更好的时机撤离 RRT 尤为重要。但目前对 RRT 撤离时机的资料仍十分缺乏，临床更多的是在需要行 RRT 的原发疾病得到控制，肾脏功能逐步恢复，患者病情明显改善时按照经验选择 RRT 撤离时机，但标准并不统一。尿量、血清肌酐水平可以作为 AKI 患者 RRT 撤离的敏感参考指标。而其他疾病 RRT 的撤离时机仍需要大规模的随机对照研究证实。

第二节 管路的建立与管理

持续肾脏替代治疗 (CRRT) 不仅是终末期肾病患者维持生命最主要的治疗措施，在多器官功能衰竭的重症患者的抢救中也具有重要的地位，目前 CRRT 在国内外的 ICU 已得到了广泛的应用。但要进行充分的肾脏替代治疗，达到治疗目标，建立良好的血管通路则是其关键的是提条件。

血管通路是指体外循环的血液通路，即血液从人体内引出，经过体外循环部分，再返回人体内的通道。建立和维持一个有效的血管通路是进行血液净化的必要条件之一。良好的血管通路需要具备三个特点：首先，需要提供充分的血流量，在间断血液透析治疗时要求血流量达到 200 ～ 300mL/min，而在持续血液滤过时，对血流量的要求降低，达到 150 ～ 200mL/min 即可，但要求长时间持续提供；其次，良好的血管通路需要保持持久的开放性，尽量避免管腔发生阻塞、打折或者血栓形成；再次，血管通路建立过程中对血管内皮损伤要小，从而将静脉血栓形成和血管狭窄的风险降到最低。

良好血管通路的建立和维持受到多种因素的影响。包括血管通路的类型、导管材料与设计、导管的置入方法、血管通路功能的监测和血管通路的管理等。因此，本节主要对以上几个方面进行阐述。

一、血管通路的类型

不同的治疗需求决定不同的血管通路类型。临床上常见的血管通路主要包括临时性血管通路和永久性血管通路两大类。

（一）临时性血管通路

临时性血管通路是一种操作简单、快速建立、短期内使用的血管通路。临时血管通路可通过直接穿刺、动静脉外瘘或中心静脉置管等方法建立。直接穿刺动静脉建立血管通路只用于患者血压不低但血容量极度超负荷，或伴有心力衰竭、肺水肿等致命性并发症，不允许行中心静脉置管时临时使用。其往往难以保证充足的血流量和治疗的连续性。动静脉外瘘是用两根人造导管，分别置入远端动脉及相邻静脉，虽然手术操作较动静脉内瘘简单，血液透析时不穿刺患者的血管，减少了患者的痛苦，但并发症较多，易引起感染、外瘘破损、外伤或不慎拔出时可造成严重大出血，使用寿命较内瘘短，患者的生活和活动有诸多不便，故目前应用已逐渐减少。中心静脉置管是目前最常用的临时血管通路建立方法，具有操作简便、并发症少、血流充分等优点。随着技术的发展，经皮穿刺中心静脉置管的应用越来越广泛，已成为建立临时血管通路的首选方法。

根据是否需要使用血泵进行分类，临时性血管通路的建立可分为两种模式，一种是“动脉－静脉”模式，其主要是利用动静脉压力差来驱动血液循环，此法效率低、并发症多且不能用于严重低血压的患者，目前临床应用较少；另一种是“静脉－静脉”模式，它在体外血泵的驱动下将血液引出经过滤器进行透析或滤过，再将血液回输体内，特别适用需要紧急透析以及连续性血液滤过者。该方法效率高，并发症少，目前广泛用于临床，基本替代了“动脉－静脉”模式。

（二）永久性血管通路

永久性血管通路是一种使用方便、并发症少、易于长期保存的血管通路，主要适用于需要维持性血液透析或预计肾脏替代治疗大于 1 ～ 3 周的患者。永久性血管通路的建立方法包括动静脉内瘘和皮下隧道－带扣深静脉置管。

动静脉内瘘是目前应用最为广泛的透析患者血管通路。常选用前臂桡动脉和头静脉做动静脉内瘘，手术数周后静脉扩张，管壁增厚，可在已动脉化的静脉血管中反复穿刺，多选用非优势侧前臂。内瘘最为安全，应用时间最长，据统计透析 3 年后 65% ～ 75% 的内瘘仍可使用。当然动静脉内瘘也存在成熟时间长、部分患者的血流量不足等缺点，对于血管条件差的患者也不适宜应用。

皮下隧道－带扣深静脉置管尽量在 X 线照射条件下将导管植入上腔静脉近心房处，操作较复杂，插管时间长，插管相关并发症如血肿的发生率较高，但它提高了导管的机械稳定性并且可以减少留管过程中导管相关性血源性感染的发生率，维持时间长并能更好地达到预计透析量，研究还发现皮下隧道－带扣深静脉置管能提高急性肾衰竭患者的生存率。皮下隧道－带扣深静脉置管目前主要应用于慢性肾病患者，由于 AKI 患者肾脏替代治疗时间难以估计，故其在 AKI 中的应用价值还有待进一步的研究。

二、导管材料

导管材料的材质及设计决定导管与血液的相容性，与置管留管过程中血管内皮损伤、血栓形成等并发症的发生息息相关。目前应用的导管材料包括聚四氟乙烯、聚氯乙烯、聚乙烯、聚氨酯、硅胶等，这些导管表面光滑，生物相容性好，血栓形成风险小，但最常用的是聚氨酯管和硅胶导管。近年来，为预防导管相关性血源性感染的发生，抗生素包被的血滤导管已逐步在肾脏替代治疗的患者中得到应用。

（一）聚氨酯管

聚氨酯管在常温下是一种硬度较大的导管，操作性简单，易穿刺入血管，但容易损伤内皮，有导致血栓形成的风险，但是当导管进入血液后在体温的作用下会变得非常柔软，是紧急情况下短期肾脏替代治疗 (1 ～ 2 周) 的理想选择。

（二）硅胶管

与聚氨酯管相比，硅胶管更加柔软，对血管内皮损伤小，且可以留置到心房，无穿破心房的危险，能保证足够的血流量，并降低再循环率，可用于肾脏替代治疗时间较长的患者，有时也用于维持性血液透析的患者。但由于导管太柔软而经皮穿刺置入困难，往往需要手术置入，故不适用于紧急情况。

（三）抗生素包被的血滤导管

在前两者的基础上，又衍生出抗生素包被的血滤导管。目前在临床应用的抗生素包被导管主要有两种：包被氯己定和磺胺嘧啶银的血滤导管以及包被米诺环素和利福平的血滤导管。研究发现，此类导管的应用可明显减少导管相关性血源性感染的发生率和减少导管感染相关医疗费用。但同时，抗生素包被血滤管的应用也增加了耐药及二重感染的发生率，而且价格昂贵，故该导管主要用于血管通路有限且易发生导管相关性血行感染的患者。

三、导管的设计

良好的血管通路需要保证充足的血流量，而血流量 = 压力 / 阻力，体外循环对血流的阻力 = 导管长度 X 黏滞系数 / 管腔直径 4×K(K 为常数），可见阻力与导管长度成正比，与管腔直径成反比，因此，通过设置不同的导管长度及管腔直径就可在不同的压力下调节血流量的大小。目前临床多为双腔血滤导管，常规双腔导管的管腔设计特点及其在测试血流量 450mL/min 时动静脉端压力。

导管的长度及体外部分的设计因置管部位不同而有所差异。用于股静脉置管的导管较长 (约 20cm)，且体外部分设计为直型，用于颈内静脉置管的导管较短，且体外部分为弯型。不同双腔血滤导管开口方式亦多种多样，一般动脉腔为侧孔，静脉腔开口在导管尖端，两者间有一定的距离，与导管血流的再循环率有关。常见导管的开口方式。

四、导管的置入

（一）置管部位的选择

肾脏替代治疗置管部位常选择股静脉、颈内静脉和锁骨下静脉，以上三者均能达到预计的血流量，但具体部位的选择主要取决于患者特点、各部位导管置入的特点、操作者经验及导管置入的固有并发症，包括血栓形成、感染、置管并发症及导管功能障碍，三个置管部位各有利弊。2012 年 KDIGO 指南推荐避免使用锁骨下静脉在急性或慢性肾衰竭时进行肾脏替代治疗，以减少锁骨下静脉狭窄。考虑 ICU 重症患者常需呼吸支持，开放气道患者多，颈内静脉感染风险增加，且颈内静脉及锁骨下静脉常需进行血流动力学监测，故股静脉置管进行肾脏替代治疗对 ICU 的重症患者更加适用，且 ICU 患者大多卧床，导管局部护理方便，并不增加感染风险。

（二）置管深度及位置确认

导管的尖端应位于大静脉内，颈内、锁骨下静脉置管理想位置在上腔静脉与右心房交界上方 1 ～ 2cm，股静脉置管尖端如能达到下腔静脉，可以明显减少再循环率。置管的深度可根据患者体型估计，一般右侧颈内静脉置管深度为 12 ～ 15cm，左侧颈内静脉或锁骨下静脉置管深度为 15 ～ 20cm，股静脉置管深度为 19 ～ 24cm。研究显示，即使是操作熟练的医师置管也有一定的导管异位发生率，因此，导管置入后其尖端位置需要经过 X 线片确认。

（三）置管方法

目前临床上最常用的中心静脉置管方式是 Seldinger 技术，该技术是 Seldinger 在 1953 年动脉造影时通过置入导丝而经皮插入导管的方法。随后，人们将此技术用于动静脉置管，建立血管通路，并随着技术的发展，由于其操作简单易行，患者痛苦小，并发症少，Seldinger 中心静脉导管置入法在临床上的应用也越来越广泛。

然而对于存在血管位置或形态变异、儿童及穿刺难度高的成年患者，Seldinger 导管置入法成功率大大降低，且增加并发症的发生风险。随着血管超声技术的进步，超声引导下的中心静脉置管技术得到了快速发展。它不仅可以在直视下发现中心静脉的位置、形态结构异常，使穿刺更加安全可靠，还可减少试穿次数及相关并发症的风险，但需要操作者有娴熟的超声技术操作经验。超声引导下的中心静脉置管技术可能是今后发展的方向。

（四）置管即刻并发症

1. 出血 / 血肿

主要是由误穿动脉引起，误穿颈动脉出血可采用压迫止血，但可能导致一些少见但严重的并发症（如气道梗阻、动脉夹层、动静脉瘘、脑血管意外等）；若误穿锁骨下动脉则不能直接压迫止血，对于凝血功能障碍者可能出现致命性大出血，但一般不出现压迫气道或脑血管意外等并发症；误穿股动脉后一般可有效地压迫止血，严重并发症少见。

2. 气胸 / 血胸

见于锁骨下静脉置管及颈内静脉置管时，颈内静脉置管比锁骨下静脉置管气胸发生率低。该并发症的处理主要根据病情穿刺抽吸或胸腔闭式引流处理。

3. 导管异位

常见异位包括颈内静脉至腋静脉、颈内静脉至心房、锁骨下静脉至对侧锁骨下静脉、锁骨下静脉至颈内静脉。置管完毕后需拍摄胸片确定导管位置。

4. 其他

中心静脉置管即刻并发症还包括一过性心律失常、心脏传导阻滞、神经淋巴管损伤、气栓、导管打结、心脏瓣膜损伤、心脏穿孔、心脏压塞等，但较罕见。

5. 置管远期并发症

置管远期并发症主要包括导管功能障碍、导管相关血栓形成和血管狭窄及导管相关感染等。

(1) 导管功能障碍：是指导管因不能提供充足的血流量而必须拔出导管。不同时期导致导管功能障碍的原因不同，在留置导管早期主要是由于机械因素如置管位置、打折、固定太紧所致，而晚期则常由导管内血栓形成、导管阻塞、导管外鞘或内鞘形成（纤维附着于导管内外）所引起。导管功能障碍的处理方法包括解除机械因素、拔出导管、抗纤溶药物的应用。抗纤溶药物仅在不能拔出导管的紧急情况下使用。

(2) 导管相关血栓形成和血管狭窄：导管相关血栓发生率远比临床上观察到的多，Trottier 和 Rahn 报道其发生率在 20% ～ 70%，与置管次数及留置导管时间成正相关，锁骨下静脉置管最易发生血管狭窄。导管相关血栓形成和血管狭窄临床表现多样，可无症状或表现为导管功能障碍、同侧肢体水肿、局部静脉曲张。根据置管史、临床表现结合血管造影和多普勒超声检查可以确诊。临床治疗主要根据患者情况，按照深静脉血栓的治疗原则进行处理，必要时拔出导管。

(3) 导管相关感染：是留管过程中的常见并发症，包括出口皮肤感染、隧道感染、皮下囊感染、导管相关血行感染等。导管相关感染随着导管使用次数的增加及使用时间的延长而增加。不同部位置管其感染的发生率亦不相同，一般认为导管相关感染的机会股静脉＞颈内静脉＞锁骨下静脉。导管相关性血行感染的防治原则是防重于治，及时发现，及时处理。

五、血管通路的性能和监测

（一）目标血流量

目标血流量是反映血管通路的性能的主要指标。血流量取决于导管的顺应性、弹性、长度、直径及开口情况，同时导管尖端位置局部血流情况也是影响导管血流量的重要因素。上、下腔静脉的血流分别可达到回心血量的 35% 和 40%，双侧颈内静脉、股静脉血流量均可达回心血量的 25%，而双侧锁骨下静脉血流量仅为回心血量的 10% 左右。一般双腔导管能满足 150 ～ 250mL/min。临床上可采取简易的方法来判断导管血流量：使用 20mL 注射器连接动脉腔，如注射器在 6 秒钟内被充满，则相当于血液流速为 200mL/min。建立血管通路后通过此方法可以快速地判断导管的性能。

（二）血管通路的性能

血管通路的性能还可通过监测血液输出端压力和血液回流端压力来判断，在保持稳定的血流量的条件下，两个压力一般保持恒定，静脉回流端压力突然升高，提示患者静脉端回流障碍，当输出端压力绝对值突然升高，提示动脉端引血阻力增加。当导管打折时可能出现两个压力同时升高。当导管压力突然变化时应仔细鉴别原因并及时处理。

（三）导管的再循环率

导管的再循环率是反映血管通路性能的另一指标。双腔导管静脉部分血流会再回流至动脉称为再循环，再循环可使肾脏替代治疗效率下降。再循环率可以通过以下公式进行计算：

$$R\%=(P-A)/(P-V)$$

其中，R%= 再循环率；P= 外周静脉溶质浓度；A= 动脉导管溶质浓度；V= 静脉导管溶质浓度，同时测定肌酐、尿素氮浓度。

再循环率的发生不仅与管腔开口有关，还与血流量、置管位置、置管深度有关。再循环率随血流量的增加而升高；股静脉置管（特别是置管深度浅时）比颈内静脉和锁骨下静脉再循环率高，尤其当置管深度浅（＜15cm）、导管尖端位于髂外静脉内时，再循环率可高达20%以上。将双腔管动静脉端倒接再循环率明显增加（可达到20%～30%）。因此，双腔管动静脉端倒接是非常规操作，严重影响溶质的清除，双腔管动静脉端倒接对持续肾脏替代治疗的影响要低于间断肾脏替代治疗，仅用于持续肾脏替代治疗持续时间长，对单位时间溶质的清除效率要求不高时。在肾脏替代治疗的过程中应尽量降低再循环率的发生，避免降低溶质清除效率。

六、血管通路的管理

血管通路的管理是在保证充足血流量和透析效率的同时，又要尽量避免相关并发症的发生，尤其是导管相关感染等并发症的发生。首先在替代治疗过程中要随时关注血流量及监测压力的变化，及时解除机械梗阻等因素，同时保持充分的体内或体外抗凝可有效预防血栓的发生，减少对滤器的损害及减少梗阻的发生。

导管相关感染并发症的预防包括置管中及置管后的处理。在置管过程中严格按照无菌原则进行操作，包括手卫生，最大限度地消毒和无菌屏障，穿戴好口罩、帽子、消毒隔离衣、消毒手套，大的无菌单，氯己定（洗必泰）局部杀菌消毒。在留管过程中也要注意导管相关感染的防护，包括穿刺点的护理，如手卫生、局部潮湿或有污染需随时更换贴膜、局部用氯己定消毒、避免使用抗生素软膏或用抗生素封管等。尽量限制导管的开放及使用次数，仅在肾脏替代治疗时使用管路，不推荐常规定期更换导管，如果不需要导管应及时拔出。在以上预防措施的基础上，总结出预防导管相关感染并发症的集束预防措施：①手卫生；②更严格的无菌操作；③氯己定皮肤消毒；④每天评估插管必要性，去除不必要的导管。以期有利于减少导管相关性感染并发症的发生。

第三节　滤器选择

一、滤膜的分类

滤器主要由支撑结构和滤膜组成，决定滤器性能最重要的部件是滤膜。临床上早期用于维持性血液透析的透析膜是由天然棉花制成的纤维素膜，系生物不相容性生物膜，能激活补体系统、白细胞、血小板和内皮细胞，诱发“氧化应激”和“炎症应激”。而现在常用的血液滤过器（简称滤器）的滤膜通常是通过化学方法合成，对纤维素膜的羟基进行修饰，使其生物相容性改善，同时合成膜的孔径增大，对水的通透性增加，对中、大分子溶质的清除率更高。

根据膜的材料性能分为未修饰纤维素膜、修饰纤维素膜和合成膜三大类型。各种膜的孔径大小也不同，通常将大孔径膜称为高通量膜，小孔径膜称为低通量膜。目前市场上常用的膜有下列五类：①未修饰纤维素膜（低通量），铜仿膜、双醋酸纤维素膜、尼龙铜胺膜；②修饰纤维素膜（低通量），血仿膜；③合成膜（低通量），聚砜膜、聚碳酸酯膜；④修饰纤维素膜（高通量），三醋酸纤维素膜；⑤合成膜（高通量），聚砜膜、聚酰胺膜、聚丙烯腈膜、聚甲基丙烯酸甲酯 (PMMA) 膜。

二、滤膜的特点

滤过膜是用高分子聚合材料制成的非对称膜，即由微孔基础结构所支持的超薄膜，膜上各孔径大小和长度都相等。未修饰纤维素膜的价格低廉，但通量低、生物相容性较差；经修饰纤维素膜生物相容性略有改善。合成膜具有高通量、超滤系数高、生物相容性良好的优点，成为目前重症患者 CRRT 中应用最多的膜材料。评估膜的性能主要包括以下几点。

（一）超滤系数

指每小时在每毫米汞柱跨膜压力下，液体通过透析膜的毫升数，反映膜对水的清除能力，其大小决定脱水量，是衡量透析膜通透性能的一个指标，单位为 mL/(h·mmHg)。一般高通量膜的超滤系数≥ 20mL/(h·mmHg)，常规的 CVVH 超滤率需达到 25 ～ 35mL/(kg·h)，高流量血液滤过的超滤率则需 35 ～ 50mL/(kg·h)，因此用于 CRRT 的滤器要求超滤系数应大于 30mL/(h·mmHg)，才能达到足够的超滤率。

（二）通透性

膜的通透性是评估膜的性能最重要的指标，通常用溶质的清除率来表示，它是评价滤器对溶质的清除能力。单位面积清除率是单位面积的质量转运系数，它反映最大血流条件下得到的最大清除率。高通量的合成膜孔径大，允许分子量在 30000 ～ 50000kDa 的分子通过，有助于清除中大分子溶质的清除。一般高通量透析膜要求尿素清除率＞ 200mL/min，β 微球蛋白清除率＞ 40mL/min。

为增加溶质的清除，尤其是大分子物质的清除，目前已有高截留分子量膜上市，其截留分子量可达 60000 ～ 100000Da。

（三）生物相容性

生物相容性泛指血液与生物膜接触后发生的一切不良反应。非生物相容性膜容易活化补体系统，产生过敏毒素 C3a、C4a 和 C5a，以及调理素 C3b 和膜攻击复合物，C5a 可诱导白细胞活化，诱发“氧化应激”和“炎症应激”，加重炎症反应。通常合成膜的生物相容性好，对补体系统、白细胞和血小板的活化作用弱，而且合成膜的吸附作用较强，活化产生的一些过敏毒素、细胞因子也能及时被膜吸附。

（四）吸附功能

未修饰纤维素膜表面有丰富的羟基团，亲水性好而蛋白吸附差，对纤维素进行修饰后，随着膜的疏水性增加，吸附能力也增加。大多数的合成膜材料由高度疏水性物质组成，具有吸附蛋白的功能，大分子物质，如肿瘤坏死因子(TNF-α)三聚体、多肽、白细胞介素-6(IL-6)和β2微球蛋白等的清除主要靠吸附清除。合成膜的吸附能力也不完全一致，聚甲基丙烯酸甲酯膜和聚丙烯腈膜的吸附能力最强聚酰胺膜和聚砜膜次之，铜仿膜吸附能力最差。合成膜的吸附功能不仅对炎症介质和细胞因子的吸附清除增加，改善了机体的过度炎症反应，而且改善生物相容性。如聚丙烯腈膜是被聚乙烯亚胺基所修饰后的新型生物膜，聚乙烯亚胺基降低了膜表面的电负性，但膜内部的电负性不受影响，因此对补体成分的吸附清除增加，改善了生物相容性。

因为膜的面积有限，所以膜的吸附能力有饱和性，要增加吸附清除需定时更换滤器。

(五)对凝血功能的影响

滤膜与血液接触后可激活凝血因子Ⅻ产生凝血因子Ⅻa，启动内源性凝血途径，最终纤维蛋白原变成纤维蛋白，沉积于滤膜的表面，同时血小板被活化，聚集黏附在滤膜表面，加重了凝血反应。如铜仿膜这样的非生物相容性膜容易引起内皮细胞损伤和血小板活化。与纤维素膜相比，合成膜对内皮细胞损伤和血小板活化明显降低，因此对凝血功能的影响也相对较小。将某些具有抗凝作用的物质固化在透析膜材料上，可抑制血液凝固，提高膜的生物相容性，还可降低肝素用量，并有可能实现无肝素化透析。研究结果显示：将肝素聚合在聚丙烯腈-聚乙烯亚胺膜上，透析效果良好，并可减少透析期间的过敏反应；固化壳聚糖和肝素共价物的聚丙烯腈透析膜也显示了良好的血液相容性，并可抑制铜绿假单胞菌的活性，降低了细胞毒性反应。将肝素共价结合到聚醚砜表面，既保持了聚醚砜的力学性能，又能提高透析膜的抗凝血性能。

综上所述，理想的滤器应当具有以下几个特性：①无毒、无致热原、物理性能高度稳定；②高通量，截留分子量明确，使代谢产物(包括中分子物质)顺利通过，而大分子物质如蛋白质等仍留在血液内；③高超滤系数；④生物相容性好；⑤对凝血功能影响小。

三、滤器的选择

CRRT是所有连续、缓慢清除水分和溶质治疗方式的总称。CRRT的治疗目的已不仅局限于替代功能受损的肾脏，近来更扩展到常见危重疾病的急救，成为各种危重病救治中重要的支持措施之一，与机械通气和全胃肠外营养地位同样重要。中华人民共和国卫生部2010年颁发的《血液净化标准操作规程》推荐CRRT时要求使用高通量透析器或滤器：具有高水分通透性和高溶质滤过率，有足够的超滤系数，通常≥50mL/(h·mmHg)，以保证中小分子毒素被有效清除，同时根据患者体表面积选择滤器的膜面积。2011年中华医学会重症医学会分会制定的《ICU中血液净化应用指南》推荐，CRRT时选用高通透性合成膜滤器。

膜材料、膜面积影响膜的清除能力。合成膜较天然膜清除能力强，在相同膜材料、膜通透性的条件下，膜面积越大，溶质清除越多。Hirayama通过一个体外试验比较了不同的滤膜材料和滤膜面积对 IL-6 的清除能力，结果发现采用 PMMA 滤器的滤出液中可检测到 IL-6，采用三醋酸纤维素膜和聚砜膜滤膜通过对流清除 IL-6 较 PMMA 滤膜清除的明显增加，但比较吸附清除 IL-6 能力，大面积的 PMMA 滤器显示了很好的清除效果。另有研究表明修饰的三乙酸纤维素膜与标准的合成膜滤器相比，具有相当的筛选系数和小分子溶质的清除率，而且价格便宜，是急性肾衰竭患者合适的选择。

通透性是滤器性能的重要指标之一。同样采用聚酰胺膜滤膜，通透性高、滤过面积小的滤器 (P2SH，面积 $0.6m^2$，分子截留点 60kDa) 与通透性低而滤过面积大的滤器 (Polyfluxl1S，面积 $1.1m^2$，分子截留点 30kDa) 相比，前者更能有效清除炎症介质，显著恢复重症感染患者外周血单核细胞增殖；高通透性滤器还可显著降低感染性休克患者去甲肾上腺素的用量，其作用与高通透性滤器清除循环 IL-6 和 IL-1 受体拮抗物的效率明显高于低通透性滤器有关，但研究发现高通量滤器 (P2SH) 对 TNF-α 三聚体 (分子质量为 51kDa) 的清除率仍不理想。

近年来，重症感染、MODS 应用 CRRT 越来越广泛，因为 CRRT 不仅能控制氮质血症，维持水、电解质和酸碱平衡，而且能通过清除炎症介质来恢复失衡的免疫内稳状态。许多研究表明 CRRT 除通过对流清除细胞因子、补体成分等，合成膜的吸附作用也是 CRRT 清除细胞因子的机制之一。有研究发现经 CVVH 治疗后患者血浆中的 TNF-α、IL-6 水平下降，超滤液中有较高浓度的 IL-6，但超滤液中未发现 TNF-α，说明 IL-6 可能通过对流清除，而 TNF-α 可能通过吸附的方式清除。体外研究中用 1% 白蛋白溶液作为置换液，发现各种膜对 TNF-a 和 IL-1 的筛选系数比预计的要高，因为其与膜的结合力高达 32%。Matsuda 对 51 例伴发肾衰竭的 ARDS 患者分成两组，一组采用具有吸附功能的 PMMA 滤器行持续血液透析滤过 (CHDF)，另一组采用间歇血液透析 (IHD) 和单纯超滤作为对照组，结果显示在 PMMA-CHDF 组在治疗 3 天后血 IL-6、IL-8 水平明显下降，呼吸指数有所改善，28 天生存率较对照组明显增高 (68.8%VS.36.8%)，表明采用具有吸附功能的 PMMA 滤器行 CHDF 来清除细胞因子是 ARDS 的一种新的治疗方式。

不同合成膜的吸附能力也不完全一致，P-A 和聚丙烯腈膜的吸附能力最强。但 Matsudak 比较了不同的膜治疗由重症感染引起的 AKI 患者，发现 PMMA-CHDF 在治疗 24 小时后尿量明显增多，而聚丙烯腈膜组则尿量无改变，Sakamoto 对感染性休克的患者在多黏菌素 B 的内毒素灌流器进行血液灌流治疗后分别采用 PMMA 膜和聚丙烯腈膜的滤器进行序贯治疗，结果发现两组患者虽然急性生理和慢性健康状况评分 (APACHE) 和序贯器官衰竭评估 (SOFA) 没有差异，但 PMMA 组血清纤溶酶原激活物抑制物 -1、蛋白 C、IL-6 和 N-arachidonoylethanolamine(AEA) 水平明显改善。Nakamura 采用 PMMA-CHDF 方法治疗严重感染、感染性休克患者，发现 PMMA 滤器有很好的吸附能力，不仅有效地清除促炎症介质如 TNF-α、IL-6、IL-8，也能有效地清除抗炎症介质如 IL-10，从而改善免疫麻痹状态。Abe 发现采用 PMMA-CHDF 治疗腹腔高压的重症急性胰腺炎患者，24 小时后腹内压明显下降，而且腹内压的下降与血清 IL-6 的下降呈正相关，PMMA-CHDF

通过清除炎症介质，改善了血管高通透性，减轻了间质水肿，从而改善了腹腔高压。Hirasawa 研究发现 PMMA-CHDF 能够降低单核细胞位点抗原的表达，恢复延迟的中性粒细胞凋亡。

滤器的吸附作用在一定时间内可到达饱和。一项使用聚丙烯腈膜滤器的研究表明，每 3 小时更换血滤器可提高细胞因子清除率并显著减少去甲肾上腺素用量；另两项使用 PMMA 膜滤器的研究也发现每 24 小时更换一次滤器可以显著降低感染性休克患者血中炎症介质水平，并改善临床表现。所以感染性休克患者接受 RRT 时应当定期更换血滤器以增加细胞因子的清除。更换滤器的另外一个原因是治疗过程中滤器中可发生微血栓形成而降低效率。

血小板减少是重症患者接受 CRRT 的一个常见并发症，不同的滤器对血小板减少的影响也不同。Liu 将 96 位伴血小板减少的需接受 CWH 治疗的 AKI 患者随机分成四组，分别为接受低分子肝素的聚砜膜滤器组和三醋酸纤维素膜滤器组，无肝素的聚砜膜滤器组和三醋酸纤维素膜滤器组，结果发现三醋酸纤维素膜滤器的两组不管是否抗凝均没有发现血小板数目的下降和血小板活化的增加，但聚砜膜滤器的无抗凝组出现血小板数目明显下降，同时血小板活化明显加强，提示三醋酸纤维素膜对血小板数量的影响比聚砜膜小，且经济，可作为急性肾衰竭合并血小板减少患者血液滤过治疗的较好选择。

随着科学技术的不断发展，近年来不断有新的滤器问世。新滤器主要有两大特点：其一是高截留分子滤器，其滤过膜孔径更大，截留分子量更大，能更有效清除炎症介质；其二是新颖的膜材料，减少了血栓的形成和蛋白的吸附，延长了滤器的寿命。

高截留分子滤器的膜孔径大约 0.1μm，截留分子量在 45000 ～ 100000kDa。如 P2SH 滤器，滤膜孔径为 10nm，膜的厚度为 50μm，纤维内径为 215μm，对溶质的截留分子量为 60kDa，用 P2SH 行 CRRT 时，治疗前后血浆总蛋白和白蛋白无明显变化，对 IL-6 和 IL-1 受体拮抗物的筛过系数分别为 0.65 ～ 0.92 和 0.9 ～ 1.4。另一种超高通量的滤器 P2SX，面积为 $1.27m^2$，膜的厚度为 40μm，纤维内径为 200μm，对溶质的截留分子量为 100kDa，对 IL-6 的清除率为 23 ～ 42mL/min，TNF-α 清除率为 15 ～ 28mL/min，IL-1 受体拮抗物的清除率为 25 ～ 54mL/min，但治疗前后血浆白蛋白亦有下降。目前上市的高截留分子滤器由不同的材料制成，包括聚酰胺膜、聚砜膜、聚丙烯腈膜和三醋酸纤维素膜，由于采用了不同的膜材料，不同的肾脏替代模式，而且很多研究缺乏对照组，很难评估高截留分子滤器对预后的影响。对两个中心采用高截留分子滤器膜治疗重症感染引起的急性肾衰竭的 4 个组研究共 70 例患者进行荟萃分析，发现该滤器对 IL-6 的清除率为 40mL/min，IL-1 受体的清除率为 42mL/min，与对照组相比，高截留分子滤器治疗组 IL-6、IL-1 受体拮抗物及血管活性药物剂量明显下降。高截留分子滤器对细胞免疫的影响研究很有限，在一项体外研究中发现经高截留分子滤器的滤出液与正常志愿者的单核细胞一起培养发现正常志愿者的单核细胞增殖能力下降，作者推测这可能和高截留分子滤器清除了重症感染患者部分能抑制单核细胞增殖的物质有关。

使用高截留分子滤器行 CRRT 时，应考虑到由于膜的孔径增大，一些有益物质也会同时部分丢失，如白蛋白、凝血因子等，同时对药物的剂量、营养的补充也都需要做相应的调整。

日本最近开发的新型聚砜膜滤器，该滤器膜面积为 $1.3m^2$，膜的厚度为 45μm，纤维内径为 200μm，该膜是由聚砜膜和聚乙烯吡咯烷酮膜两种既含有疏水基团又含有亲水基团的一种混合物，疏水基团和亲水基团同时存在使在滤器的表面能产生 2 ～ 3nm 厚的薄水凝层从而能减少血栓的形成和蛋白的吸附。研究发现该滤器对中小分子溶质（包括氏微球蛋白）的筛系数接近 1.0，对白蛋白的筛系数接近 0。

不同滤膜是否对 AKI 患者预后的影响仍有争议。一项前瞻性随机临床研究中，低通量聚砜膜、高通量聚砜膜和低通量三醋酸纤维素膜三组的生存率和肾功能恢复并无显著性差异，多因素分析显示患者的生存率仅与疾病严重程度相关，与滤膜的特性无关。但更多研究表明滤膜的通透性和生物相容性是影响患者生存率和肾功能恢复与否的重要因素。如一项前瞻性随机对照研究表明用 PMMA 治疗重症感染引起的 AKI 生存率为 84.6%，而用聚丙烯腈膜滤器治疗的生存率仅为 38. 5%，两者有显著性差异。

总之，对重症患者进行 CRRT 时，尤其是进行高容量血液滤过时，应选用高通透性、生物相容性好，并具有一定吸附作用，不激活补体系统，对凝血系统影响小的滤器，同时应该根据患者的体表面积、水肿情况选择合适膜面积的滤器。

第四节　肾脏替代治疗的模式选择

肾脏替代治疗起源于血液透析。过去 30 年，随着机械和电子技术进展。肾脏替代治疗模式也得以迅速发展。早期的肾脏替代治疗应用动静脉建立血液循环通路，20 世纪 80 年代末，单针双腔静脉留置导管和新一代血泵开发研制并应用于临床，肾脏替代治疗的模式发生了根本的转变，由原来的动脉 - 静脉治疗模式转变为静脉 - 静脉治疗模式。肾脏替代治疗方式也逐渐拓展，由最初的血液透析扩展为缓慢持续性超滤、持续静脉 - 静脉血液透析、持续静脉 - 静脉血液滤过、持续静脉 - 静脉血液滤过透析、腹膜透析、血浆置换、血液灌流及上述治疗方式的组合如血浆滤过吸附等。按照替代治疗持续时间分为间歇和持续肾脏替代治疗。按照治疗剂量可分为高流量和低流量肾脏替代治疗。

一、肾脏替代治疗模式的原理

缓慢持续性超滤 (SCUF)：液体在压力梯度作用下通过半透膜的运动，称为超滤。当膜的一侧液面压力大于另一侧时，在膜的两侧产生流动压差，即跨膜压，使小分子溶质从压力高的一侧向压力低的一侧做跨膜移动，小分子溶质以原溶液相同浓度随水分子一起通过半透膜而被清除，大分子溶质保持不变。

（一）持续静脉－静脉血液透析（CWHD）

持续静脉－静脉血液透析是根据膜平衡原理，将患者血液通过半透膜与含一定成分的透析液相接触，两侧可以透过半透膜的分子（如水、电解质和小分子物质）做跨膜移动，达到动态平衡，从而使血液中的代谢产物和过多的电解质透过半透膜弥散到透析液中，而透析液中的物质如碳酸氢根等也可弥散到血液中，从而清除有害物质。血液透析通过弥散清除溶质。

（二）持续静脉－静脉血液滤过（CVVH）

通过血泵维持一定的血流量，将血液引入滤器，在跨膜压的作用下，液体从压力高的一侧通过半透膜向压力低的一侧移动，液体内的溶质也随之通过半透膜得以清除通过输入置换液补充水分和电解质，并将已经净化的血液经静脉输回体内。其溶质清除原理为对流。

（三）持续静脉－静脉血液滤过透析（CWHDF）

由于 CVVH 单位时间内对小分子有毒物质的清除较差，在此基础上又发展出 CWHDF。CVVHDF 是在 CWH 的基础上实施的滤过和透析，是通过滤器膜两侧的压力差及浓度梯度达到清除水分和溶质的目的，从而可以清除过多的水分，又能清除一定的氮质代谢产物，保持机体内环境的稳定。

（四）腹膜透析（PD）

腹膜是具有透析功能的半透膜，具有良好的渗透和扩散作用，还有吸收和分泌功能。根据此原理，将透析液灌入腹腔，血浆中的小分子物质如浓度高于透析液，则弥散入透析液，而透析液中浓度高的物质则从透析液进入血浆和组织液，如透析液的渗透压高于血浆，血浆中过多的水分便渗透到透析液中。腹膜透析时，通过弥散进行溶质清除。

（五）血浆置换（PE）

主要用于排除体内的致病因子。通过离心或血浆分离器的方法从全血中分离出血浆，以清除其中含有的致病因子，同时向体内补充等量新鲜血浆或其他替代品的治疗方法。该方法不但有利于清除血浆中的病理性物质，还有助于血浆因子功能的恢复。

（六）血液灌流（HP）

血液灌流是指将患者的血液从体内引出进行体外循环，利用体外循环灌流器中吸附剂的吸附作用清除外源性和内源性毒物、药物以及代谢产物等，从而达到净化血液的目的。溶质被吸附到吸附材料的表面，与溶质和吸附材料的化学亲和力及吸附材料的吸附面积有关，而与溶质的浓度关系不大。吸附过程主要在吸附材料的小孔中进行。滤器膜对补体成分的吸附清除，可避免补体激活，改善组织的相容性，同时对炎症介质及细胞因子的吸附清除可改善机体的过度炎症反应。影响这种疗法的核心部分就是吸附材料，最常用的吸附材料是药用炭和树脂。

（七）血浆滤过吸附（PFA）

指先由血浆分离器分离出血浆，被吸附剂吸附后与血细胞混合，再经过第二个滤器的作用，清除多余的水分和小分子毒素。PFA 通常用树脂作为吸附剂，清除炎症介质和细胞因子等中、大分子物质。

（八）高流量血液滤过（HVHF）

高流量血液滤过是近几年出现的新技术。HVHF 显著增加了置换液量及单位时间内经过滤器的血流量，使大、中分子炎症介质的吸附和对流清除相应显著增加，有利于控制炎症反应，阻止或逆转由此导致的临床症状。

二、肾脏替代治疗的模式选择

重症患者应采用何种肾脏替代治疗方法，目前没有统一的标准。持续肾脏替代治疗虽然没有显示患者最终的生存优势，但随着其设备广泛发展和重症患者病情日益复杂，已成为重症患者不可缺少的重要治疗手段之一。随着对持续缓慢透析（SLED）和延长的每天透析（EDD）等新的治疗方式的应用和了解的深入，肾脏替代治疗在重症患者中的应用不断深入。由于缺乏推荐标准，重症患者肾脏替代疗法的模式选择主要依赖于患者病情、不同治疗模式的溶质清除机制、清除效率、清除强度和特点、各医疗机构现有的资源以及该机构的专长等。

（一）溶质清除的临床选择

肾脏替代治疗的溶质清除机制包括弥散、对流和吸附，不同情况下选择不同。

血液透析和血液滤过是目前临床上重症患者主要的肾脏替代治疗方式。血液透析通过弥散清除溶质，所采用的透析器膜的孔径较小，可清除血液中的小分子溶质如尿素氮、肌酐及尿酸，而对中、大分子溶质如细胞因子等清除效果差。血液滤过主要是模拟正常肾小球的滤过功能，即主要是通过对流的方式来清除水与溶质。由于滤器的通透性较高，通常低于 40000 ～ 50000Da 的溶质可被滤出，因此，对中分子物质的清除优于血液透析。

临床治疗中需要纠正威胁生命的电解质和酸碱紊乱，如患者出现高钾血症时，应首选血液透析，以快速高效降低血钾。与血液透析相比，持续血液滤过具有血流动力学稳定、溶质清除率高、利于清除炎症介质、为重症患者的营养和液体治疗提供治疗空间等优势。如患者以容量负荷过高为主要表现，伴有血流动力学不稳定时，如采用血液透析治疗，在 3 ～ 4 小时内清除过多水分，则往往受到限制。然而，许多临床研究和荟萃分析的结果显示 CRRT 和血液透析的临床疗效、并发症、患者预后均无显著差异。近年来 Vinsormeau 等进行了前瞻性多中心研究，纳入 360 例重症患者，随机进行血液透析或 CRRT，两组患者疾病严重程度和一般情况无显著差异。为保持血液透析过程中血流动力学稳定，应用高钠(150mmol/L)和低温透析液(35℃)，透析频率为每48小时一次，每次透析时间5小时。结果显示两组患者治疗后平均尿素氮水平无差异，28天、60天、90天对比生存率也无差异。提示维持患者血流动力学稳定、控制机体代谢水平方面，行血液透析能够取得与CRRT类似的临床疗效。但影响肾脏替代治疗和患者预后的因素众多，如肾脏替代的治疗剂量、开始治疗的时机、不同的膜材及营养支持强度等。故尽管目前的研究还不能得出明确的结论，但可以肯定的是，CRRT更适用于血流动力学不稳定而不能耐受血液透析的患者，而血液透析对于血流动力学稳定、需要快速清除小分子溶质的患者更有优势。同时，血液透析的费用也低于CRRT。

虽然腹膜透析治疗逐渐被相关的血液透析技术代替，但在发展中国家和贫穷国家，腹膜透析在肾脏替代治疗中仍然发挥一定作用。腹膜透析治疗的优点包括：设备和操作简单、安全、易于实施；不需要建立血管通路和抗凝，特别适合于有出血倾向、手术后、创伤以及颅内出血的患者；血流动力学稳定，较少出现低血压以及血压波动对受损肾脏的进一步损害；有利于营养支持治疗。但腹膜透析也有其局限性，如要求腹膜完整、有发生腹膜炎的可能、导致蛋白质丢失以及透析效率低等。

血液灌流是目前临床上一种非常有效的血液净化治疗手段，通过吸附作用清除血液中外源性和内源性毒物、药物以及代谢产物等，从而达到净化血液的目的，在临床上可用于急性药物和毒物中毒、肝性脑病、感染性疾病、系统性红斑狼疮、甲状腺危象等疾病的治疗。尤其在治疗药物和毒物中毒方面，占有非常重要的地位，是重症中毒患者首选的血液净化方法。在急性药物和毒物中毒时如出现以下情况应考虑血液灌流：血药浓度已达或超过致死剂量，药物和毒物有继续吸收可能，严重中毒导致呼吸衰竭、心力衰竭、低血压等，伴有严重肝、肾功能不全导致药物排泄功能降低者，能够产生代谢障碍和(或)延迟效应的毒物中毒(如甲醇、百草枯)。

(二)单纯与组合治疗的选择

肾脏替代治疗有多种模式，其溶质清除机制各不相同，多种模式优势互补。临床治疗中，常采用多种治疗模式的组合。例如，血液透析滤过是将血液滤过与透析相结合的治疗模式，是对流和弥散清除机制的组合。近年来有研究显示与单纯对流清除先比，弥散结合对流有利于进一步改善患者的预后，但结论的推广仍需进一步论证。血液灌流常与血液透析、血浆置换和血液滤过联合应用，治疗急性药物和毒物中毒。目前，滤器的工艺和性能得到极大提高和改善，许多滤器膜增加了吸附性能，尤其是聚丙烯腈纤维(俗称腈纶)膜，在应用的最初1～2小时最有利于细胞因子的吸附清除。联合应用肾脏替代治疗时，应给根据患者病情、治疗目的、药物和毒物类型合理选用。

(三)置换液前稀释和后稀释的选择

CWH和CWHDF模式治疗时，根据置换液的补充途径不同可分为前或后稀释。将置换液在滤器前的管道中输入，即前稀释法。其优点是置换液可以降低血液黏滞度，从而使滤器内不易发生凝血，有利于保证液体流变学条件。但该方式置换液的使用量较大，置换液的输入稀释了可以进行对流或弥散的溶质浓度，滤过液中的溶质浓度低于血浆，结果溶质总转运量降低。后稀释法是指置换液在滤器后的管道中输入。此种方法可节省置换液的用量，滤过液中溶质的浓度几乎与血浆相同，但超滤时增加了滤器血液侧红细胞与蛋白质的浓度，易发生滤器内凝血，限制了超滤速率，降低实际超滤效率。尤其在血细胞比容大于45%时不宜采用。前稀释、后稀释各有优缺点，临床治疗中常两者结合应用，即混合稀释法，既保证目标超滤率，又不至于发生滤器内凝血。

Pedrini 等比较了前稀释、后稀释(置换液输入量均为120mL/min)和混合稀释法(置换液输入量前后均为60mL/min)的溶质清除效率。结果显示后稀释和混合稀释法时尿素氮和肌酐清除明显高于前稀释。后稀释时随着滤过分数的增加，跨膜压亦随之增加，滤器的瞬时清除率随时间延长而降低。混合稀释法能较好地保留滤器膜的水和溶质转运特点，与后稀释相比，不影响溶质清除效率。

(四)血液循环回路的选择

持续肾脏替代治疗最初采用动静脉回路，依赖血压驱动血液进行体外循环。优点为回路建立方便，循环回路中血容量少。但具有其不可避免的缺点，包括动脉置管易于损伤动脉，导致出血或动脉粥样硬化性栓塞和肢体远端缺血；血流速度无法控制，依赖于动脉置管所在血管腔的大小和患者血压等血流动力学状态，使溶质的有效清除受到极大限制。这一问题在血流动力学不稳定的危重病患者尤为突出，动脉血压低使得血液流量明显受限。故目前通常不使用动静脉血液循环回路。

单针双腔静脉留置导管和血泵开发研制并应用于临床后，静脉-静脉血液回路成为临床治疗中常规采用的循环回路。双腔的静脉导管置入颈内静脉或股静脉等深静脉内，通过血泵产生血滤器前后的压力差，驱动血液流动，由于血泵提供恒定的血流量而不依赖于平均动脉压，能够保证较高的恒定的溶质和液体清除。静脉置管可避免动脉血管的损伤和出血等并发症。然而，使用泵驱动的体外回路，必须采用更为先进的仪器，包括压力监测器和空气泄漏探测器。随着超滤平衡控制机制的应用，现在的血滤机能够精确地调节超滤。目前，已形成专家共识，即在具备所需的设备和专业知识情况下，肾脏替代治疗应首选泵驱动的静脉-静脉血流回路。

第五节　肾脏替代治疗的剂量选择

肾脏替代治疗的剂量选择涉及治疗的频率、强度、效率及临床效应。如何合理制订肾脏替代治疗的剂量是目前研究和争议的重点。

一、肾脏替代治疗剂量的相关概念和计算

（一）持续肾脏替代治疗的溶质清除率血液净化的剂量和强度

通常指溶质清除率。溶质清除率可以通过血液中被清除的溶质计算，也可以通过废液中溶质含量计算。经过滤过器后，血液中溶质的浓度通常明显降低，因而通过废液中溶质的含量进行计算的分析方法更为常用。计算公式为：

K=(QECE-QDCD)/CB(公式 1)

其中 K 表示溶质清除率。QD 和 QE 分别是单位时间内的透析液和废液量。CB、CD 和 CE 分别是血液中、透析液和废液中溶质的浓度。由于超滤率 (QUF) 等于单位时间内废液和透析液量的差值：

QUF=QE-QD

公式 1 就可以变换成：

K=QD(CE-CD)/CB+QUFCE/CB

方程中 QD(CE-CD)/CB 为无超滤时的清除率，近似于通过弥散对溶质的清除率。如透析液未清除的血液中的溶质，即 CD=0，故可以简化为 QDCE/CB，反映血液中的溶质经透析清除后在透析液和血液中得以平衡。QUFCE/CB，是在透析液流量为 0(QD=0) 情况下的溶质清除率，近似于对流清除。

与传统的间歇性血液透析不同。透析液流率 (QD) 在持续血液透析期间实质上低于血液流速 (QB)。因此，小分子量溶质可能在血液和透析液之间达到完全平衡 (CE/CB≈1)，特别是在透析液流速较低时。只有透析液流速的增加到一定程度时，才无法达到平衡，因此，此时透析液流速和小分子溶质清除率之间产生近似线性的关系。相比之下，像 β2 微球蛋白这种高分子量的溶质的清除率受到扩散的速率限制，较少依赖于透析液的流速。

（二）CVVH 超滤率和筛过系数的概念和计算

CWH 模式下通过过滤作用清除液体，超滤率指单位时间内通过过滤作用清除的血浆中的水分，单位通常为 mL/(kg·h)。随着液体清除血液中的溶质随之通过对流作用清除，超滤率越高，溶质清除越多。同等量置换液，通过前稀释、后稀释或混合稀释输注，超滤率各不相同。

后稀释方式进行 CVVH 治疗时单位时间内通过血滤器清除的液体全部来自血浆，故超滤率的计算公式为：

超滤率 (QUF)= 每小时废液量 / 患者体重

前稀释和混合方式进行 CVVH 治疗时，置换液和血液同时流经滤器进行超滤，故超滤清除的液体一部分来源于患者血浆，一部分来源于置换液，故超滤率的计算公式应为：

超滤率 (QUF)=AX 废液量 / 患者体重

其中，A= 流经滤器血浆流速 /(流经滤器血浆流速 + 流经滤器的置换液流速)。通常血浆和置换液的流速单位为 mL/min。

从上述计算公式不难发现，同等条件下，等量的置换液采用后稀释治疗时超滤率高于前稀释治疗，前稀释超滤率降低的幅度取决于血液流速和置换液输入速率之间的关系。当血液流量和总废液流量保持不变时，增加前稀释置换液的输入速率将导致超滤率进一步减少。相反，增加血液流量将降低前稀释对超滤率的影响程度。但后稀释方式血液经滤器超滤后浓缩度高于前稀释，导致血液黏滞度增高明显易于发生滤器内凝血，反而影响超滤效率，降低滤器寿命。而前稀释条件下，血液浓缩度相对较低，不易发生滤器内凝血。可见，前稀释、后稀释优缺点互补，所以临床治疗中常常采用混合稀释治疗，以减少滤器内凝血，并保证溶质清除效率。

上述公式实际真正反映的是液体的清除，间接代表溶质清除。而事实上，溶质清除还受其他因素如滤器膜的筛过系数等的影响。对筛过系数 (CE/CB) 接近 1 的小分子量溶质，在连续性血液滤过时溶质的清除率大约等于超滤率。对于中分子量、大分子量的溶质，如微球蛋白，其实际清除率仍有争议，有研究显示其筛过系数随着超滤率的增加而增加，也有研究表明超滤率增加时其筛过系数不变甚至降低。

总之，作为小分子溶质的清除，如尿素，维持性血液透析时可达平衡。在总废液流量相当时，小分子溶质清除率在持续静脉血液透析和后稀释 CVVH 类似。虽然在前稀释 CVVH 时，超滤率和溶质清除率降低，但这种清除率的减少似乎被保护的滤器通畅性所抵消。因此，CRRT 的模式对小分子溶质的清除率影响不大。相比之下，与相当剂量的弥散相比，对流会更好地清除中分子量溶质。

二、持续肾脏替代治疗剂量与临床疗效

CRRT 超滤率与溶质清除密切相关，一直以来，不断有研究探讨 CRRT 剂量与临床疗效之间的关系。早年有影响的报道来自 Ronco 等的单中心研究，该研究将 425 例进行后稀释 CVVH 治疗的急性肾损伤 (AKI) 的危重患者随机分为超滤率 20mL/(kg·h)、35mL/(kg·h) 和 45mL/(kg·h) 组。患者 15 天的生存率在各组分别是 41%、57% 和 58%。低剂量组与后两组相比有显著差异 ($P < 0.001$)，而后两组之间无差异。提示 AKI 合并多器官功能障碍的重症患者应尽早行 CRRT，在进行 CRRT 时，超滤率至少应不低于 35mL/(kg·h)。但该研究也有其局限性。首先资料来自单中心研究；其次，研究持续了 5 年 (1994—1999 年)，跨度较大，而在研究的后两年感染性休克的治疗进展明显，患者预后有明显改善；该研究无辅助治疗资料，患者预后的影响因素不明确。另外，严重感染和感染性休克患者较少 (15%)，低于 ICU 中平均发生率 (50% ～ 60%)。

随后有研究继续探讨 CRRT 剂量对 AKI 的重症患者预后的影响。Bouman 等观察了 CRRT 治疗时机和治疗剂量对重症患者预后的影响。入组患者 106 例，治疗剂量分别为后稀释 CVVH3L/h[中位值 48mL/(kg·h)] 与 1 ～ 1.5L/h[中位值 19mL/(kg·h)]，结果未观察到生存率的区别。早期高流量治疗剂量组的 28 天生存率为 74.3%，早期低流量组为 68.6%，而晚期低流量组为 75.0%(P=0.80)。Tolwani 等对 200 例入选患者采用不同治疗剂量的研究得出了类似的结果，两组患者的治疗剂量分别为 35mL/(kg·h) 和 20mL/(kg·h)，

病死率分别为 49% 和 56%(P=0.32)。两项研究均未显示高治疗剂量的优势。

研究结果的争议推动着 CRRT 研究的不断进展。近年来美国退伍军人管理局和美国健康研究院、急性肾衰竭研究网 (ATN) 组织了多中心前瞻性随机平行对照研究，研究比较 CRRT 强化治疗与普通治疗的疗效，入选患者为 18 岁以上一个或一个以上非肾器官衰竭伴 AKI 需透析治疗患者。已接受 IHD 一次以上或持续缓慢透析 (SLED) 超过 24 小时者排除。肾脏替代治疗时间为 28 天或直至肾功能恢复。肾功能恢复的指标是尿量＞ 30mL/h 时血清肌酐自然下降，或收集 6 小时尿测尿肌酐清除率 (Ccr)，Ccr ＜ 12mL/min 继续肾脏替代治疗，Ccr ＞ 20mL/min 时停止。入选患者接受肾脏替代治疗的方案如下：血流动力学稳定者给予 IHD 治疗，血流动力学不稳定者接受 CVVHDF 或 SLED。如何选择由治疗医师决定。血流动力学稳定者出现血流动力学不稳定时改为 CVVHDF 或 SLED 治疗，血流动力学稳定后再改为 IHD。依据治疗强度患者分为两组，强化治疗组 IHD 或 SLED 每周 6 次，或者 CVVHDF 总治疗剂量为 35mL/(kg·h)；普通治疗组 IHD 或 SLED 每周 3 次，或者 CVVHDF 总治疗剂量为 20mL/(kg·h)。IHD 和 SLED 每次治疗的尿素清除指数是 1.2 ～ 1.4。主要研究终点是 60 天病死率，次要终点为院内死亡和肾功能恢复 (不需要连续透析治疗，最低 Ccr 为 20mL/mim 肾功能完全恢复为血清肌酐水平低于基础值 44μmol/L，部分恢复为高于基础值 44μmol/L 但不依赖于透析治疗)。研究时间从 2003 年 11 月至 2007 年 7 月，采用三醋酸纤维素膜或合成膜。实际入选患者为 1124 例，加强治疗组患者 563 例，普通治疗组 561 例。两组患者年龄、性别、种族、AKI 前肌酐、AKI 病因、少尿患者、APACHE Ⅱ评分、SOFA 评分等均无统计学差异。强化治疗组肾脏替代治疗时间为 13.4±9.6 天，普通治疗组为 12.8±9.3 天；CVVHDF 强化治疗组医嘱剂量为 36.2±2.8mL/(kg·h)，普通治疗组为 21.5±4.3mL/(kg·h)，P ＜ 0.001。实际治疗剂量两组分别为 35.8±6.4mL/(kg·h) 和 22.0±6.1mL/(kg·h)，P ＜ 0.001。主要终点 60 天死亡率强化治疗组为 53.6%，普通治疗组为 51.5%(0R=1.09，95%CI=0.86 ～ 1.40，P=0.47)。次要终点 60 天院内死亡率强化治疗组为 51.2%，普通治疗组为 48%(P=0.27)；强化治疗组 28 天肾功能完全恢复者为 15.4%，部分恢复者为 8.9%，普通治疗组分别为 18.4% 和 9.0%，两组相比均无统计学差异。ATN 研究表明，重症患者伴 AKI 增加肾脏替代治疗强度，与常用的常规治疗相比，并未改善患者的预后。两组患者死亡率、肾功能恢复情况、肾脏替代治疗的持续衰竭、肾外器官衰竭的情况两组间均无显著差异。研究结果与 Bouman 和 Tolwani 的研究一致。提示血流动力学稳定患者，增加 IHD 治疗达每周 3 次以上，尿素清除指数是 1.2 ～ 1.4，与普通治疗相比，未提高患者存活率；而血流动力学不稳定的患者增加 CRRT 剂量＞ 20mL/(kg·h)，也未改善患者预后。当然本研究仍有不足之处，如纳入研究的患者开始透析治疗的时间未标准化，部分患者来自退伍军人医院，男性患者所占比例较大。

RENAL 研究是继 ATN 的研究之后极具影响的多中心随机开放平行对照研究，研究对象为合并 AKI 的重症患者，共入选患者 1463 例，两组患者 CRRT 的治疗剂量分别为

33.4mL/(kg·h) 和 22mL/(kg·h)，研究观察两组患者 28 天病死率分别为 38.5% 和 36.9%，90 天病死率均为 44.7%，两组患者均无差异。

多种因素可能导致研究结果的差异，Rcmco 等用注入点方法将剂量反应部分和剂量依赖部分的联系分开，研究表明这个转折点在 35mL/(kg·h) 左右，但是 Bouman、Tolwani、ATN 和 RENAL 研究表明这个转折点在剂量小于 20mL/(kg·h)。研究人群的异质性、肾脏替代治疗的时机、实际治疗剂量等是导致出现上述争议的重要原因。目前的研究仍未证实肾脏替代治疗剂量与 AKI 合并多器官功能障碍的重症患者预后存在相关性。

对于感染性休克患者，机体炎症反应失控是病情发生发展的根本机制，基于上述机制和 CRRT 对流清除溶质包括部分炎症介质的原理，CRRT 的治疗剂量成为临床和科研关注的焦点。从理论上讲，高剂量的对流治疗患者可能从中获益。许多研究表明高流量的 CRRT 能够明显改善感染性休克患者的血管张力、降低血管活性药的用量，使部分顽固性休克患者病情得以一定控制或逆转，提示 CRRT 高治疗剂量对感染性休克患者可能更为有效。但无论是早年 Ranco 的研究、随后开展的针对全身性感染患者的 U 期随机研究，并没证实高流量 CRRT 能够显著改善患者预后。将 ATN 研究中全身性感染患者进行亚组分析。结果显示强化治疗组和普通治疗组患者的病死率分别为 57% 和 52.6%，将来自 RENAL 研究全身性感染患者进行类似的亚组分析，显示两组患者病死率分别为 46.8% 和 51.2%，也无显著差异。全身性感染和感染性休克患者 CRRT 的治疗剂量尚无定论。对于全身性感染患者是否需要进一步提高治疗剂量来改善患者预后值得探讨。

IVOIRE 研究是近期完成的一项大规模前瞻性随机对照的多中心临床研究，比较不同治疗剂量对感染性休克患者预后的影响。研究历时 5 年 (2005 年 10 月至 2010 年 10 月)，入选的 420 名感染性休克合并急性肾衰竭患者来自 3 个欧洲国家，18 个中心。入选患者感染性休克病程在 24 小时内，RIFLE 分级至少达到肾损伤标准，患者随机分为高治疗剂量组 [70mL/(kg·h)] 和常规治疗剂量组 [35mL/(kg·h)]，治疗持续 96 小时。观察的主要终点 28 天病死率两组患者分别为 37.88% 和 40.85%，90 天病死率分别为 56.06% 和 50.07%，两组均无差异。但 28 天和 90 天病死亡率均低于依据 APACHE Ⅱ 评分和 SOFA 评分预估的病死率。观察的次要终点两组患者去甲肾上腺素用量，高治疗剂量组患者有减少趋势，但两组间未达统计学差异；高治疗剂量组肌酐清除率显著高于常规剂量组，而氧合指数、出院率两组均无显著差异。为客观全面评价治疗剂量的作用，本研究还观察了两组患者 CRRT 期间血磷含量的变化，结果显示高治疗剂量组在治疗的 96 小时内血磷的含量始终显著低于常规治疗组。另外许多研究显示维生素 C 的清除随 CRRT 剂量的增加而增加。上述两种物质含量的减少可能导致患者免疫功能降低、骨骼肌无力、脱机失败等副作用。IVOIREStudy 研究结果表明，CRRT 高治疗剂量不能提高感染性休克合并急性肾衰竭患者的生存率；但与预计病死率相比。CRRT 中患者病死率显著降低，提示高治疗剂量的临床安全性。尽管结果阴性，并不能由此得出治疗剂量与这类患者预后无关的结论。一方面，可能 35mL/(kg·h) 的治疗剂量已达高治疗剂量；另一方面，由于存在上述血磷和维生素 C

清除的增加，也可能合并抗菌药物等清除的增加，因而抵消高治疗剂量的临床疗效；再者，高治疗剂量可降低患者去甲肾上腺素用量，可能需要对这类患者进一步分层研究，探讨其受益人群。

尽管不同研究存在争议，关于 CRRT 剂量尚无定论。但较为明确的是，对于 AKI 患者至少应给予 20mL/(kg·h) 的治疗剂量，而对于重症患者，治疗剂量至少应在 35mL/(kg·h) 以上。重症患者 CRRT 的治疗量效关系、最佳治疗剂量仍需探讨和研究。

三、持续肾脏替代治疗与间歇血液透析的结合治疗

自 1977 年 CRRT 被首次提出后，因其与 IHD 相比具有其独特的优势，在危重病症患者中得到广泛应用。

CRRT 为持续性超滤，血流速度较慢，对溶质的清除速度较慢，血浆晶体渗透压改变较小，细胞外液容量变化也较小；而 IHD 清除小分子溶质效率高，但由于短时间迅速清除，导致细胞外液晶体渗透压迅速降低，细胞外液向细胞内移动，结果导致细胞外液。特别是血管内容量降低，易导致循环波动。可见，从理论上讲，对于危重病患者，尤其是血流动力学不稳定的患者，首选 CRRT 进行肾脏替代治疗。

许多临床研究和荟萃分析比较了 CRRT 与 IHD 的疗效。Bagshaw 等针对 9 项随机对照试验进行荟萃分析，结果也表明虽然 CRRT 有利于血流动力学稳定，并能更有效进行容量控制，但 CRRT 与 IHD 治疗组患者在死亡率或肾功能恢复方面均没有差异。Mehta 等的研究将 166 例伴有 AKI 的危重病患者随机进行 IHD 或 CRRT，两组患者性别、APACHEU 评分和脏器衰竭数量等无显著差异，结果显示两组患者的生存率无统计学差异，但在肾功能完全康复的幸存者中更多人采用了 CRRT。总之目前的临床和实验研究仍不能得出关于两种模式效果优劣的明确结论。

IHD 与 CRRT 各有其治疗特点，而 CRRT 的突出优势为治疗期间患者血流动力学稳定性较好，在危重症患者，尤其血流动力学不稳定的患者治疗中具有其应用价值。两者结合可能有利于患者的治疗。

Saudan 等观察了透析与滤过相结合对 AKI 患者预后的影响。206 例患者随机分为 CWH 和 CWHDF 组，两组超滤率分别为 25±5mL/(kg·h) 和 24±6mL/(kg·h)，CVVHDF 中透析剂量为 18±5mL/(kg·h)，结果表明 28 天生存率 CVVH 组为 39%，CVVHDF 组为 59%(P=0.03)，90 天生存率分别 34% 和 59%(P=0.0005)，但两组患者肾功能恢复无显著差异。提示增加小分子物质清除可能改善急性肾衰竭患者的预后。

第六节　持续肾脏替代治疗置换液及透析液的配制及调整

CRRT 滤液中溶质的浓度几乎与血浆相等，当超滤率为 10 ～ 20mL/min 时，需补充与细胞外液相似的液体，称“置换液”。CRRT 中透析液与置换液的要求及配制相同，因而以置换液来代表两者。置换液包括商品化及自行配制的液体。目前国内商品置换液少，临床上多依据需要自行配制。

一、置换液配制的无菌要求

CRRT 时使用高通透性滤器，透析液可与血液直接接触，而置换液更是直接输入体内，因此均要求无菌。且随 CRRT 剂量的增大，每天有大量液体进出，因此液体的细菌学质量是影响治疗安全的重要方面。

置换液的无菌包括两个方面：一是液体生产过程的无菌，二是置换液配制过程的无菌。常规透析中，对透析液的细菌学质量有严格要求，包括美国医疗仪器促进协会 (AAMI) 及欧洲透析移植协会都提出了透析液细菌及内毒素含量的标准，但目前 CRRT 置换液中细菌及内毒素含量的标准还未明确，多参考大输液生产的标准。临床上也缺乏对置换液质量进行监测的方法。一般商品置换液细菌学质量可能较自行配制液体好。但商品置换液在使用前还需进行配制，加入一些必要的成分，如钾、糖等，配制过程也会影响液体的无菌质量。国内部分医院采用自行配制的置换液进行治疗，这些置换液的质量则主要决定于配制过程的无菌技术。除配制者严格按照无菌要求进行操作外，配制环境的洁净程度也影响到液体的质量。CRRT 过程中患者一旦出现肌颤、畏寒等症状，需考虑到置换液所致热原反应。

二、置换液配制

在 CRRT 过程中，必须连续地输入透析液和 (或) 置换液，从而达到改善内环境、超滤水分和溶质清除的目的。置换液电解质成分是影响 CRRT 患者内环境的主要因素，为了避免内环境波动，置换液配方原则上要求与生理浓度相符。

(一) 置换液缓冲系统的选择

按照缓冲系统的不同分为：碳酸氢盐、枸橼酸盐、醋酸盐、乳酸盐四类置换液。

1. 碳酸氢盐置换液

碳酸氢根离子是机体内最主要的缓冲剂，碳酸氢盐置换液最符合机体的生理状态，因此是最理想的置换液，急性肾衰竭合并多器官功能不全综合征应用高流量 CRRT 时应采用碳酸氢盐置换液，不宜用乳酸盐置换液。但在临床应用中应注意几个问题：商品化的碳酸氢盐置换液中碳酸氢钠溶液应贮存于特制的包装袋内以免挥发，临用前需将其和其余部分混合，切不可单独输入其中一部分；碳酸氢根水平应高于间歇血液透析使用的32～34mmol/L，推荐量为35mmol/L，以便更好地控制酸中毒；置换液中不含有磷酸盐，CRRT时可清除磷酸盐，应注意及时补充。前瞻性随机对照研究发现，分别采用碳酸氢盐置换液及乳酸置换液进行CRRT，碳酸氢盐置换液能更好地纠正酸中毒并减少心血管事件的发生。

2. 枸橼酸盐置换液

枸橼酸根离子在体内参与三羧酸循环并转化为3个碳酸氢根离子，且枸橼酸盐具有抗凝作用。目前，许多研究表明，使用枸橼酸盐局部抗凝可以获得良好、安全的效果，但是完全使用枸橼酸盐作为缓冲液，可能导致或加重酸中毒，所以仍需要更多的研究。

3. 醋酸盐置换液

醋酸根离子主要在肝脏和肌组织中转化为碳酸氢根离子，醋酸盐置换液具有稳定、可储存的优点，利于商品化生产。但是研究证明，醋酸盐置换液可导致低血压、心排指数降低等心血管事件的发生率增加，目前已经不推荐使用。

4. 乳酸盐置换液

乳酸根离子主要在肝脏转化为碳酸氢根离子，乳酸盐同样具有稳定、可储存的优点，且MietSchetz等认为乳酸盐置换液与碳酸氢盐置换液在尿毒症症状的控制、血流动力学的稳定性、血乳酸盐的浓度、酸碱平衡、对机体代谢的影响及电解质的平衡等方面无显著性差异。

但需要注意的是，醋酸、乳酸及枸橼酸盐进入体内后需进行代谢才能变为生理性碱基碳酸氢根，而这些物质在体内的利用并不完全，可能在体内会出现轻度蓄积，通常需提高置换液碱基浓度来弥补。如乳酸置换液中乳酸浓度一般为40～42mmol/L。健康人体乳酸代谢速度很快，约为100mmol/h或0.6mmol/(kg·h)。因此，采用乳酸置换液、流量2～3L/h时，患者一般耐受性较好。但高流量置换液治疗时，或患者有明显肝功能损害、循环衰竭及低氧血症等影响机体乳酸代谢的情况下，采用乳酸置换液可出现高乳酸血症及加重患者酸中毒。

（二）置换液中其他成分的配制

1. 钠

置换液中钠离子浓度变化相对较小，与血浆钠浓度相近，在135～145mmol/L。在患者出现明显低钠血症或高钠血症时置换液钠浓度也需进行适当调整，以减少血液与置换液钠浓度的差别，减缓血钠变化速度。如果自行配制置换液，可通过减少置换液中等渗盐水用量来降低置换液钠浓度；如果采用成品置换液，则可在置换液中加入适量灭菌注射药来降低置换液钠浓度。反之，需提高置换液钠浓度则可通过加入适量10%氯化钠溶液的方法。

2. 钙

血浆中离子钙浓度为 1.0 ～ 1.2mmol/L，因此置换液中钙浓度也应接近此浓度，需注意的是，一些特殊置换液中如碳酸氢盐、枸橼酸盐置换液中不能加入钙、镁离子，否则将导致结晶，故钙及镁离子常通过外周静脉通道补充。

3. 镁

置换液镁浓度建议为 0.7 ～ 1.1mmol/L。

4. 糖

由于临床危重患者本身即存在血糖升高及控制困难的情况，使用高糖置换液后更加重这种趋势。因此，近年来置换液糖浓度要求降低。建议糖浓度为 11mmol/L，此浓度略高于正常血糖水平，不至于引起患者血糖的明显升高。

5. 磷

多数置换液中不含磷，因此 CRRT 时通常会导致低磷血症的出现。目前已有不少学者提出在置换液中加入磷。血浆磷浓度为 1 ～ 1.5mmol/L，实际可滤过磷浓度为 0.89 ～ 0.96mmol/L，相当部分血浆中磷与蛋白结合或形成复合物，无法通过滤器。因此，置换液磷浓度可设置在 0.7 ～ 1.0mmol/L。

6. 其他物质

由于血浆中还存在大量可滤过物质，包括水溶性维生素、氨基酸、微量元素营养底物等，而置换液配方中并不含这些物质，因此行 CRRT 必然会导致这些物质的丢失。临床医师在 CRRT 过程中可适当补充这些物质，以减少其可能带来的不良影响。对于低蛋白血症患者，可考虑补充一定量的白蛋白或新鲜血浆。另外有人提出，每 2 ～ 4L 滤液中，有 2.7 ～ 3.0g 的氨基酸丢失因此，在治疗结束前也可以适当补充氨基酸。

目前临床使用的置换液除自行配制置换液外，还有一些商品置换液。国外商品置换液较多，包括乳酸盐及碳酸氢盐置换液，国内主要为乳酸盐置换液。部分单位使用在线 (on-line) 血滤机生产的置换液。

三、置换液的调整

上文所述置换液配方中各种电解质浓度相对固定。置换液中电解质浓度也可针对不同患者进行调整，以达到个体化配方，这也是 CRRT 的优势。

钾离子是置换液中变化最大、调整最频繁的电解质，因此大多数成品置换液中不含钾，治疗时需根据患者血钾的变化加入不同剂量。对于高钾血症患者，可通过降低置换液或透析液钾浓度，甚至无钾置换液或透析液来降低血钾。严重高钾血症行 CRRT 的患者，宜选择透析模式，即 CWHD 或 CVVHDF，同时可选择最大透析液流速，以最大限度及最快速度清除过多的钾。需注意的是，采用无钾透析液或置换液治疗时，需密切监测（每 2 小时测血钾一次），以避免出现低钾血症。CRRT 患者出现低钾血症，可通过提高置换液钾浓度来纠正。一般浓度不超过 5.5mmol/L，比较安全。

钠离子浓度一般不需调整，但严重高钠或低钠血症时例外。血钠高于 160mmol/L 时，或同时合并高糖血症，导致血渗透压异常升高患者，血渗透压的纠正需缓慢。如果血渗透压的下降过快，细胞内溶质来不及向细胞外转移，最终出现细胞内外渗透压的梯度差，水分向细胞内转移，出现细胞水肿，特别是脑细胞的水肿，症状与急性低钠血症类似。一般认为，单纯由于血钠升高导致的高渗状态，血钠下降的最大速度为0.5 ～ 0.7mmol/(L·h)或每天血钠的下降不超过原值的10%。此时需升高置换液中钠的浓度，避免血钠降低过快。血钠低于120mmol/L时，需降低置换液的钠浓度，以免血钠升高过快。CRRT治疗低钠血症最大优点在于血钠的上升是持续、缓慢且按计划进行的，此外还同时纠正了患者合并的其他内环境紊乱。

有时置换液碱基浓度也需进行相应调整。严重酸中毒患者，可提高置换液中碱基浓度，以促进酸中毒的纠正。碱中毒患者可降低置换液碱基浓度，以清除血清中过量的碱基。由于配制时减少碱基量会降低钠离子浓度，因而需相应加入10%氯化钠来补充。

总之，置换液的配制要个体化，定期监测患者的血气分析、电解质，根据病情做出相应的调整。

第七节 抗凝选择原则

目前，RRT已被广泛用于急性肾衰竭(ARF)和多器官功能障碍综合征(MODS)的治疗。与间歇血液透析相比，CRRT可缓慢、平稳地清除过多的水分和溶质，在重症医学科的临床应用更加广泛。由于存在长时间的体外循环通路，在CRRT过程中体外循环的抗凝非常重要。充分合理的抗凝可以防止滤器凝血，维持滤器功能，保证滤过效率和溶质清除效率，维持体外循环的开放，减少滤器凝血产生的血液丢失，减少医护人员劳动，甚至可减轻医护人员由于反复更换滤器导致CRRT过程中断带来的挫败感；但由于重症患者内皮细胞系统紊乱和凝血机制障碍，导致重症患者较易出现出血，过度抗凝会增加出血并发症的发生率。因此，选择合适的抗凝方法和合理的监测，保证充分而安全的抗凝是CRRT顺利进行的关键。

一、肾脏替代治疗抗凝目标和常用抗凝药物选择原则

肾脏替代治疗抗凝的主要目的是维持体外循环管路的通畅，维持滤器的功能，保证肾脏替代治疗的顺利进行。研究显示抗凝还可以减少血液与滤器膜材和管路内壁的接触反应，减少炎症反应和免疫反应的激活。

理想的抗凝目标是使用最小剂量的抗凝药物剂量，保证肾脏替代治疗的正常运行，维持滤器的有效滤过性能，并且不影响膜材的生物相容性，不影响全身凝血系统，同时减少出血并发症的发生。

理想的抗凝剂应该具有：①明确的抗凝和抗血栓作用；②最好能局部抗凝，对全身

凝血系统没有明显影响；③出血风险小；④药物抗凝作用监测简便准确，适于床旁进行；⑤有特异性拮抗药物；⑥长期使用无蓄积、无毒副作用和不良反应。

现在临床尚无理想抗凝剂，抗凝药物和剂量的选用仍需根据各种抗凝方法的优缺点和患者情况进行个体化选择。影响临床抗凝效果的因素很多，临床除抗凝药物的选择外，还需注意影响抗凝治疗的相关因素，保证肾脏替代治疗安全有效地进行。

肝素仍是CRRT过程中最常用的抗凝药物，全身性肝素抗凝是临床最常使用的抗凝方法。但是最近的研究越来越质疑肝素的临床安全性，特别是在重症患者中的安全性。由于重症患者存在抗凝血酶的降解和消耗，尤其是抗凝血酶m的缺乏和效应细胞的坏死凋亡，重症患者可能出现肝素抵抗；重症患者由于凝血激活和感染等情况使得抗凝血酶消耗，并且蛋白水解酶的降解作用使其血浆浓度降低；炎症反应过程中大量产生的氧自由基降低水解酶的抑制物a糜蛋白酶的活性，导致中性粒细胞释放水解酶增加，肝素亦可促进中性粒细胞释放水解酶，导致抗凝血酶进一步减少。

肝素主要通过结合抗凝血酶发挥作用，但是同时肝素也非特异性地结合其他各种蛋白和细胞。这种非特异性的结合导致肝素对炎症反应、内皮系统和自身清除产生不利影响。肝素不但与抗凝血酶结合，还和其他血浆蛋白结合，包括血小板因子-4，富含组氨酸的糖蛋白、玻璃体结合蛋白、纤维连接蛋白、脂多糖结合蛋白等，在炎症反应和感染情况下这些蛋白均明显增加，该结合作用导致肝素抗凝活性的下降。此外，肝素还可以和坏死或凋亡细胞紧密结合，导致其抗凝活性进一步下降，而与凋亡和坏死细胞结合的肝素是通过吞噬作用进行清除的，因此肝素的体内清除时间会明显延长。肝素与抗凝血酶结合仅占其总结合能力的一半，而低分子量肝素的这种与非抗凝血酶结合的能力明显降低。有研究显示采用低分子量肝素进行抗凝的急性肾损伤患者CRRT过程中，早期的滤器凝血与严重器官衰竭、消耗性凝血病和肝素抵抗有关，说明低分子量肝素的抗凝疗效与患者病情有密切关系。

肝素和低分子量肝素均可在多个水平作用于炎症反应过程，其促炎和抗炎效应受剂量、应用时机、患者临床病情等因素影响。肝素可通过结合严重感染患者内皮细胞表面的葡糖胺聚糖受体促进炎症反应；肝素与LPS结合蛋白结合，增强转移LPS到CDL4的受体的能力，导致内毒素诱导的单核巨噬细胞激活增强，产生促炎效应；但大剂量肝素可通过阻断炎症瀑布式反应的多个水平，包括补体激活、P选择素、L选择素介导的细胞黏附、迁移和活化炎症前转录因子NF-KB，产生抗炎效应；进行化学修饰的肝素衍生物降低和保留部分凝血活性，增加其抗炎作用，已经在抗肿瘤转移、免疫调节、抗移植排斥等方面发挥作用。

枸橼酸体外局部抗凝出血风险极小，有更长的滤器使用寿命，枸橼酸对炎症反应影响较小，但代谢并发症发生率较高。对患者预后的影响还需要大的多中心随机对照研究进一步证实。

枸橼酸在动脉端进入滤器前，螯合血浆中的离子钙，降低血浆中的离子钙浓度，抑制凝血酶的激活。枸橼酸可部分被透析清除，剩下的部分主要在肝脏、肌肉和肾脏实质内很快进入三羧酸循环代谢，半衰期为数分钟到10余分钟，对全身凝血没有影响。

枸橼酸除螯合钙剂作为抗凝药物之外，还是一种缓冲碱，1mol枸橼酸三钠可以产生3mol碳酸氢根。因此，在枸橼酸抗凝时，需要特别关注患者血酸碱平衡。

$Na_3citrate + 3H_2CO_3 = citricacid(C_6H_8O_7) + 3NaHCO_3$

枸橼酸局部抗凝常见的代谢并发症除代谢性碱中毒外，还有代谢性酸中毒、高钠血症、低钠血症、低钙血症、枸橼酸中毒等，可能导致心律失常、低血压甚至心搏骤停，因此必须密切监测患者离子钙浓度、血气分析和电解质水平。患者对枸橼酸的耐受性取决于枸橼酸输入的量和患者体内枸橼酸代谢速度，尤其是肝功能减退或循环状态不佳时，枸橼酸代谢明显减慢，极易出现枸橼酸蓄积中毒。如总钙和离子钙浓度的比值大于2.25，提示可能出现枸橼酸蓄积中毒，需要暂时停止枸橼酸输注，对症处理，密切监测血钙离子水平。枸橼酸体外局部抗凝导致的滤器内低钙状态，可以减少滤器内黏附在滤器膜材上的细胞炎症介质的释放。除此之外，枸橼酸还是能量来源，经过三羧酸循环可提供3kcal/g(0.59kcal/mmol)能量，每天大约500mmol枸橼酸进入患者体内代谢，约提供300kcal能量。

二、持续肾脏替代治疗对凝血系统的影响

（一）凝血因子

在维持性透析的尿毒症患者中，血液透析对凝血系统影响的研究较多，血液透析对尿毒症患者的凝血系统的作用是多方面的，既存在凝血因子的激活，又由于凝血激活导致继发纤维蛋白溶解亢进，导致新的凝血纤溶机制紊乱。但CRRT对重症患者凝血功能，尤其是凝血因子作用的研究较少，在无抗凝剂的CRRT过程中，滤器内血浆中存在轻度凝血激活过程，而患者体内血浆中可溶性组织因子、活化的组织因子抑制物浓度均未发生改变，凝血过程可能主要发生在滤器中。

（二）血小板

CRRT对血小板的作用主要是体外循环管路和膜材对血小板的激活作用，导致血小板活化，血小板数量减少，随着滤器使用时间的延长，这种激活作用逐渐下降。在肾衰竭患者由于CRRT对毒素的清除，有可能恢复被毒素抑制的部分血小板功能。在抗凝药物对血小板的作用方面，前列环素主要作用靶点是血小板，抑制血小板的活化，抑制血小板的黏附和聚集；肝素和低分子量肝素对血小板也有激活作用，可导致血小板减少；重组水蛭素、阿加曲班、比伐卢定等对血小板的影响较小，可用于肝素相关性血小板减少症(HIT)的替代抗凝治疗。

（三）抗凝药物

CRRT对各种抗凝药物的清除作用不一致。肝素是一种不同分子量的硫酸多糖混

合物，分子量在 5000 ～ 35000Da(平均 13000Da)，低分子量肝素 2000 ～ 8000Da(平均 5000Da)。研究显示肝素和低分子量肝素均不能被 CVVH 清除，其原因可能与肝素、低分子量肝素与蛋白结合有关。枸橼酸是小分子物质，可被完全清除，尤其是加用透析时，枸橼酸清除率明显增加。前列环素可结合在血浆蛋白和血小板表面，在 CRRT 过程中清除率约在 20%。甲磺酸萘莫司他及重组人水蛭素均不能被 CRRT 清除。

三、持续肾脏替代治疗过程中抗凝治疗选择原则

至于该将何种抗凝剂作为首选制剂用于 CRRT，何为最优的抗凝方法，目前仍未达成共识。肝素仍是目前最常用的抗凝药物，低分子量肝素和局部枸橼酸抗凝也已经逐步广泛运用，尤其是北美洲、大洋洲等，其他抗凝技术和抗凝药物也在临床开始使用。临床常用的抗凝药物有标准肝素、低分子量肝素、枸橼酸、前列环素、蛋白酶抑制剂 (水蛭素、阿加曲班) 等，这些抗凝药物都有其优缺点。

肝素和枸橼酸是目前临床常用的抗凝药物，肝素全身抗凝和枸橼酸体外局部抗凝是临床常用的抗凝方法，已有较多的临床对照研究探讨肝素全身抗凝和枸橼酸局部抗凝临床有效性和不良反应。CRRT 过程中，抗凝方法的选择应当根据患者的病情、凝血功能、医师的经验、抗凝监测的难易、药物的配制 (包括置换液的配制) 决定。存在活动性出血和近期有过严重活动性出血的患者需要行 CRRT 时，不能应用抗凝剂。对于全身性出血倾向和凝血障碍的高危患者如何选择合适抗凝剂是非常重要的。研究显示肝素抗凝与出血事件和病死率显著相关，可以采用不用抗凝剂或局部枸橼酸抗凝。枸橼酸体外局部抗凝不仅出血发生率低、滤器使用时间延长，而且能避免肝素抗凝所致的血小板减少症。局部肝素抗凝由于肝素鱼精蛋白复合物较易解离，随着使用时间延长，半衰期逐步延长，剂量难以控制，还有低血压等副作用，仅仅用于滤器使用时间过短又不能采用全身抗凝和枸橼酸抗凝的患者，临床不作为首选治疗方法。直接凝血酶抑制剂、前列环素和丝氨酸蛋白酶抑制剂各有其优缺点和适应证，但临床应用经验较少，价格较贵，需要进一步临床应用证实其有效性和安全性。

第七章 局灶节段性肾小球硬化

Rich 于 1957 年对那些临床表现最初与微小病变型肾病综合征 (MCNS) 相似，但其组织病理学变化却与 MCNS 明显不同的一组患者的尸体解剖结果进行了报道。这些患者与 MCNS 的共同特征是均没有明显的肾小球炎症表现，与之不同的是其肾小球基质广泛聚集并伴有结构塌陷。在不同的肾小球中出现异常的程度亦有很大的不同，通常病变仅累及每个肾小球的一个节段。因此，人们将这种病变命名为局灶性节段性肾小球硬化 (FSGS)。虽然以前也曾用过其他术语描述这种病变，如局灶和节段性肾小球硬化伴透明样变，局灶硬化性肾小球肾炎及局灶性硬化性肾小球病等，但 FSGS 是目前人们最广泛接受的确切的命名。

导致发生 FSGS 的各种事件目前尚不清楚。其所涉及的病理过程似乎与其他很多肾疾病中介导的进行性肾小球功能丧失的疾病完全相同。FSGS 也可能是起源于肾脏本身并常伴发肾病综合征的一种疾病。本章主要目的是探讨原发性或特发性 FSGS 病变，但对许多能够阐明在其他疾病 (这些疾病可能有助于了解有关原发性病变的发病机制) 中所出现的肾小球硬化过程的研究报道也进行了讨论。

第一节 局灶节段性肾小球硬化病因

局灶节段性肾小球硬化早期的临床表现具有多样性。这一特点强有力地提示 FSGS 的组织病理学变化是对各种不同刺激所产生的一种共同的反应，而并非是一个独立的病种。这些刺激的性质尚未完全被证实。对三种肾小球硬化形式的研究有助于明确这些病理变化是如何发生的。首先是原发性 FSGS。原发性 FSGS 患者的病理改变没有明显的潜在性病因，因此属于“特发性”疾病。其中大多数患者都有明显的肾病变，可能属于特发性肾病综合征 (INS) 的一种类型，后者也包括 MCNS 患者或系膜轻度增生的患者。在个别的研究中，肾病变患者中 FSGS 的发病率从低于 10%～40% 以上不等，这种情况可能反映了所观察的患者年龄、种族或其他特征的不同。由于不同的患者可以出现各种不同的症状，因此不同的临床过程和转归也提示了不同的发病机制可能是不同的 FSGS 患者的发病基础。

除活检证实为 FSGS 的 INS 病例外，其他肾小球硬化病例则为继发性 FSGS 或与已知的某些疾病或临床情况有关。这些疾病包括循环中存在异物的海洛因肾病；肾小球血流动力学发生变化的寡巨肾单位，肥胖症，或先兆子痫；细胞功能异常活化，如可能发生于人体免疫缺陷病毒感染时；遗传性疾病，如家族性自主性神经功能异常；及反应性或炎症性疾病，如反流性肾病，恶性肿瘤或血吸虫病等。在这许多潜在性疾病时，局灶性硬化似乎是由一种特异性的刺激相关的事件所引起的。这些刺激可能有助于我们了解肾小球硬化的潜在性原因。例如，肾小球硬化随着衰老，提示肾小球对随着年龄增长而普遍发生的硬化过程特别易感。应用止痛药或糖尿病的相关性提示细胞代谢的改变可能影响了沉积在肾脏的基质数量。大疱性表皮松解症(与汝整合素突变有关)时发生的FSGS揭示了异常细胞/细胞外基质(ECM)相互作用在疾病发病机制中的作用。

第三类患者具有另一种潜在的肾脏疾病。这些患者最初的诊断并不是局灶性硬化，而是节段性基质积聚和结构塌陷的证据却符合FSGS的诊断。这种病变预示当前存在或即将发生进行性肾小球损伤，并且提示在慢性疾病时肾单位丧失的一个最终的共同途径极有可能与原发性FSGS时所涉及的致病性事件相同。因此，深入探讨患者在没有其他明显肾脏疾病的情况发生FSGS的发病机制，可能有助于理解进展到终末期肾脏病的普遍机制。而从另一个角度来探讨有关这些潜在性病因对发生肾小球硬化的影响可能会揭示在原发性FSGS时被激活的细胞途径。

遗传性与局灶节段性肾小球硬化

FSGS的发生存在着一种遗传易感性，这一观点得到了几项研究的支持。在文献中至少报道了14对患局灶性硬化的双胞胎或三胞胎病例。家族性疾病可能呈单代或多代发病，单代形式尤其常见于美籍非洲人。在几个病例报道中的双胞胎或三胞胎都是在数月内先后发生了蛋白尿；这些患者以后经肾活检均证实为FSGS，提示了遗传易感因素引发了对同一种刺激的共同应答反应。有一对双胞胎的HLA完全相同，提示存在着一种免疫源性易感性。但是，对FSGS患者的HLA分型却未取得一致的结果。Glicklich等发现所有年龄的FSGS黑人和白种人患者中HLA-DR4的发生率均很高[相对危险性(RR)黑人为5.2，白种人为5.8]，在成人中(年龄大于18岁)这种相关性更强。人类白细胞抗原A28只与黑人FSGS患者相关。在另一组的初步报道中，HLA-B8(与微小病变相关)也与儿童FSGS患者相关。在西班牙本土的肾病患儿，局灶节段性肾小球硬化与HLA-DRw8相关，而在法国儿童中，B8与DR3和DR7相关。继发于海洛因肾病的成年男性黑人FSGS患者HLA-Bw53表达增加。相反，其他研究则未发现任何相关性。这些差异可能反映了这些研究是在不同地点不同种族人群所进行的这样一个事实。

HLA分型结果显示存在着一种对肾小球硬化的遗传易感性，但这种易感性是多因素的，其遗传性并不完全与特异性的免疫遗传位点相关。特殊的种族发病率和严重程度的类型反映了更普遍、更弥散的遗传类型。在北美儿童肾脏移植协作组的一项研究中发现，非洲裔和西班牙裔儿童占所有肾移植患者的23%，其中FSGS占38%。在一个单中心研究中发现非洲裔和西班牙裔肾病综合征患儿更可能发生FSGS；这些患儿早期出现血清肌酐和胆固醇浓度升高，常常会较迅速地进展为肾衰竭。

肾小球硬化可能是一种继发性病变，这种可能性似乎也显示出一种遗传因素。几个研究组已有研究表明肾衰竭的发生存在着一种遗传易感性。如果患者具有正在接受ESRD治疗的一级亲属，其本人需要接受此种治疗的危险性亦较高。在患Ⅱ型糖尿病的Pima印第安人中，发生蛋白尿的概率随着其父母蛋白尿频率的增加而增加。并且如果父母一方的肌酐水平增加，该患者出现血清肌酐水平增高的可能性也会显著增加。然而，这些结果可能仅仅表明糖尿病的严重性具有家族聚集性，也可能提示对于那些严重程度相同的糖尿病患者，其肾脏受累的严重程度也具有家族聚集性。

对正在接受ESRD治疗的患者的一级亲属的研究显示，非洲裔美国人具有类似的群集性。这些Ⅱ型糖尿病患者中37%有一个一级、二级或三级亲属正在接受ESRD治疗，而对照组的Ⅱ型糖尿病患者中仅有7%的患者其亲属患有严重的肾脏病。一般来说，非洲裔美国人ESRD患者与白种ESRD患者相比，很可能有一个亲属在接受终末肾脏病治疗。在对推测有高血压性肾脏病患者进行评估时，一个重要的发现是其亲属患肾衰竭的百分比显著增高，并证实其肾脏病是由于高血压外的其他原因所引起。这些观察结果表明，不管对肾脏病的潜在刺激如何，部分家庭显示了对肾衰竭的进展具有易感性。这种易感性可能由于肾小球的大小或数量具有种族的差异性。虽然这种易感性与FSGS并不相等，但在糖尿病和高血压时，肾小球硬化是导致肾小球疾病进展的一个常见机制，这一事实提出了以下可能性，即某些种族对于肾小球硬化的损伤所出现的应答反应显示出一种遗传倾向。在特殊的近亲繁殖小鼠种系中观察到，该小鼠对肾小球硬化具有的相似倾向性与人类的这种现象相平行。

近年来一些重要的研究进展都涉及许多特异性基因异常与发生肾小球硬化的栢关性。虽然这些患者的组织病理变化可能各不相同，但这些突变的特征均与类固醇耐药性肾病综合征相关。其中最重要并众所周知的类型为芬兰型先天性肾病综合征，此病与19号染色体q13.1 nephrin基因(NPHSI)突变有关。在1号染色体(1q25-q31)上发现的第二个基因目前被命名为NPHS2。它编码肾小球蛋白(podocin)，后者由上皮足突细胞产生。该基因纯合子异常时患儿会在3个月至5岁时发生肾病综合征，并可迅速进展为肾衰竭，但在肾移植后不会复发。另一种引起进行性类固醇耐药性肾病综合征的基因突变发生在ACTH4(α-辅肌动蛋白4)，后者可使肌动蛋白丝交叉联结到细胞内和细胞膜的其他结构上。该基因位于19号染色体q23上，其位点以前被命名为FSGS-1。

在11号染色体上发现的WT1(Wilims肿瘤抑制因子)外显子8或9的突变，与Denys-Drash和Frasier综合征相关(59c)。Denys-Drash综合征是以变异表达的先天性肾病综合征，XY假两性体或性腺退化及Wilms瘤为特征。其肾脏病变通常为弥散性系膜硬化。Frasier综合征包括XY性腺发育不全伴FSGS，或XX核型伴表型正常的女性发育，但可从FSGS进展为肾衰竭。在有相似的基因突变时/这两种临床表现存在变异性，部分有相似的基因突变的先征者家族却有正常的基因表型，这一观察结果显示该病的表达受到其他各种因素的影响。家族性FSGS也被定位于染色体11q21-q22位点和另一个尚未明确的位点。虽然许多 FSGS 基因的性质和功能尚未明确，但该资料显示这些基因可能影响细胞培养支架的装配或细胞与细胞之间的调控，其中任何一项异常都可能影响肾小球滤过屏障的完整性。此外，负责调控细胞增生或细胞外基质聚集或更新的各种基因，也可能与进行性硬化有关。在定位到相同检点的患者中，其染色体位点的多样性和临床异质性表明，多种基因均能够影响介导肾脏纤维化的各种因子的平衡。这些因子可以独立地或共同发挥作用而导致肾小球硬化。

第二节 组织病理学改变

Rich 报道的 FSGS 的典型组织病理学改变似乎首先出现在皮质与髓质交界处，这一观察结果并未得到所有研究的肯定。以后病变才逐渐进展到皮质外层。因此，在疾病早期行肾脏活检时，如果穿刺较表浅就有可能导致漏诊。病理学的异常仅影响部分肾小球(局灶性)，每个肾小球内仅有部分血管丛受累(节段性)。光镜下系膜基质呈节段性积聚。相关的毛细血管袢可以塌陷，伴有内皮下无细胞透明样沉积物聚集。这些聚集物似乎由基膜和相应的基质构成，并常与包曼氏囊粘连。在单个肾小球内，典型的病变起始于门区，从入球小动脉或系膜蒂逐渐向外扩展到血管丛。免疫荧光镜下常能见到 IgM 和 C_3 呈颗粒状沉积。未受累的肾小球节段可见到系膜区 IgM 和 C_3 沉积。虽然部分病例报道有 IgG 和 IgA 的沉积，但 IgG 并不常见。免疫荧光镜下显示弥散性上皮细胞足突融合，并累及到肾小球的未硬化区。在系膜旁和内皮下可见到电子致密物呈细颗粒状沉积。导致发生典型的硬化病变的 4 种成分为：肾小球基膜、系膜基质、塌陷的血管结构和来自间质区胶原的纤维性瘢痕以及相关的瘢痕组织成分。

在原发性 FSGS，尤其是进行性病变时，可能出现肾小管病变。肾小管肥厚常伴有间质炎症浸润，小管炎症的程度比在肾小球所观察到的病变严重得多。由于肾单位丧失使“小管退出”，肾单位中的肾小管数目减少，因此在低倍显微镜下观察显示有高密度的肾小球。随着病变严重进展，可见间质纤维化。此外，许多肾小球可以出现整个肾小球性硬化。这种肾小球受累的晚期症状必须与在正常肾脏偶然出现的全小球硬化相鉴别。

一、典型的组织病理学改变

一项研究中发现，在成人的肾活检切片上观察到的受累肾小球血管丛的百分比明显高于儿童。而且，通过连续切片更全面地研究发现，每个受累的肾小球血管丛的数目，无论成人和儿童都有明显增加。这一发现表明在单个血管丛内斑片状受累可能会加速病变的节段性变化。节段性受累的范围在很大程度上能够反映病变的严重程度和持续时间；而各种变异也能反映出硬化的病因。

最初曾推测部分 FSGS 病例中出现的常与包曼氏囊粘连的嗜伊红细胞的透明样沉积物是一个独立的病变。如果患者出现这种病变，就有较大可能进展到慢性肾不全。但是，目前却普遍认为这一病变是标准的组织病理学变化的一部分。更有重要意义的是在肾小球内可能与常见的离心性进展性病变不同的变化。在某些 FSGS 很少见到门周型的基质聚集，尤其是伴有人类免疫缺陷病毒 (HIV) 肾病时。最近，有人报道，在缺乏 HIV 感染证据时出现了一种相似的“塌陷性肾小球病”。在塌陷性肾小球病和部分 HIV 肾病中，病变呈分散性分布，似乎很少呈节段性。这种特发性的塌陷性肾小球病变比典型的 FSGS 的预后要差。

二、原发性肾病综合征与组织病理变化间的联系

特发性肾病综合征可以没有明显的肾小球组织病理学改变 (MCNS)；可以表现为典型的 FSGS；或者表现为伴有系膜细胞增生的 MCNS 或 FSGS。目前尚不清楚这些变化究竟是由于相同的潜在的疾病过程而引发的一系列临床变化，还是属于不同的疾病过程。根据最初的观察，MCNS 患者的病程为最良性的过程，而急进性 FSGS 则为最恶性的变异。当然，无论是 MCNS 还是 FSGS 患者，其原发性肾病的早期临床表现可以相同。鉴于部分 MCNS 对类固醇耐药，面部分 FSGS 则对类固醇敏感，支持 FSGS 和 MCNS 均为一个连续性疾病过程中的一部分这一假定。相反，MCNS 和 FSGS 患者对类固醇治疗反应的百分比之间存在的明显差异以及 FSGS 患者发生慢性肾衰竭的频率较高，则支持这是两个不同病种的观点。

另一种可能是，特发性 FSGS 代表了与 MCNS 重叠的一种进展性肾小球硬化，正像 FS-GS 与其他肾小球病变重叠一样。已有报道，表现为 MCNS 的病例会进展为 FSGS。虽然这种情况表明 MCNS 和 FSGS 属于同一种疾病的不同阶段，但部分病例在可能早期肾活检时，或由于标本的错误，或未取到近髓质的肾小球而使 FSGS 漏诊。而且，在早期的肾活检中发现硬化程度的增加与发生肾衰竭的可能性增加相关，再次提示硬化过程仅仅是一个可观察到的表现过程，通过这一过程，部分原发性肾病综合征患者发展为肾功能不全。但是，部分 FSGS 病例并不伴有肾病综合征，或仅有很短暂的肾病症状。

在分析 MCNS 和 FSGS 之间的联系时还必须考虑是否存在系膜增生性改变。轻度系膜增生可能代表一种特殊的疾病，一种反应性应答，或在无并发症的 MCNS 和 FSGS 之间的一种转化形式。MCNS 和 FSGS 发生时可伴有或不伴有系膜增生。系膜增生可能仅仅代表了一种不太常见，或许对疾病过程不太有利的全身反应，而并非反映了不同的病种。这样就能够解释人们已经观察到的现象，即系膜增生是疾病相对预后不良的一个指征。由于系膜增生病较常见于非洲裔美国人和有大量蛋白尿的患者，或许反映了其他临床事件的影响。最后要指出的是，FSGS 的组织病理学和生理学特点可能类似于 MCNS，但对类固醇治疗相对耐药，发生氮质血症的危险性较大，提示两者并非同一种疾病。Habib 等提出 MCNS，FSGS 和弥散性系膜增生代表了原发性肾病综合征的几种变异，可单独发生，

或同时并存。因此，在明确每一种病变的发病机制之前，这个问题将一直是引起人们极大关注和争论的课题。

第三节 肾小球基质聚集与结构塌陷机制

以上所列的每一种生理异常均可导致肾小球硬化。在对这些刺激性事件的应答中，肾小球在细胞功能上出现了一系列变化，这些变化引起FSGS的组织病理学改变。可以认为这些变化是最终造成基质积聚和结构塌陷的一个共同途径。

一、局灶性节段性肾小球硬化的基质积聚

已发现肾小球ECM细胞外基质主要存在于毛细血管袢和系膜区。在毛细血管袢ECM是由内皮细胞和脏层上皮细胞分泌的基膜组成；这或许就是基膜有三层结构的原因。其最主要的成分为Ⅳ型胶原，并有较多的层粘连蛋白和少量的entactin(巢蛋白nidogen)，硫酸肝素蛋白多糖(HSPGs)。GBM所含的阴离子HSPG成分比其他血管基膜要丰富得多，可能与肾小球滤过膜独特的筛网特性有关；在人类糖尿病肾病时这种成分可能会减少。ECM在肾小球中的其他重要定位是在系膜蒂。虽然此处的基质不会形成真正的基膜，但其成分与毛细血管壁ECM的成分相似，而不同于另外存在的纤维层连蛋白和二聚糖。肾小球ECM的其他成分包括血小板反应素和硫酸软骨素蛋白多糖。在肾脏发育期间所有这些蛋白的信使RNA(mRNA)的表达增强，而在肾成熟期则下降到较低水平。层连蛋白可能是来自血浆或来自浸润的细胞，但也可能在肾小球内局部产生。

在肾小球基质扩张时，聚集中的蛋白质可能表示肾小管基质正常成分增加或者表示肾小球内存在着各种在正常情况下观察不到的基质蛋白，例如间质胶原(特别是DⅠ型胶原)和核心蛋白多糖(decorin，一种小的无聚集性的蛋白多糖)。由于这种发生改变的基质成分与在胚胎期肾脏间充质的成分相似，因此，这种表示形式可能代表肾小球细胞的一种反分化状态。FSGS的Ⅳ型胶原似乎主要积聚在系膜区，而Ⅲ型胶原则主要聚集在肾小球周围的粘连处。因此，本病并不代表全身所有细胞受累并通过产生均一的瘢痕组织起反应的一种全身性疾病过程。不同的肾脏疾病蛋白的聚集也不同。在5/6肾切除SHRs的离体肾小球中纤维结合素的合成增加。对人类和动物糖尿病模型的观察的结果相互矛盾，但普遍的印象是层粘连蛋白、纤维结合素和Ⅳ型及Ⅴ型胶原、在系膜区积聚。由于部分模型显示α-3(Ⅳ)和α-4(Ⅳ)表达增加，而α-1(Ⅳ)和α-2(Ⅳ)则很少表达，因此，糖尿病病变可能也包括与形成Ⅳ型胶原三聚体有关的个体的胶原链类型的改变。相反，有报道在糖尿病小鼠，肾小球稳定水平的α-1(Ⅳ)mRNA以及层粘连蛋白β1的表达增加。PAN时汉型胶原mRNA表达增加。在人肾小球硬化时，α-2(Ⅳ)胶原mRNA表

达增强。总之，这些研究结果支持 ECM 蛋白 (尤其是层粘连蛋白和胶原) 产生增加，在 FSGS 和其他进展性肾小球疾病中起了关键作用这一假说。

细胞外基质聚集也可能由于 ECM 降解降低或由于其合成与降解之间的平衡发生改变所致。因此更新的速率对于确定 ECM 存在的数量很重要。近年来，基质降解的作用成为人们研究的热点问题。两种主要的途径为降解基质蛋白提供了特殊的运转途径。基质金属蛋白酶 (MMPs) 是一个中性的，含锌的作为前酶分泌并被催化激活的钙依赖性蛋白酶家族。MMPs 由抑制剂家族 [组织金属蛋白酶抑制剂 (TWs)] 转化后调节。虽然其底物的特征有重叠，每一种 MMPs 均显示有优先降解特异性 ECM 蛋白的功效。其他重要的基质降解系统 [纤维蛋白溶解原激活剂 (PA)/ 纤维蛋白溶酶途径]，与丝氨酸蛋白酶的级联作用相关，后者在纤维蛋白溶解时具有重要的作用。它们与 MMPs 基质降解酶因子 (stromelysin) 一起参与了层粘连蛋白的降解。PAs 也被蛋白水解作用激活，其活性被 PA 抑制剂或 PAIs 所抑制。目前尚不清楚在生理条件下蛋白溶酶系统是否能直接降解层粘连蛋白，或是通过启动 MMP 介导的降解级联而间接发挥作用。这些酶和抑制剂是由培养的系膜细胞、内皮细胞及上皮细胞在不同程度上产生的。

由鼠和人肾小球可产生基质降解酶及其抑制剂，表明在正常和异常的肾小球基质体内的平衡中可能发挥了作用。虽然这些酶在介导急性肾小球肾炎损伤中起了关键作用，但在急性损伤时很多蛋白水解性损伤可能是由浸润中的细胞产物所介导的。几种动物模型均显示 ECM 蛋白酶的作用是防止或溶解基质的聚集。例如，抗 -Thy-1 抗体诱发的自限性肾小球基质扩张模型中，白明胶酶 A(一种基膜胶原酶)mRNA 和 PA 活性的峰值均为 5 ～ 7 天，也就是聚集的基质开始溶解的时间。表明肾小球蛋白酶活性增加在基质聚集的溶解中起着重要作用。在介导硬化的过程中，PAS 和 PAb 之间的平衡也受到影响。各种慢性肾小球硬化模型也出现异常的基质降解 (蛋白酶的产生和活性降低，或蛋白酶抑制剂产生增加)。已发现在阿霉素肾病，链脲霉素糖尿病肾病和衰老时，大鼠肾小球内总的基质蛋白酶的活性降低。在 PAN 诱导的 FSGS 时，肾小球 MMPs 的 mRNA 表达降低，并伴有 ECM 蛋白 mRNA 表达增强。这些发现进一步支持了 ECM 蛋白酶在防止肾小球基质聚集中的作用。

二、细胞对致硬化刺激的应答

目前似乎已经明确了在 FSGS 时基质的更新发生了变化，但对此过程涉及的机制却不甚清楚。已知的是在硬化时肥大似乎很重要，肾小球基质的聚集很可能涉及了影响细胞生长的全身性激素调节剂和局部递质 (诸如介导炎症反应的花生四烯酸代谢产物和各种细胞因子，或各种生长因子) 的影响。生长激素转基因小鼠可发生肾小球硬化。另外的基因 (如 ECM 基因) 可在这些模型中被激活。相反，生长激素缺乏小鼠在肾次全切后或给予链脲霉素后则能抵抗肾小球硬化的发生。胰岛素样生长因子 -1 可以在体外激活系膜细胞使之增生并分泌胶原。而且，IGF-1 受体在糖尿病小鼠的系膜细胞内是增加的。这些结果表明了在疾病时异常的生长因子介导肾小球细胞的调节作用。

花生四烯酸代谢产物可在局部刺激后或由于全身代谢紊乱而产生，后者可为局部花生四烯酸的产生提供较多的底物。血栓素通过细胞系膜诱导层粘连蛋白 mRNA、纤维粘连素和Ⅳ型胶原的表达无论在肾次全切后，还是在注射抗一系膜细胞抗体后，抑制血栓素的合成均能延缓肾脏病的进展。

由肾小球固有细胞产生或浸润的免疫细胞衍化的各种细胞因子和生长因子也可调节介导发生局灶性硬化。Leptin(瘦素)可增强肾小球内皮细胞 TGF-β 的表达。由于肾小球肥大与毛细血管扩张相关，而且硬化由内皮细胞开始，因此这一发现很引人注意。白细胞介素 -1，表皮生长因子和 IL-6(每一种均能在体内或体外促进系膜细胞增生)，也可以刺激基质合成。在链脲霉素诱导的糖尿病肾病时已发现肾小球合成的肿瘤坏死因子(TNF)-α 和 IL-1 增加。此外，将系膜细胞暴露于晚期的糖基化终末产物(AGEs)(类似于糖尿病时产生的)的刺激作用时观察到血小板衍化生长因子(PDGF)抗体能阻止已经增强的增生作用。提示肥胖症、肥大、炎症及肾小球硬化可能相互关联。给大鼠静脉输入 PDGF 或小量的碱性成纤维生长因子(bFGF)，能引起增生作用增强和一定程度的系膜扩张，但不会引起蛋白尿。这一结果表明，PDGF 和 bFGF 作为有丝分裂原或致硬化剂的作用不需要蛋白尿的存在；引起蛋白尿的各种事件或者导致了这些细胞因子的产生，或者是一种特殊机制作用的结果。

在有关基质聚集的发病机制中，目前研究最广泛的细胞因子或生长因子或许就是 TGF-β_1。此种生长因子介导了抗 -Thy-1 肾小球肾炎的系膜增生。在人类 IgA 肾病、糖尿病性肾小球硬化及 FSGS 中，也在系膜区检测到了 TGF-β_1。在活体内将基因直接输入肾脏转染也可导致基质积聚。在体外，TGF-β1 可以增加胶原和层粘连蛋白等 ECM 蛋白的产生。而且，当培养的系膜细胞暴露于 AGEs，抑制 TGF-β_1 的活性可降低增加生成的基质。在抗 -Thy-1 肾炎时，TGF-β 暂时性的与上调的 PA 活性和增加产生的 PAI-1 有关。此外，TGF-β 通过系膜细胞直接刺激 PAI-1 产生。相反，已发现此生长因子可增加透明质酸酶 A 的表达，后者是降解大鼠系膜细胞Ⅳ型胶原的一个主要的肾小球蛋白酶。但在人类并未发现。患有与基质聚集相关疾病的患者肾小球 TGF-β 的染色增强，且 FSGS 患者尿中 TGF-β 的排泄增加。这些资料有力支持 TCF-β 在肾小球基质聚集中起了关键作用。

然而，TGF-β 本身并不能造成所有这些病例基质的扩张。对一个以增加基质产生并降低 ECM 蛋白酶活性为特征的体外“衰老”的系膜细胞模型的研究发现，TGF-β_1 并不能通过培养的系膜细胞增加硬化性基因表型的表达。而且，采用血管紧张素转移酶(ACE)抑制剂处理的 Fawn-hooded 大鼠显示有连续性的肾小球抗 TGF-β 抗体染色，而未显示硬化性进展。因此有人提出血管紧张素Ⅱ可能是肥大和基质扩展的一个介导剂。有人发现出现蛋白尿的Ⅱ型糖尿病患者 ACE 活性增加。在动物模型中，血管紧张素是引发心脏肥大的一个重要递质。在肾小球内，血管紧张素Ⅱ可刺激系膜细胞的收缩力和前列腺素 E_2 的合成。此种肽能促进系膜细胞的生长以及纤维结合素、Ⅰ型胶原及二聚糖的合成。在

PAN 诱导的肾小球肥大和硬化时，抑制 ACE 并不能明显地影响 P_{GC}，但确实能减轻硬化。由于转换酶抑制剂比其他形式的抗高血压治疗能更有效地消除肾小球硬化，因此，其机制可能是阻断生长因子样效应，而非血管紧张素Ⅱ的血流动力学影响。血管紧张素还可刺激 TGF-β 合成。虽然 TGF-β 和血管紧张素Ⅱ作用的顺序尚不清楚，但多种来源产生的这两种激素很可能对硬化的发生具有协同作用。

肾小球细胞功能异常可能反映了固有的细胞及由其他细胞产生的递质而触发的各种应答的异常。引起细胞聚集 ECM 的机制尚不完全清楚。影响平滑肌 α- 肌动蛋白表达增强的一种成纤维细胞样基因表型与系膜细胞产生的胶原增加相关。膜细胞和小管上皮细胞中的 TCF-β 刺激了这种基因的表达。再次表明了基质的聚集与反分化状态相关。TGF-$β_1$ 可刺激 TGF-β 家族特异性的 Smad 信号转导途径的活化，与生长因子触发的信号更普遍相关的其他途径活化。这两种途径均能够介导胶原产生增加。纤维生长因子 (CTGF) 是纤维产生的一个强有力的递质。这种肽由培养的系膜细胞、内皮细胞及 TGF-β 刺激后的成纤维细胞分泌。它能刺激系膜细胞产生数种 ECM 蛋白，并能增强糖尿病肾病动物模型 CT-GF 表达。

在 PAN 肾病时，硬化肾小球内的系膜细胞与非硬化肾小球内的系膜细胞相比能够保留更多的胶质碳，表明了细胞活化的一种状态。在与年龄相关的 Milan 大鼠肾小球硬化模型中显示，从实验大鼠培养的系膜细胞与从正常对照组培养的细胞相比生长速度增加。正在发生肥大的肾小球也能表达与整个细胞周期进展相关的原致癌基因 mRNA。部分针对出现变化的全身生理过程的治疗方法对肾小球：细胞行为也具有直接调节作用。例如，3- 羟 -3- 甲基戊二醛 (HMG-C9A) 还原酶抑制剂 (Lovas-tatin，洛伐他汀，可通过抑制肝脏胆固醇合成降低血浆胆固醇浓度) 在外周脂质浓度不升高的情况下，对系膜细胞的增生有直接的抑制作用。此外，在肾次切后，肝素对疾病的进展具有明显作用，这种作用并不依赖肾小球血流动力学的变化，表明肝素可能对肾小球细胞具有一种生物学效应，而非抗凝作用。总之，以上这些研究显示，无论是由于 TGF-β、血管紧张素Ⅱ刺激或是其他机制所致，只要正常形式的细胞信号和功能发生变化，均能改变细胞的活性而引起硬化。

肾小球细胞对不同刺激的应答可能会随着疾病进展而变得更具有致硬化性。正常细胞一基质间的相互作用对维持相应分化的细胞状态具有重要作用；细胞对各种不同信号的应答性质部分取决于细胞对基质的附着、细胞表面受体对基质蛋白的结合及由此而确定的细胞形态和信号转导机制的活化。由于基质的特性会随硬化的进展而变化，细胞一基质间相互作用的性质也可能发生变化。因此认为，硬化的过程是一个持续的、不断增强和不断加速的过程。

为与 FSGS 相关的会导致产生各种特异性生长因子的刺激作用的各种生理过程。其中每一种刺激依次又能激活引发硬化的各种细胞应答反应。这些事件又引起延长和加重硬化过程的细胞功能的进一步变化。

第四节 局灶节段性肾小球硬化临床方面

一、临床表现

根据就诊时是否存在肾病综合征将 FSGS 患者进行分类。表现为肾病综合征的那些患者通常具有典型的蛋白尿、低蛋白血症、水肿及高胆固醇血症。在三项儿科研究中，171 例 FSGS 患儿中的 35 例 (20%) 没有肾病表现。而无肾病表现的成人患者的比例似乎稍微高些。但是，由于有些研究报道的病例是经过安排的治疗人群，因此，很难准确地判断在 FSGS 时肾病综合征的发病率。而且，在较早期的研究中可能很少进行常规筛查，对于尿异常相对轻微的患者很少进行肾活检，而对肾病患者则很有可能进行肾活检。Goldszer 和 Cotran 曾指出，在为明确无症状血尿和蛋白尿的基础病所进行的肾活检中，某种硬化性病变的发病率可能高达 30%～50%。相反，在经过肾活检的肾病患儿中，FSGS 的发病率为 8%～27%，而肾病成人中 FSGS 的发病率仅有轻度增高。无论是成人还是儿童，经病理学诊断为 FSGS 的肾病患者更常见于非洲裔美国人，但其发病率在所有的患者群体中可能正在增加。

FSGS 可发生于各年龄组的患者。一项研究报道，儿童发病高峰为 2～3 岁。该项研究中的一个重要发现是所有年龄小于 3 岁的患儿全部为男孩，足以说明该项研究中的发病率是以男孩为主。尽管其他研究也引证 FSGS 以男性病例为主，但并不完全准确。目前尚不清楚这种性别优势究竟是代表了高血压动脉粥样硬化等其他因素的影响，还是代表了衰老对这种硬化过程的影响。

虽然不能简单地根据临床表现对每个 MCNS 或 FSGS 患者做出鉴别，但患有 FSGS 的肾病患者更可能出现高血压，血清肌酐浓度升高，和(或)血尿。在一项对儿童和成人 FSGS 的比较研究中发现，儿童与成人相比在发病时不太可能出现高血压或氮质血症。在成人中，应对 FSGS 所致的高血压与可能引起肾脏病的原发性高血压加以鉴别。这种鉴别对于非洲裔美国人尤其重要；正如先前提及的肾脏疾病家族聚集性所显示，明显的高血压性肾硬化在肾活检时可能会证实为 FSGS。

有人建议，对大部分肾病患者在就诊时进行肾活检。例外的情况包括患有其他可能会引起肾病的疾病，如乙型肝炎，或 HIV 感染，或 18 个月至 10 岁的儿童，对这些患儿通常可采用皮质激素试验性治疗。另一个观点是，即使是成人，类固醇试验性治疗可能与肾活检一样具有诊断价值。

二、实验室检查

(一)尿液分析

尿蛋白量是滤过负荷，排泄分数，和分解代谢分数的一种功能反映。因此，虽然很多患者在尿试纸分析时常会出现＋＋＋～＋＋＋＋的蛋白尿（＞300mg/dL），但长期蛋白尿和明显低清蛋白血症（＜1g/dL）的患者，其清蛋白的滤出负荷可能非常低，以至于尿中蛋白的含量也相对低。相反，经肠道外途径补充清蛋白的患者，其中大部分清蛋白会从尿中排出，从而使每日尿蛋白的排出量明显增加。一般来说，最有用的方法是计算函数时间内的蛋白排出量，对于非氮质血症患者，通过测定尿蛋白/肌酐的比值，估计固定排出的尿蛋白量。正常比值为＜0.2，如比值＞3.5则考虑为肾病水平蛋白尿。在儿童，FSGS时蛋白尿定量常大于MCNS。

FSGS时蛋白尿的原因仍是争论的热点。典型的MCNS由于选择通透性曲线显示中分子清除分数下降，蛋白尿对于清蛋白具有选择性。因此推测MCNS属于一种电荷选择性障碍病。而在FSGS则普遍认为其选择性较差，选择通透曲线显示既对中分子清除减低，又对大分子清除增加。但至少有一项研究已经表明FSGS与MCNS一样，肾小球多阴离子是减少的。而且，有人提出，滤过阴离子的中分子蛋白的孔径减小和静电屏障消失既是MCNS，也是FSGS时蛋白质的处理发生变化的基础。

高达40%的病例尿沉渣中可以出现血尿。在无合并症的肾病时，由于肾病患者容易发生体液潴留，而且尿中有大量多余的溶质（蛋白），尿比重应该增高。低比重尿可能不具有临床意义，但如果出现尿浓缩功能障碍，则提示存在肾小管间质病变，后者是肾脏进行性受累的一个标志。糖尿或出现N-乙酰-β-D葡萄糖苷酶或氨基酸尿也是小管功能障碍的一个重要标志，提示存在FSGS和疾病进展的可能性。并应与范科尼综合征进行鉴别，范科尼综合征的蛋白尿是由于无法重吸收由肾小球滤出的清蛋白所致。

（二）血清化学检查

血清生化的改变取决于患者的临床表现。非肾病患者和有孤立性血尿或蛋白尿的患者，其血清或血浆生化检查可无异常。肾病患者则有低清蛋白血症和低蛋白血症。血清胆固醇升高。在肾病症状加重期间，血浆甘油三酯浓度也增高。由于血浆脂质稀释的影响，血清钠可以出现假性降低；超速离心法可准确测出血清钠浓度。真正的低钠血症可能反映了抗利尿激素分泌过多，或在限制钠摄入和（或）采用利尿剂的情况下，液体摄入过多而出现的稀释作用。伴有或不伴有肾病综合征的患者血清肌酐和尿素氮水平均可升高。如果是非肾病患者，这些数值的升高则表示肾小球滤过功能确实受损。伴有或不伴有FSGS的原发性肾病综合征患者，由于肾灌注降低，血清尿素氮的升高与血清肌酐升高可能不成比例，肾病患者有时可能发生可逆性肾衰竭，后者是由于肾内水肿和通常维持GFR的物理压力破坏所致。

在FSGS时，由于从尿中丢失，血清IgG水平可以降低。个别的血清补体成分可从尿中丢失，但由于肾脏炎症所致补体消耗的血清学证据则非常少见。

第五节 局灶节段性肾小球硬化治疗

由于 FSGS 患者的临床表现和严重程度各不相同，很难对其治疗做出分析。人们曾经认为本病无一例外预后不良。但这种观点并不完全正确。除非不良反应掩盖了潜在的疗效，一般均应采取进一步的治疗措施。治疗措施分为以下几方面：针对发病机制中潜在的免疫 / 炎症方面的治疗，对症治疗及通过干扰与疾病进展相关的各种生理事件而直接减缓疾病进展的治疗。

一、针对免疫功能障碍的治疗

（一）皮质类固醇疗法

虽然 FSGS 对类固醇的反应不如 MCNS，但有部分 FSGS 肾病患者在皮质激素治疗后出现了缓解。每日至少 60mg 糖皮质激素，部分患者需要长达 9 个月治疗才出现疗效。甚至对糖皮质激素治疗出现部分效应，加用或不加用烷化剂治疗时，50% 的 FSGS 成年肾病患者能保持稳定肾功能。患者增生的淋巴细胞对类固醇抑制作用的高敏感性与 FSGS 对类固醇治疗的反应相关，进一步支持该药对免疫功能的作用。但是，至少有半数患者对传统的口服糖皮质激素疗法无效应。

对于泼尼松龙耐药的 FSGS 患儿，目前已经有了替代治疗方案。可采用甲基泼尼松龙 (30mg/kg，最大量 1000mg) 隔日 1 次静脉冲击，共 6 次，之后以相同剂量每周 1 次静脉冲击，共 10 周，然后每次剂量相同，逐渐减少用药次数。同时隔日口服泼尼松龙 2mg/kg，部分患者也可采用烷化剂。23 例接受治疗的患儿中，12 例出现缓解，6 例蛋白尿减轻，4 例无改善。仅有 1 例患儿确实发生了肾衰竭。此种治疗可能会产生明显的激素不良反应（包括发生致命性的感染），而且，另外一些研究人员发现，在不同的疾病类型时并无明显疗效。但对于儿童来说，这种超大剂量皮质激素与其他类固醇治疗方案相比能够取得较显著的疗效。

（二）烷化剂 / 细胞毒性药物

虽然对类固醇无效应的患者中仅有一小部分仍对烷化剂治疗有效，但有人在回顾了其他研究结果后发现，接受泼尼松龙联合烷化剂治疗的患者的缓解率明显高于未接受任何治疗的患者。因此，尽管细胞毒性药物有风险，但对于经过选择的患者值得考虑试验性治疗。7 例对一般剂量激素治疗无效应的患者中有 2 例采用长春新碱治疗有效。

FSGS 患儿对细胞毒药物治疗可能会出现较好的疗效。一项总结了 9 个系列儿童病例的报道显示，247 例 FSGS 患儿中有 57 例 (23%) 对激素有效应。70 例无效应的患儿采用细胞毒药物治疗，其中 21 例 (30%) 有效应。虽然全体观察对象中 31% 对某种治疗干预有效应，但到研究结束时仅有 20%的患儿仍处于缓解中。当时无法确定有多少患儿最初就发生了 FSGS 和肾病综合征，有多少患儿在已经出现了几次类固醇效应性肾病综合征后，当他们变为类固醇耐药时才发现有 FSGS 病变。后一组患儿通常对包括环磷酰胺在内的各种治疗均耐药。虽然有报道氮芥可能有效，但还未在前瞻性的临床对照试验中进行评价。几项研究表明皮质激素和烷化剂在联合应用时具有最大疗效。

（三）环孢素和大环内酯类

在对激素无效应的高危儿科患者（非洲裔美国患者和西班牙患者，这些患者很有可能发生硬化）的一项研究中，采用了较大剂量的环孢素。由于环孢素具有亲脂性，给予大剂量是为了中和这些患者高脂血症的影响。结果无论是蛋白尿还是疾病进展的速度均有所减轻。对成人的早期研究曾显示，环孢素可能会促进肾小球硬化的发生或进展。但是，最近在一项对照研究中发现 70%的患者，其中包括了一大部分在接受了环孢素（剂量在 125～225mg/L，足以维持 12 小时低谷水平）治疗后出现了完全缓解或部分缓解的成人病例。相比之下，对照组中只有 4%的患者出现效应。严密监测正在接受环孢素患者的肾功能是非常重要的；肾活检对于鉴别肾毒性和肾病进展可能很有必要。有人对一小部分皮质激素耐药，包括出现 FSGS 的肾病患者采用 FK506 治疗，其中部分病例显示该药有助于控制蛋白尿的水平。

（四）其他治疗

有人在一小组不同病因所致的肾病患者中采用了 mycophenolate mofetil 治疗并取得了疗效。血浆除去法对一小部分原发性 FSGS 成人患者勉强有效。

二、肾病综合征的对症治疗

（一）利尿剂

一般情况下，处于钠潴留期的肾病综合征患者对利尿剂的敏感性不如其他全身水潴留的患者。虽然对这一现象的解释仍是目前具有争议的问题，但就 FSGS 患者的全身功能而言，似乎其血管内容量或有效的动脉血容量均有降低。肾小球灌注可能减少，伴肾小管钠排泄减少，从而干扰了利尿剂的疗效。但是，传统剂量的袢利尿剂对大部分患者都是有效的。此外，美托拉宗或氯噻酮单用或与袢利尿剂合用均有明显疗效；但应谨慎使用利尿剂，以免血管内容量减少过多导致血管虚脱。

对严重水肿的患者，静脉输注清蛋白配合利尿剂治疗可能有效。这种疗法的指征为：有腹膜炎潜在危险的严重腹腔积液，大量胸腔渗出引起的呼吸窘迫，阴囊或外阴严重水肿并有潜在的组织溃破危险，或其他威胁性命的并发症。

清蛋白输注对于钠大量重吸收而较长时间无尿的早期患者可能具有诊断意义。可给予 25%的清蛋白 1g/kg，最大量 50g，之后静脉注射呋塞米 1mg/kg，最大量 40mg。此种疗法具有较严重的潜在不良反应，包括诱发高血压危象或肺水肿。因此，有人建议开始时先给计划剂量的一半。另一个诱导利尿或维持体液稳定排出的方法是静脉连续输入清蛋白。对类固醇敏感性肾病综合征患者，反复输入清蛋白可能会延迟疾病的缓解；对类固醇耐药的患者，蛋白从血管中不断丢失，最终可造成血管外容量扩张，水肿加重，并降低肾小球滤过作用的驱动力。因此，对大多数 FSGS 患者，不推荐定期给予清蛋白以维持血管容量和尿量。

（二）食物中水和钠的限制

肾病患者似乎常常处于一种钠潴留状态，每日限制钠摄入量≤1000mg 则能减轻钠潴留。水的摄入量应等于尿量加不显性失水量。如果患者不能饮水，则开出的液量应尽量接近尿量和不显性失水量的总和，这将有助于预防不断增加的体液潴留。

（三）抗高血压治疗

应给予必要的抗高血压药物使血压维持在可接受的水平。开始治疗前，应测量患者的直立血压，并保证患者良好的组织灌注，以除外可能由于血管内容量减少而引起肾素调节反应所引起的高血压。应用降压药预防并减轻疾病进展的问题在下文中讨论。

（四）抗生素或疫苗

感染性并发症是肾病综合征的一个重要的潜在性问题。应及时对任何感染的症状（如发热、呼吸道症状、严重腹痛、局部肿胀或压痛等）进行测定，如确定为感染，应给予经验性抗生素治疗。对反复出现严重细菌感染的患者，可给予预防性抗生素治疗，如口服青霉素 250mg，每日 2 次，但并不完全有效。患者似乎特别容易发生肺炎球菌感染。对成人推荐给予多价肺炎球菌疫苗，对儿童，推荐给予肺炎球菌和流感嗜血杆菌疫苗。对于尿中丢失免疫球蛋白和调理素因子的患者，这些疫苗的疗效可能不甚理想。

（五）肾病状态的其他治疗

长期的清蛋白尿耗竭了血管内的一种重要的载体蛋白和胶体成分。其他蛋白质也可以丢失。在治疗肾病时应对这些情况加以考虑。例如，Vit-D 结合蛋白从尿中丢失，可同时伴有 25-OH-D 的丢失。慢性肾病患者骨骼矿物化明显降低。因此，应测定 FSGS 患者血中离子钙水平，并补充 25-OH-D。甲状腺结合球蛋白也可从尿中丢失，虽然 FSGS 患者甲状腺激素水平会因此降低，但临床上甲状腺功能一般都正常。清蛋白是一种载体蛋白，地戈辛和抗惊厥药等在正常情况下均以一奋的比例与血浆清蛋白相结合，因此在计算此类药物剂量和监测药物水平时应考虑清蛋白从尿中丢失所造成的影响。

三、针对肾小球硬化发病机制的治疗

（一）降压药

单用卡托普利或利血平、肼屈嗪和氯噻嗪联合治疗均能有效地降低糖尿病大鼠高血压。这两种方案对早期的病理变化的影响相似，但三联治疗方案仅能延缓肾小球硬化的发生。卡托普利组短期和长期的保护作用均强于三联组，这至少部分是因为尽管采用三联疗法，但 P_{GC} 最终还是增高。而卡托普利治疗组大鼠的 P_{GC} 并不升高。用依那普利治疗肾次全切大鼠时也观察到了相同的结果。对人类进行的对照研究表明，ACE 抑制剂能有效地减轻Ⅰ型和Ⅱ型糖尿病肾病患者进行性肾衰竭的相对危险性。至少对糖尿病肾病的高危患者，目前推荐采用此种方法。已发表的 meta 分析研究显示，在其他肾脏病时采用这种相似的治疗可能也有效。

（二）降低高滤过的治疗手段

如果肾小球硬化是由于大分子通透性增加（高滤过）所致，降低滤过驱动力则应该能改善预后。在一个无临床对照的试验研究中发现，30 例类固醇耐药性肾病综合征成人(其中 16 例为 FSGS) 中的半数以上患者采用非类固醇抗生素甲氯酸钠治疗后尿蛋白的排出减少了 40%，但总的有效 GFR 并不降低。鉴于非类固醇抗生素具有潜在性肾毒性，尤其对应用利尿剂而血容量减少的肾病综合征患者，长期应用此类药物所产生的影响还有待于确定。另一替代治疗方法是限制饮食中蛋白质的摄入，此疗法会减少滤出的蛋白负荷，减轻大鼠进行性肾小球硬化时的肾小球损伤。有报道此种方法也能有效减缓人类肾病进展速度，尽管随后的研究发现此种方法仅仅在某些疾病时有效。减少每日蛋白摄入的作用机制可能是改变了肾小球灌注和高滤过作用，但不排除严格限制饮食使热量减少的影响。在 PAN 肾病时，限制饮食中的蛋白质会导致与 ECM 转化有关的各种的 mRNAs 表达普遍下调以及大鼠肾素 / 血管紧张素系统的相关基因表达下调，表明食物对细胞功能(并不是调节血流动力学)也有直接的影响。在人类限制食物蛋白质也能降低血浆肾素活性。因此降压疗法或限制饮食由于减轻了肾小球高压，由于对尿滤出蛋白的影响，或通过调节各种生长因子或细胞因子均可能发挥效应。鉴于以上研究得出的有益影响，对经过选择的患者采取这些疗法可能有效。但对于儿童，长期限制蛋白的摄入时还必须权衡儿童生长发育对适量营养的需要。

（三）降脂药

肾病患者血脂升高会引起或加重动脉粥样硬化性心血管病。由于脂质介导性损伤可能与疾病进展有关，降低血脂很可能有利于延缓硬化的发生。有作者报道在治疗一个患急进性 FSGS 的 15 岁男孩时，先采用血浆分离置换法降低低密度脂蛋白以稳定肾功能，然后用普伐他汀 (piuvatatin) 一直维持了肾功能的稳定性。各种降脂药(尤其 HMG-CoA 还原酶抑制剂)均能有效降低肾病患者的血浆胆固醇浓度。动物实验也发现，洛伐他汀可减慢 Zucker 肥胖大鼠肾脏病的进展。补充食物中的多不饱和脂肪酸可以改善 Zucker 肥胖大鼠或肾次全切的正常大鼠的肾脏病转归。值得注意的是，洛伐他汀也能增加肾小球蛋白酶的活性，表明高脂血症损伤了 ECM 的正常转换。

（四）抗凝治疗

对泼尼松龙和环磷酰胺不敏感的 FSGS 患儿，可给予泼尼松龙加双嘧达莫或血小板抑制剂阿司匹林，可给或不给全身抗凝剂。抗凝治疗法可增加血小板的半衰期并减少蛋白尿。与对照组比较，应用血小板拮抗剂可在一段时间内较好的维持肌酐清除率。如前所述，至少部分抗凝剂可能是通过凝集系统之外的生物学效应而发挥作用。部分临床医师也提倡采用抗小板聚集剂预防静脉血栓形成。血容量减少的患者最有可能发生凝血病但有文献综述显示 FSGS 患者发生的急性血栓事件比膜性肾病患者少得多。因此，对处于高危血栓事件的 FSGS 患者应保留采用抗凝剂治疗。

四、对患者的治疗方案

从上述讨论中明显看出，儿童和成年患者的治疗方案是不同的。一般情况下，儿科肾病专家对于 FSGS 的治疗倾向于采用更积极的治疗方法。如果患者属于非肾病性 FSGS 或肾功能正常，则无采用特殊疗法的明确指征。由于大多数未经治疗的患者几乎都会发生肾衰竭，因此成年肾病患者与儿童一样均可能从较长疗程的皮质激素治疗中受益，每日最大剂量为 60 ～ 80mg。而成年肾病患者至多只有 50% 会从上述治疗中受益。医师在治疗时也需权衡患者对类固醇毒性的耐受能力。对症治疗包括审慎应用利尿剂。血管紧张素转换酶抑制剂可以降低蛋白尿并延缓疾病的进展，但此疗法的优点仅在部分糖尿病大型对照试验中被证明。限制食物蛋白的同时需严格限制饮水量，后者一般难以做到；由于这种干预疗法的疗效在 FSGS 并未得到证实，因此应将其作为最后的一种治疗手段。

目前在儿童中应用最广泛的是直接针对免疫系统的治疗。大多数患儿在接受肾活检之前会口服泼尼松龙一段时间。最近对儿童采用大剂量甲基泼尼松龙的治疗获得成功，表明此种疗法大有希望，但对患儿有相当大的不良反应，对老年人可能也有较大的毒性。环孢素的治疗也取得了成功。但要确定此特殊疗法的疗效，还需要对大量的患者进行临床对照研究。对患儿则需要进行多中心的有临床对照的试验研究。在研究中所涉及的实际问题被解决之前，仍需从临床方面判断以决定是否采用此种特别的治疗方法。

第六节　局灶节段性肾小球硬化临床病程与转归

一、临床特点

如前所述，FSGS 患者可伴有或不伴有明显的肾病综合征。至少有部分肾病患者的病程似乎进展较快，在 2 ～ 3 年内迅速出现肾衰竭。相比之下，那些不出现肾病的患者一般转归较好。在美国的一项对成年患者的研究中，92% 的非肾病 FSGS 患者在 10 年后有存留肾功能，而肾病患者中仅有 57% 在 10 年内保留有肾功能。然而，日本学者对小儿的一项研究表明，患者发病时的症状并不会影响疾病的转归。患者对治疗的反应也有助于判断预后。在小儿，分为以下三种类型：激素敏感型；初期敏感，以后（在发病 18 个月之内）变为耐药型；不敏感型。第一组患者一般预后良好，其余两组则显示进展为肾功能不全的概率很高。已明确这类患者包括那些年龄小、严重肾病、高血压、非选择性蛋白尿及进展迅速的患者，其发病可能还涉及了血管因素。

肾病变的严重程度与迅速进展性的相关关系表明重度蛋白尿既可能是不良的预后因素，也可能是疾病进展的一个原因。在高滤过和肾小球肥大之间的相关性以及小管间质炎症的潜在的影响支持存在这种因果关系。研究者发表的资料显示了大量蛋白尿与不良的临床转归之间的相关性。但是，另外一些研究却没有发现此种联系。后者的研究与以上结果相符合的是重度蛋白尿可能是疾病严重程度的后果，但并非是原因。

二、并发症

（一）感染

腹膜炎是儿童肾病综合征最常见的并发症。有些患儿可能会反复发生感染。腹膜炎常见于大量腹腔积液时，最常见的致病菌仍为肺炎链球菌，几乎占全部病例的一半。其余25%的致病菌中可见大肠埃希氏杆菌，也可见流感嗜血杆菌。其他常见的感染有败血症和肺炎。成年人对感染的易感性也有增加，严重感染时，采用静脉置换免疫球蛋白可使之缓解。

（二）治疗的并发症

肾病综合征患者最常见的治疗并发症可能为医源性的。类固醇诱发的不良反应有感染、肥胖、骨质疏松、脱发、皮肤紫纹和假性脑瘤。如果患者坚持低钠饮食，则减缓高血压发病率。长期接受大剂量类固醇治疗的患儿可表现为生长迟缓，但在停用激素后，生长速度能赶上。目前发现皮质类固醇诱发的白内障在儿童中有很高的发病率，但很少损伤视敏度。烷化剂治疗的并发症包括淋巴细胞减少，骨髓抑制，癫痫发作（与苯丁酸氮芥有关）及膀胱毒性（与环磷酰胺有关），长期潜在的影响为性腺功能障碍或对癌症易感。控制细胞毒药物的剂量和疗程可能会减轻这些长期的影响。

（三）血栓形成现象

血栓形成事件的发病率在肾病患儿为1.8%，在成年人则高达26%。由于肾静脉发生血液浓缩，且局部循环中的凝血抑制因子可从尿中丢失，因此血栓形成特别常见于肾静脉。虽然膜性肾病等其他肾小球疾病较常发生血栓形成，但所有FSGS肾病综合征患者的确具有血栓形成素质的倾向。

（四）妊娠的并发症

FSGS患者发生严重妊娠并发症的概率很高，包括自发性流产、死胎和新生儿死亡。此外，FSGS时偶尔可发生先兆子痫。目前尚未明确这一常见的可逆性病变（与可能在妊娠期出现症状的亚临床疾病不同）是否与特发性FSGS属于同一种病变。

（五）局灶节段性肾小球硬化患者的死亡

肾病患儿长期转归的早期报道显示，激素敏感型肾病患儿极少出现死亡。相反，激素不敏感型患儿的病死率占 20%，其中大部分为 FSGS。许多患儿死于感染，提示为诱导缓解所做的过分努力可能引起了明显的免疫抑制作用。其他非肾性的死因为血栓栓塞现象、出血性膀胱炎及低血容量性休克。

三、预后

FSGS 的转归通常与患者对治疗的反应有关。一个对成年患者的文献综述显示尽管各研究组对患者的随访时间不同，但 76 例激素敏感型患者中仅有 5 例接受 ESRD 治疗，而 100 例激素不敏感型患者中有 46 例需要接受 ESRD 治疗。西南儿科肾脏病研究小组在一个为期 7～217 个月的随访研究中报道，FSGS 患儿中有 21% 发生了 ESRD，23% GFR 下降，37% 仅有持续性蛋白尿；11% 出现缓解，8% 失去联系。最近发表的对成年患者的一项回顾性研究表明，所有在泼尼松龙治疗后至少出现尿蛋白减少的患者在 10 年后仍保留有肾功能。而激素无效应和未经治疗的患者在 10 年时亦有相似肾功能存活率 (40%)。

肾活检时的某些病理特征有助于对那些将会出现进展性病变且预后不良的 FSGS 患者做出鉴别。这些特征包括新月体的存在，间质浸润或系膜细胞增多。例如，在一组随访了 1～10 年的 FSGS 患者中，13 例在肾小球未硬化部分出现系膜增生的患者中，有 10 例 GFR 值下降到＜ $90mL/(min \cdot 1.73m^2)$；其中 4 例发生晚期肾衰竭。相反，11 例系膜未受累的患者中无一例出现类似的肾功能降低。但并非所有的研究结论都与此相符。有人提出大部分 FSGS 患者在病程的某一阶段会出现系膜细胞增多，但这一病理异常与预后并不相关。一个能较准确预示不良转归的指标是间质纤维化。小管间质受累仍是预后不良的最敏感指征。

由于相同的活检结果可能出现不同的转归，因此从患者的临床表现中可能会发现其他提示预后的信息。例如，伴有肾病综合征的表现可能提示有进展性病变，而在较长时间的蛋白尿后出现肾病综合征的患者可能为一种较隐蔽的疾病形式。这种隐蔽的疾病形式可能会进展为肾衰竭，但有早期 FSGS 表现的患者常常会很快出现肾功能急速衰退。相比之下，晚期发生 FSGS 的患者，一般对类固醇治疗的敏感性较差，再次提示两种不同疾病的发病机制可产生共同的组织病理学变化。其他提示预后不良的指征为高血压和男性。

四、肾移植

FSGS 再发是肾移植时的一个公认的危险。Habib 等发现 229 例移植患者中 26 例 FSGS 再发。另一个报道显示，在 FSGS 确诊 3 年内发生 ESRD 的患者其移植肾再发 FSGS 的比例较高。其中有半数患者由于疾病复发而导致移植肾的功能丧失。这种病变似乎是从局灶节段性上皮增生开始，以后出现瘢痕形成。移植后 24 小时内可能会出现大量蛋白尿。FSGS 再发与进展形式的相关性再次表明急进性形式代表了由全身因素引起的一种相关性疾病，而较隐蔽的形式可能是由于长期蛋白尿诱发的损伤而导致的一个独立的疾病。Savin 等进一步提供了与某些形式的 FSGS 相关的一种循环因子的证据，他们发现某些 FSGS 患者的血清能够诱发离体大鼠的肾小球对清蛋白的通透性发生明显改变，患者血清中存在的这种活性与在移植肾迅速再发的蛋白尿和 FSGS 的发生相一致。

肾移植后再发性肾病综合征的治疗相当困难。无临床对照的资料显示，血浆去除法对接受强化免疫抑制剂治疗的许多患者是有效的。其他研究人员发现采用一种蛋白 A/ 琼脂糖凝胶 (Sepharose) 柱吸附患者的血浆同样会减少尿蛋白的排出。虽然琼脂糖凝胶柱常用于从血浆中去除 IgG，但对其活性的初步鉴定显示它并非一种免疫球蛋白。

第七节　局灶节段性肾小球硬化的护理

一、护理

(一) 护理评估

1. 患病及治疗经过

(1) 患病经过：患病的起始情况和时间，有无起因和诱因。有无急性肾风病史，及 (或) 有无经常反复感冒病史。

(2) 检查及治疗经过：既往检查、治疗经过及效果，是否遵从医嘱治疗。询问患者用药史，包括药物的种类、剂量和用法。

2. 心理 - 社会状况

(1) 疾病知识：患者对疾病的性质、过程、预后及防治知识的了解程度。

(2) 心理状况：患者的性格、精神状态。患病对患者日常生活、工作的影响。有无焦虑、抑郁、悲观等负性情绪及程度。

(3) 社会支持系统：包括患者的家庭成员组成，家庭经济、文化、教育背景，对患者所患疾病的认识，对患者的关怀和支持程度；医疗费用来源或支付方式。

3. 身体状况

(1) 患者的生命体征、精神、意识、营养状况。

(2) 皮肤和黏膜：皮肤或全身有无水肿，应注意有无皮肤干燥、弹性减退等失水倾向。皮肤有无灰白虚浮，或灰黄，藏青色，面色有灰垢不净之感。

(3) 实验室检查可见尿中蛋白、潜血或有红细胞、管型，尿素氮、肌酐正常或轻度升高。

（二）一般护理

1. 起居护理

(1) 保持病室静谧清爽，起居有时；顺应四时，避免六淫邪气入侵。

(2) 保持口腔、皮肤、会阴清洁，防止感染。

(3) 避免肾损害加重因素，如过度劳累等。慎用对肾脏有损害的药物和食物。

2. 饮食护理

(1) 风伏肾络证：宜食祛风通络的食品，如木瓜、丝瓜、樱桃等。

(2) 湿热蕴结证：宜食清热利湿的食品，如薏苡仁、冬瓜、苦瓜、鲫鱼等。

(3) 肾络瘀阻证：宜食活血散结、补气行气的食品，如山楂、桃仁、香菇、海带、金橘等。

(4) 肾虚湿瘀证：宜食益肾活血、清热利湿的食品，如山药、桃仁、樱桃等。

(5) 气阴两虚证：宜食益气养阴的食品，如莲子、红枣、山药、黑米、枸杞等。

(6) 脾肾阳虚证：宜食健脾益肾、温阳利水的食品，如山药、木瓜、薏苡仁、莲子、红枣、泥鳅等。

(7) 出现水肿、高血压时应低盐饮食，建议每天盐摄入量控制在 2 ～ 3g，忌食腌制品、含盐蔬菜（如茴香等）。高度水肿时遵医嘱短期内无盐饮食。当肾功能不全 (GFR $\leqslant$ 50mL/min) 时，应限制蛋白质摄入量，蛋白质每天控制在 0.6 ～ 0.8g/kg，且优质蛋白质占 50% 以上。极低蛋白质饮食患者每天 0.3 ～ 0.4g/kg，还应配合 α- 酮酸治疗。必要时，可以麦淀粉替代部分主食，保证热量摄入充分。

3. 情志护理

本病病程长，病情易反复，患者抑郁善忧，情绪不宁，可采用顺情从欲方法，疏导患者的不良情绪，以化郁为畅，疏泄情志。

使用激素、免疫抑制剂的患者担心不良反应，心理压力大，可采用说理开导方法，多与患者沟通，了解心理状况，做好针对性解释工作，给予心理支持。当患者表现为郁怒、躁动等肝阳亢盛、血压增高现象时，应及时心理疏导，避免言语、行为、环境因素等不良刺激。

采用自我放松、分心移情的方法，如听音乐、放松操等；鼓励患者生活中培养兴趣爱好，参与力所能及的家务和社会活动，如种植花草、烹饪、棋艺等。

（三）症状护理

1. 泡沫尿（蛋白尿）

(1) 观察尿泡沫多少及消散时间。遵医嘱留取尿常规、24h 尿蛋白定量及尿微量蛋白等。标本留取应正确、及时，避免尿液过度稀释或浓缩，防止标本污染或变性。

(2) 注意观察有无发热、剧烈运动，以及体位改变等因素对患者泡沫尿（蛋白尿）的影响。

(3) 大量泡沫尿（蛋白尿）患者，以卧床休息为主，适度床周范围内活动。卧床时需定时翻身，做足背屈、背伸等动作，病情缓解后，可逐步增加活动量。

(4) 做好口腔、皮肤、会阴等护理，避免因感染致病情反复，蛋白尿增加。

(5) 遵医嘱艾灸，可取气海、关元、足三里等穴位。

2. 水肿

(1) 及时评估水肿程度、部位，监测体重、腹围、出入量等。重度水肿患者宜卧床休息，监测 24h 出入量，重点观察血压、心率、呼吸及肾功能等变化。下肢高度水肿患者，需注意观察双下肢水肿程度是否对称、有无疼痛感、皮温升高等情况，及时发现血栓性事件发生。

(2) 保持皮肤清洁、干燥，衣着柔软宽松，定时翻身，防止皮肤破损、感染发生。头面眼睑水肿者应将枕头垫高；下肢水肿明显应抬高足部；阴囊水肿用阴囊托托起。严重胸腔积液、腹腔积液时宜取半坐卧位。

(3) 适当控制饮水量，指导患者量出为入，保持出入量平衡。

(4) 使用攻下逐水剂或利尿剂时，应重视血压监测、观察尿量，及大便的次数和量，防止有效血容量减少导致的休克及电解质紊乱。

(5) 遵医嘱中药泡洗。

(6) 遵医嘱中药外敷。

(7) 遵医嘱中药熏蒸。

3. 血尿

(1) 辨尿色、性状。定期检查尿液，观察尿红细胞量增减、反复与日常生活的相关性，如活动、睡眠、疲劳等，以及有无感染等因素影响。

(2) 血尿辨证多属于或兼有肾络瘀阻证，遵医嘱予活血化瘀类中药，护理中应注意观察皮肤、口腔、牙龈等部位有无出血，女性患者月经期经量改变等。

4. 头晕、血压增高

(1) 加强巡视、监测血压。眩晕发生时，尽量使患者卧床休息。若出现头痛剧烈、呕吐、血压明显升高、视力模糊、立即报告医师，做好抢救准备。

(2) 应用降压药物时，注意监测血压动态变化，避免降压速度过快。并注意观察降压药物可能对肾功能产生的影响。一般血压应控制在 130/80mmHg，对于 24h 内尿蛋白＞ 1g 者，血压应控制在 125/75mmHg。

(3) 遵医嘱耳穴贴压，取神门、肝、降压沟、心、交感等穴。

(4) 遵医嘱穴位按摩，取风池、百会、太阳等穴。

5. 尿量异常（少尿、无尿；多尿、夜尿）

(1) 少尿、无尿是肾风重症，关注血压、心率、呼吸、神志、24h 出入量等变化，尤其重视有无高钾、高血容量、酸中毒及其对心肺功能的影响。严格控制水分摄入，保持出入量平衡。

(2) 对多尿、夜尿患者应监测尿量、尿比重、尿渗透压、排尿次数等。

(3) 遵医嘱艾灸，取肾俞、关元、足三里与命门、气海、三阴交两组穴位交替、间歇应用。

(4) 遵医嘱中药全结肠灌洗。

6. 腰膝酸软

(1) 观察疼痛性质、部位、并发症，注意区别肾外因素导致的腰痛。

(2) 行肾穿刺患者术后往往有腰酸胀痛情况，一般术后 3 天内忌在腰部行各项物理治疗。

(3) 遵医嘱耳穴贴压，取肾、腰骶等穴。

(4) 遵医嘱艾灸，取肾俞、气海、关元等穴。

(5) 遵医嘱中药外敷，取双侧肾俞、三焦俞等穴。

二、健康指导

(一) 生活起居

(1) 患者要充分休息，保证睡眠，避免疲劳。适当运动有利于增强体质，如太极运动、八段锦等。

(2) 防止感染。严防感冒，扁桃体发炎或其他上呼吸道感染以及泌尿系感染的发生。

(3) 要保持皮肤清洁，预防皮肤感染。卧床患者应经常变换体位，保持床上平整干燥，预防压疮发生。

(4) 应在病情稳定 2 ～ 3 年后再考虑结婚，婚后也要节制房事。

(5) 定期监测血压，控制血压于合理范围。

(6) 指导患者进行中医特色的自我保健方法，如穴位按摩等。

(二) 饮食指导

1. 合理安排饮食

做到饮食有节，宜忌得当。

首先注意忌盐。水肿初起，或水肿较甚者，应给予低盐或无盐饮食；肿势减退后，可逐渐改为低盐饮食。其次，蛋白质摄入要适当控制，以低于平时 1/3 或 1/2 为度，并不宜食有碍脾胃运化的滋腻、肥甘之物，忌食发物、辛辣、烟酒等刺激性物品。切忌暴饮暴食，过食生冷寒凉之品。

2. 饮食疗法辅助疗法。

(1) 黄芪薏苡仁粥：用生黄芪、生薏苡仁，煮成稀粥，长期食之。

(2) 黄芪瘦肉汤：黄芪、猪瘦肉适量，共煎汤，不放盐，食肉饮汤。

(3) 赤小豆鲫鱼汤：赤小豆、小鲫鱼、生姜、葱白，炖汤不放盐，喝汤食鱼。

(4) 玉米须茅根饮：玉米须、白茅根，共煎汤，加适量白糖分次服用。

(5) 赤小豆鲤鱼汤：赤小豆、鲤鱼 (去肠脏)、生姜，共炖汤，不放盐，食鱼饮汤。

(6) 干燥玉米须，加水 500mL，用温水煎煮 20 ～ 30min，成 300 ～ 400mL，经过滤而口服，每天 1 剂。

(7) 苦葫芦瓢，微炒为末，每天粥饮服 3g，功专利水。

(三) 用药指导

(1) 要谨慎用药，忌用肾毒性药物，以防药物伤肾。

(2) 服药时应少量多次频频饮下，有恶心呕吐时可用生姜片擦舌，以和胃降逆止呕。

第八章　急性肾损伤

第一节　急性肾损伤概述

一、急性肾损伤现代概念的沿革

早在1796年肾损伤由Batista Morgagni提出了“少尿”的概念。1917年，Davie提出了“战争性肾炎”的概念。1941年，Bywater和Beall提出“挤压综合征”概念，又称Bywater综合征。1951年，Smith等提出“急性肾衰竭(ARF)”，并沿用至今。但目前ARF的诊断和分期仍无统一标准，文献使用的定义至少有35种，由于定义不统一，不同研究报道ICU中ARF的发生率与病死率存在极大差异，如ICU中ARF的发生率为1%～25%，但病死率为15%～60%。鉴于此，近年来国际多学科专家提出了急性肾损伤(AKI)的概念。

2002年，美国匹兹堡大学医学院由肾脏科与急重症科医师组成的“急性透析质量导向组(ADQI)”建议为肾脏急性损害规定一个新的统一的定义，以为临床工作提供一个公共平台，使研究结果容易整合比较，进而促进流行病学对该病的认识及临床治疗的进步。他们提议直接用“急性肾损伤(AKI)”一词来表述肾脏功能的急性受损，并把急性轻度肾功能减退也包含其中，因为研究指出，即使轻度肾功能降低对患者的预后及病死率也有显著的影响。这个新的定义标准就是RIFLE，它主要根据血清肌酐及尿量的动态变化情况采取了分层诊断原则将病情分为三等：“风险(risk)”“损伤(injury)”“衰竭(failure)”，再将患者的预后分成“功能受损(loss)”与“终末阶段(ESRD)”两类，此五种情况英文头一字母的组合即为“RIFLE”。后续研究进一步显示，RIFLE的定义对病死率及肾功能预后有良好的预测能力，它除能提醒临床及时介入干预外，还体现了急性肾损伤不断发展变化的动态特性，颇似“急性呼吸窘迫综合征(ARDS)”定义向“急性肺损伤(AU)”的改动。

但RIFLE未能明确血清肌酐(Scr)和尿量的具体观察时限，故该标准的灵敏度和特异度仍不够理想。2005年9月，ADQI发起更多学者在荷兰阿姆斯特丹组织的“急性肾损伤工作网络(AKIN)”，他们基于肾功能的轻度异常如未得及时纠正亦可明显影响预后这一事实，重申建立“AKI”概念的必要性和科学性，并制定了AKI新的判定标准，即AKIN标准。该标准废除了已在临床应用多年的肾功能判断指标——内生性肌酐清除率(Ccr)，正式确定以单位时间内血清肌酐(Scr)增高幅度、尿量减少程度和持续时间作为AKI的判定标准，并明确规定以48小时作为观察上述变化的具体时限，淡化了年龄、慢性肾脏疾病等因素对正确判断的干扰，并将AKI病情分级简化为3期：Ⅰ期指48小时内血清肌酐(Scr)升高1.5倍或升高值达到26.5μmol/L(3mg/L)，或尿量持续< 0.5mL/(kg·h)达6小时；Ⅱ期指48小时内血清肌酐(Scr)升高2倍，或尿量持续< 0.5mL/(kg·h)达12小时；Ⅲ期指48小时内血清肌酐(Scr)升高达3倍，或血清肌酐(Scr)已经高达353.3μmol/L(40mg/L)后仍继续升高，48小时升高幅度已超过44.2μmol/L(5mg/L)，尿量持续< 0.3mL/(kg·h)达24小时或无尿持续12小时以上。AKIN提出的这一AKI新的诊断分期标准，使用更为准确、快捷，能使临床医师更为早期地发现AKI。

此标准的最大优点是将判断AKI的时间范围明确定义为48小时，且将血清肌酐(Scr)上升值达到3mg/L这样的轻微肾功能损伤也纳入诊断视野，明显地提高了诊断敏感度。不足之处是肾功能改变尚不明显之AKI仍未得纳入其视野，此外，尚存在假阳性概率较高的可能，使一些并非AKI的患者被误诊为AKI，但此缺点远比AKI患者被贻误诊断从而错失治疗时机所造成的后果为好。这样的诊断标准在提出后已快速且广泛地被公众接受，目前已经有临床研究开始探讨AKIN有关急性肾损伤定义的科学性，并比较其与RIFLE在诊断及预测预后方面的差别。

急性肾损伤(AKI)是近年来提出的一个新名词，用于取代使用多年的急性肾衰竭(ARF)，并已获得广泛认可。它是一种常见的临床综合征，主要表现为肾功能的快速下降及代谢废物的蓄积。AKI发病率高，且呈逐年上升趋势。国外报道近10年来AKI的发病率从0.65%增长到5‰，需要透析的AKI发病率为0.295‰。住院患者AKI发生率为1.9%，重症监护病房则可高达60%。目前尚没有治疗AKI的特效药物，重症患者需要肾脏替代治疗。AKI的预后亦不容乐观，ATN和RE-NAL研究报道重症患者发生AKI后的病死率分别为53.0%和44.7%，且存活的患者也容易进展至慢性肾病乃至终末期肾病。因此，AKI越来越引起临床医师的重视。迄今为止，AKI的诊治仍然存在很多难题，需要不断地研究和探索。

二、急性肾损伤的流行病学

急性肾损伤的发病率呈逐年上升的趋势。据美国USRD资料库分析，自1992—2001年急性肾损伤的总发病率为每1000名住院患者中有23.8人；由1992年14.6人增至2001年34.6人，每年增加11%，在老龄、男性和黑人中发病尤高。据美国国家住院患者资料库(CIS)，Waikar等根据1988年至2002年美国国家住院患者数据库的部分数据分析发现，急性肾损伤的发生率从1988年每百万人中610例增至2002年的每百万人中2880例；需要透析的急性肾损伤患者从1988年每百万人中40例增至2002年的每百万人中270例。

以社区为基础的急性肾损伤人群发病调查报道并不多，而且由于急性肾损伤的诊断标准不一，各组报告之间数值差别较大。英国于20世纪90年代初报道，血清肌酐

(Scr) ≥ 500μmol/L 的急性肾损伤发病率为 1.4pmp。近年苏格兰三个区域的回顾性人群调查发现，需要进行肾脏替代治疗的急性肾损伤发病率为 2.03pmp，为该地区 ESRD 发病率的一倍。西班牙马德里地区社区的多中心、前瞻性调查结果显示发病率为 2.09pmp。我国目前尚缺乏全国性调查资料，如按以上数据粗略估计，我国每年急性肾损伤的发病数应为 20 万～ 50 万人。据北京市血透质控中心统计，2002 年、2003 年、2004 年中因急性肾损伤进入透析者分别占总透析人数的 4.4%、7.0%和 9.7%。据交流资料 2004 年因急性肾损伤而进行持续性肾脏替代治疗 (CRRT) 者约 1.5 万例，推算全国每年内急性肾损伤进入血液净化治疗者应为 3 万人以上。

急性肾损伤是一种较常见的临床重症、危症、急症，院内发生的急性肾损伤见于各科患者 (如内、外、妇产、儿科，偶见于眼、耳鼻喉科及皮肤科)。于 20 世纪 70 年代占住院患者约 5%，90 年代增长到 3%～ 7.2%。而在重病监护室 (ICU) 患者中占 5%～ 30%。其中发生率最高的为异体造血干细胞移植后 (平均为 40%)，心脏、肝脏移植术后 (30%～ 50%)，艾滋病患者 (20%～ 40%) 及严重创面 (20%～ 40%)。由于这一病因谱的改变，Ronco 等提出了“重症监护肾脏病学”，国际肾脏病学会已有重症监护肾脏病及急性肾损伤的专门委员会并多次围绕此专题组织学术活动。国内近年随着心脏手术、器官移植的开展，也屡有合并急性肾损伤的报道。但总的来看对各种高危人群中急性肾损伤的发病率、特点及防治经验总结的还很不够，可能与分科过细、缺乏跨学科合作有关。值得注意的是，在中国及其他发展中国家，药物、感染、脱水及肾小球疾病仍是引起急性肾损伤的重要原因。

过去半个世纪以来，急性肾损伤的病死率并没有随着医疗水平的提高而下降。据各组报告总病死率为 28%～ 82%，包括轻症患者在内的总病死率为 20%，而血清肌酐 (Scr) 注射 265μmol/L(3mg/dL) 者病死率为 40%～ 50%。一组国际性前瞻研究 (BEST Kidney) 报道，在 ICU 急性肾损伤的住院病死率超过 60%，而存活者中 13% 在出院时不能脱离透析。一组前瞻性病例对照研究表明，住院患者一旦出现急性肾损伤则其病死率上升 6.2 倍、住院时间由 13 日延至 23 日。但值得注意的是，2006 年初美国的两个全国性统计均表明，在过去的十余年中，急性肾损伤的病死率有着肯定的下降。USRDS 资料表明需要透析的急性肾损伤者 90 日内病死率由 1992 年的 45.7% 降至 2001 年的 44.8%；而不需透析组病死率下降更为明显，由 49.7%降至 40.3%；美国住院患者资料库材料表明，1988—2002 年住院急性肾损伤患者病死率稳定下降，FR40.4%降至 20.3%。这一发生在美国的病死率下降现象，给急性肾损伤的预后带来令人鼓舞的前景。

导致患者病死率增高的因素各家报道结果不完全一致。近年一组较大样本的报告显示：

(1) 伴多器官衰竭，其中伴血液系统衰竭 OR3.40，伴肝衰竭 OR3.60，伴呼吸衰竭 OR2.62。

(2) 男性 (OR2.36)。

(3) 年龄每增加一岁危险度增加 2%。

(4) 肾衰竭的严重程度：血清肌酐 (Scr) 值因受患者营养状态的影响，故判断预后价值尚有争议，近年的一项观察性研究表明血清肌酐 (Scr) 值与生存率直接相关 (OR 0.71)；但另外一些研究却得到相反结果，可能与患者年老、衰弱、肌萎缩、肝病等因素影响血清肌酐 (Scr) 值有关。国内资料也表明老年、伴有多器官衰竭、低血压、昏迷、酸中毒等均是病死率高的因素。国内外研究均表明，败血症所致急性肾损伤患者预后差，Brivet 等比较有败血症的急性肾损伤病死率为 73%，而不伴败血症者为 45%，其高病死率与少尿、在 ICU 中出现急性肾损伤、合并慢性疾病的数目和多脏器衰竭有关。近年研究还提示人群的遗传背景可能也影响急性肾损伤的预后。应用 TNFα 基因型研究发现，高表达组病死率显著高；TNFα 高表达组伴低 IL-10 者病死率更高。

随着当前我们所处置的急性肾损伤患者的复杂程度和严重程度增高、年龄增大，决定了其病死率居高不下，而且治疗费用也明显增长。一个十余年前美国的研究表明，应用包括透析治疗在内的积极方法治疗一个非常严重的住院急性肾损伤患者 (患者为老年、伴多器官衰竭、严重感染，甚至恶性肿瘤)，每质量生存年估计需 128200 美元，其中预后差的患者耗费更大，达到每例 274000 美元。因此，在急性肾损伤救治过程中，甚至发达国家也面临着昂贵的先进救治技术与实际医疗经济支付能力之间的严峻矛盾。

近年来人们更注意到有部分急性肾损伤患者如不及时救治转为慢性肾衰竭，将引致更长期、大量的经济和社会负担。比利时 Ghent 大学医院 1993—1997 年中急性肾损伤转为慢性透析者占 5%，而 1998—2003 年竟达 20%。对 267 例急性肾损伤患者需要短期透析治疗的患者追踪资料表明，41% 患者存在肾功能损害，10% 患者需要持续性透析治疗，出院后 5 年生存率仅 50%。所以，急性肾损伤后的慢性肾脏病 (Post-ARFCKD) 是一个值得重视的问题，应对急性肾损伤患者进行追踪观察，特别是在前 3 ～ 5 年的专科追踪、及时干预是十分重要的。

近几年研究资料表明，ARF 发病率为 0.17%，明显低于国内文献报道，可能与非肾内科医师对 ARF 认识不足有关。近年来每年急性肾损伤发病的总人数在缓慢增加，但每年的增长率较缓慢。急性肾损伤的病死率 27% 明显高于全院总病死率 (1.3%)，自动出院患者占了相当大的比重，自动出院患者多病情危重或因贫穷而放弃治疗，故实际病死率应远高于 9.27%。

内科发病率高于外科，肾内科的发病率高居首位，其次为泌尿外科，内科因素仍是导致 ARF 发病的最重要因素，这与文献报道结果一致。ARF 在农村明显高发，鱼胆中毒较多见，故应加强对农村人口肾病知识普及教育。肾内科收治的 ARF 患者通常并发症较少，常能给予及时合理的血液净化治疗，病死率也相对较低。

农村与城市病因分布不同，农村结石高发，城市肝胆胰疾病多发，考虑发病原因与饮食习惯及饮水差异有关。梗阻性肾病较国内报道明显高发，其病因以肾结石为主，且患者多来源于农村，提示肾后性 ARF 发病率存在明显地域差异。消化系统疾病致 ARF 占病因的第三位，主要是腹泻及肝胆胰腺疾病，常合并重症感染。国外曾有报道艰难梭状芽孢杆菌相关腹泻导致的 ARF，主要与容量不足有关。艰难梭菌毒素可以直接对肾小管细胞产生影响，这可能也是引起 ARF 的一个原因。肝胆胰疾病常有血容量不足，多为革兰阴性杆菌感染，其内毒素 (LPS) 对组织损伤起主要作用，易致 ARF。

急性肾损伤是临床上常见的危重症之一，它是由多种病因引起肾脏排泄功能在短时间内（可数小时至数周）急剧下降而出现的一组临床综合征，表现为血尿素氮 (BUN) 及血清肌酐 (Scr) 水平升高，水、电解质和酸碱失衡以及全身各系统症状，可伴随有少尿（＜400mL/24h 或 17mL/h) 或无尿（＜100mL/24h)。急性肾损伤按照病因可分为肾前性、肾性和肾后性 3 类。

急性肾损伤可发生于临床多个学科，占住院患者的 1%～5%，重症监护病房 (ICU) 中高达 20%～30%。20 世纪 50 年代，急性肾损伤的病死率为 50%～60%，近年来、尽管血液净化治疗技术持续发展，连续性血液净化临床应用日益广泛，多器官功能障碍综合征伴急性肾损伤的病死率仍高达 40%～80%。早期诊断、明确病因和积极治疗，才能提高患者的生存率。

过去半个世纪以来，急性肾损伤的病死率并没有随着医疗水平的提高而下降。据各组报告总病死率为 28%～82%。包括轻症患者在内的总病死率为 20%，而血清肌酐 (Scr) ≥ 265μmol/L(3mg/dL) 者病死率为 40%～50%。影响急性肾损伤预后常见因素有：

(1) 伴多器官衰竭，其中伴血液系统衰竭 OR 3.40，伴肝衰竭 OR 3.6，伴呼吸衰竭 OR 2.62。

(2) 男性 OR 2.36。

(3) 年龄每增加一岁危险度增加 2%。

(4) 肾损伤的严重程度：另外国内外研究均显示，败血症引起急性肾损伤预后差。

三、急性肾损伤 (AKI) 的诊治进展

AKI 是常见的急性危重症，病死率高，应引起广大肾内科、急救科、ICU 和儿科医师的重视。

2012 年，KDIGO 公布的 AKI 临床实践指南提出了许多详细的建议，对指导 AKI 的诊治有重要意义，值得我们学习和运用，但临床工作中也要结合患者的实际情况，而不是生搬硬套。此外，AKI 的诊治还存在很多不完善之处，这就需要我们积极参与，发挥丰富的患者资源优势，多做一些开创性的研究工作，为提高 AKI 的诊治水平做出自己的贡献。

近年来，对 AKI 的定义及分期标准不断更新，为不同研究、不同疾病 AKI 发生率的比较及临床 AKI 的早期诊断，促进 AKI 肾功能恢复的干预治疗研究及 AKI 预后的预测提供了依据。国内文献报道，住院患者 AKI 发生率高，AKI 平均病死率仍达 50%，早期诊

断与早期干预明显改善预后，但 AKIN 和 RIFLE 标准均存在不足之处，都可能会漏诊部分患者；有时依据血清肌酐 (Scr) 或尿量也不能早期诊断 AKI。目前临床还在寻找能更好反映肾小管损伤的血浆或尿的生物学标记，以达到更早、更及时诊断 AKI 的目的。同时，仍需制定更科学合理的 AKI 诊断和分期标准，以便及早诊断和干预，避免漏诊。

据报道，ICU 中 AKI 的发生率达 35%，脓毒症是 AKI 发生的主要原因，脓毒症休克患者 AKI 的发生率约为 50%，脓毒症合并 AKI 需要肾脏替代治疗 (RRT) 患者的病死率高达 60%，给治疗带来很大挑战。RRT 是治疗危重症 AKI 的重要手段，其不仅能够替代肾脏功能，还能通过清除炎性递质发挥免疫调节作用。目前关于危重症患者 AKI 的 RRT 还存在很多争议：如 RRT 的适应证、开始及停止的时机、RRT 的剂量、理想的治疗模式、如何避免透析创面等，许多观点都需要大规模的研究。

危重症患者 AKI 何时开始 RRT? 何时停止治疗？这些都是悬而未决的问题。目前公认的开始 RRT 的指征指威胁生命的水、电解质、酸碱平衡紊乱，包括高钾血症、严重的代谢性酸中毒、容量负荷过重、明显的尿毒症症状、中毒。除上述这些情况，还没有在治疗时机方面达成共识。而何时停止 RRT，改善全球肾脏病预后组织 (KDIGO) 则模糊地指出：当肾功能逐渐恢复至可以满足机体需要时考虑停止。

危重症特别是脓毒症合并 AKI 患者的氮质血症并不凸出。有学者提出，为发挥免疫调节而不是肾脏替代作用，可早期行 RRT。令人困惑的是，对于早期和晚期的划分存在各种分类方法，如根据肌酐、尿素氮水平、尿量、容量负荷状态划分。这增加了临床研究的异质性，也使得研究结果缺乏可比性。

目前 RRT 模式主要有：间断性肾脏替代治疗 (IRRT，以 IHD 为代表)、CRRT(包括 CVVH、CVVHD、CWHDF) 和介于两者之间的 SLED。近年来，针对危重症合并 AKI 还出现了 HVHF，血浆滤过吸附 (CPFA)、高截留量血液透析 (HCO-HD) 及吸附治疗等模式。

第二节　急性肾损伤临床表现

急性肾损伤是多种因素共同作用的结果。急性肾小管坏死是急性肾损伤的最常见病因，其临床表现包括原发疾病、急性肾损伤引起代谢紊乱和并发症等三方面。根据临床表现和病程的共同规律，一般分为少尿期、多尿期和恢复期三个阶段。三个时期并不一定均出现，也有一部分患者 24 小时尿量可在 500mL 以上，称为非少尿型急性肾损伤，病情相对较轻，预后较好。因此，以往的分期存在较大弊端，依据早期诊断、早期干预的防治思路，目前国际肾脏病学界倾向于将 ATN 的临床过程分为起始期、持续期和恢复期。

一、起始期

此期也可称为肾前性氮质血症或功能性肾衰竭期。主要是由各种肾前性因素引起有效循环血量下降，肾脏血流灌注降低使肾小球滤过率降低，流经肾小管的原尿减少、速度减慢，因而对尿素氮、水及钠的重吸收相对增加，引起血尿素氮升高、尿量减少及尿比重增高。因损伤较轻，血清肌酐水平变化不大。起始期的长短因病因不同而异，常为数小时至数天，此时肾脏病变为可逆性。

本期患者可无明显的临床症状或仅为轻微的有效循环血容量不足，临床常不易被发现。部分患者随着病变持续进展，开始出现容量过多、电解质和酸碱平衡紊乱的症状和体征。提示其可能将进入急性肾损伤的持续期。

二、持续期

此期以往称为典型急性肾小管坏死，一般持续 7 ～ 14 日，但也可短至几天，长至 4 ～ 6 周。患者一般起病急骤，常首先出现尿量减少及氮质血症、血肌酐升高、肾小球滤过率下降，并出现水、电解质、酸碱平衡紊乱及相关系统并发症，大多伴有不同程度的尿毒症症状。

（一）尿的改变

典型急性肾损伤持续期的患者可表现为少尿，即每日尿量持续少于 400mL；部分甚至无尿，即每日尿量持续少于 100mL。完全无尿少见，若出现完全无尿需考虑双侧肾皮质坏死、肾血管阻塞、严重的急性肾小球肾炎或完全性肾后性梗阻。由于病因不同，病情轻重不同，患者少尿持续时间不一致，可为数小时至 2 周，也可持续更长时间。一般认为，肾中毒者所致 ATN 持续时间短，而缺血性所致者持续时间较长。少尿持续时间越长，肾脏预后越差、病死率越高。也有些患者可没有少尿，尿量在 400mL/d 以上，称为非少尿型急性肾损伤，其病情大多较轻，预后较好。持续期患者尿蛋白常为＋～＋＋，沉渣可见肾小管上皮细胞、上皮细胞管型、颗粒管型及少许红细胞、白细胞等，尿比重常＜ 1.010，尿渗透压常＜ 350mosm/kg。

（二）氮质血症

由于肾小球滤过率降低引起少尿或无尿，致使摄入蛋白质的代谢产物和其他代谢废物不能经肾脏排泄而潴留在体内，可产生中毒症状，即尿毒症，其严重程度与血清肌酐 (Scr) 和尿素氮 (BUN) 的上升速度有关，而血清肌酐 (Scr) 和尿素氮 (BUN) 的升高速度与体内蛋白分解状态有关。在无并发症且治疗正确的病例，每日 BUN 上升速度较慢，为 3.6 ～ 7.1mmol/L(10 ～ 20mg/dL)，血清肌酐 (Scr) 浓度上升仅为 44.2 ～ 88.4mmol/L(0.5 ～ 1.0mg/dL)，但在高分解状态时，如伴有广泛组织创面、烧伤、严重感染、败血症等，组织分解代谢极度旺盛，组织分解产物产生的速度远远超过了残余肾功能清除毒物的速度。每日血尿素氮 (BUN) 可升高 10.1mmol/L(30mg/dL) 或以上，血清肌酐(Scr)每日升高176.8mmol/L(2.0mg/dL)或以上。此外，热量供给不足、肌肉坏死、血肿、胃肠道出血、感染、高热、应用糖皮质激素等也是促进蛋白高分解的因素。

(三)水、电解质及酸碱平衡紊乱

1. 水、钠潴留

由于盐和水排出减少致水、钠潴留，可表现为肺水肿、浆膜腔积液及心力衰竭、血压增高等，当未控制水分摄入或输入葡萄糖溶液过多时可出现稀释性低钠血症，严重时出现水中毒，表现为虚弱无力、头痛、食欲减退、嗜睡、惊厥等精神神经症状。

2. 高钾血症

正常人摄入的钾盐90%从肾脏排泄，ATN时肾脏排钾功能减退，多种疾病相关因素或医源性因素均可引起或加重高钾血症；如果同时体内存在高分解状态，如感染、溶血及大量组织破坏等，热量摄入不足致体内蛋白分解、释放出钾离子，酸中毒时细胞内钾转移至细胞外，有时可在几小时内发生严重高钾血症；未能及时诊断，摄入含钾较多的食物或饮料，输入大量库存血(库存10日血液每升含钾可达22mmol)，使用保钾利尿药，均可引起或加重高钾血症。

高钾血症是急性肾损伤最严重的并发症之一，也是急性肾小管坏死少尿期的首位死因。一般在无相关并发症时，ATN每日血钾上升不到0.5mmol/L。高钾血症可无特征性临床表现，临床症状可逐步出现或为其他并发症表现所混淆，如出现恶心、呕吐、四肢麻木等感觉异常、心率减慢，严重者出现神经系统症状，如恐惧、烦躁、意识淡漠，直到后期出现传导阻滞甚至心室颤动。轻度高钾血症，血清K＜6mmol/L时，临床上往往无症状，心电图改变也不明显，因此必须提高警惕注意动态监测。高钾血症的心电图改变可先于高钾血症临床表现，用心电图监护高钾血症对心肌的影响是发现高钾血症的重要手段，值得注意的是血清钾浓度与心电图表现之间有时并不一致，动态观察血清钾变化也同样重要。一般血钾浓度＞6mmol/L时，心电图出现高耸而基底较窄的T波，随血钾增高P波消失，QRS综合波增宽，ST段不能辨认，最后与T波融合，P-R间期延长，房室结传导减慢，可有室性心动过缓等心律失常表现，严重时出现心室纤颤或停搏。高钾血症对心肌毒性作用受体内钠、钙浓度和酸碱平衡的影响，当同时存在低钠、低钙血症或酸中毒时，高钾血症所致临床症状更严重，心电图表现较显著，易诱发各种心律失常。此外，严重高钾血症可以出现神经肌肉系统的异常，如感觉异常、反射功能低下和上行性迟缓性呼吸肌麻痹。高钾血症是少尿期患者常见的死因之一，早期透析可预防其发生。

3. 代谢性酸中毒

成年人正常蛋白质饮食每日固定酸代谢产物为1～2mmol/kg，其中80%由肾脏排泄，20%与HCO_3^-离子结合成碳酸后分解成水与二氧化碳，后者再由肺排出。急性肾损伤时，由于酸性代谢产物经肾脏排出减少，肾小管泌酸能力和保存碳酸氢钠能力下降等，导致血浆碳酸氢根浓度有不同程度下降，在高分解状态时降低更多、更快。若代谢性酸中毒持续存在，会导致体内肌肉分解加快，患者可出现恶心、呕吐、疲倦、嗜睡、呼吸深快，甚至昏迷等。此外，酸中毒还可使心肌及周围血管对儿茶酚胺的反应性下降，导致低血压甚至休克。由于心室颤动阈值降低，患者易出现异位心律。因此，一旦发现急性肾损伤患者存在酸中毒应及时给予处理，输注碳酸氢钠不能纠正的严重酸中毒，应立即行肾脏替代治疗。对于高钾血症、酸中毒极其严重的病例在透析间期仍需补充碱性药物以纠正代谢性酸中毒。

4. 低钠血症和低氯血症

两者多同时存在。低钠血症可由于水过多所致稀释性低钠血症，或因烧伤或呕吐、腹泻等从皮肤或胃肠道丢失钠盐所致；或对大剂量呋塞米有反应的非少尿型患者出现失钠性低钠血症。严重低钠血症可致血渗透浓度降低，导致水分向细胞内渗透，出现细胞水肿，严重者可表现急性脑水肿症状，临床上表现疲乏、软弱、嗜睡或意识障碍、定向力消失，甚至低渗昏迷等。低氯血症常由于呕吐、腹泻或大剂量应用袢利尿药，患者可出现腹胀、呼吸表浅和抽搐等代谢性碱中毒症状。

5. 高磷血症和低钙血症

高磷血症是急性肾损伤常见的并发症。正常人摄入的磷酸盐 60%～80% 经尿液由肾脏排出，急性肾损伤时肾脏排磷显著减少，少尿期血磷常轻度升高，但在高分解代谢状态及组织创面、横纹肌溶解或有明显代谢性酸中毒者，高磷血症可较凸出。酸中毒纠正后，血磷会有一定程度下降。

急性肾损伤时低钙血症多由高磷血症引起，肾小球滤过率降低，导致磷潴留，骨组织对甲状旁腺激素抵抗和活性维生素 D_1 水平降低，可发生低钙血症。急性肾损伤时患者常存在酸中毒，使细胞外钙离子游离增多，可出现无症状性低钙血症。但在急性胰腺炎、横纹肌溶解、酸中毒应用碳酸氢钠纠正后，患者可出现低钙血症的症状，表现为口唇、手指尖或足部麻木感、四肢及面部肌肉痉挛，也可发生锥体外系症状如震颤麻痹等，心电图提示 Q-T 间期延长、ST 段延长、平坦和非特异性 T 波改变。当血钙低于 0.88mmol/L 时，可出现严重的随意肌及平滑肌痉挛，导致惊厥、癫痫发作、严重哮喘，症状严重时可出现心功能不全，甚至心搏骤停。

6. 镁的代谢异常

正常人摄入的镁 60% 由粪便排泄，40% 经尿液由肾脏排泄。由于镁离子与钾离子均为细胞内主要的阳离子，因此，急性肾损伤时血钾与血镁浓度常平行上升，在肌肉损伤时高镁血症较为凸出。当出现高镁血症引起的症状和体征时，血镁的浓度通常已超过 2mmol/L，主要表现为神经肌肉系统和心血管系统的症状和体征，如膝腱反射降低或消失、随意肌麻痹、呼吸衰竭、低血压、心搏缓慢，严重高镁血症可引起呼吸抑制和心肌抑制，应予警惕。高镁血症的心电图改变为 P-R 间期延长和 QRS 波增宽；伴有高钾血症时，可出现高尖 T 波，当高钾血症纠正后，心电图仍出现 P-R 间期延长及（或）QRS 增宽时应怀疑高镁血症的可能。值得注意的是，低钠血症、高钾血症和酸中毒均可增加镁离子对心肌的毒性。低镁血症常见于两性霉素 B 和氨基糖苷类抗生素所致的肾小管损伤，可能与髓袢升支粗段镁离子重吸收部位受损有关。低镁血症常无明显的临床症状，但有时可表现为神经肌肉痉挛抽搐和癫痫发作，或持续性低血钾或低血钙。

三、恢复期

恢复期是通过肾组织的修复和再生达到肾功能恢复的阶段。此期尿量进行性增加，少尿与无尿的患者尿量超过 500mg/d 即进入恢复期。临床上部分患者可出现多尿，即尿量超过 2500mL/d，一般持续 1 ～ 3 周或更长，称为多尿期。多尿的发生可能与急性肾损伤持续期潴留的水盐排泄、滤过的尿素和其他潴留溶质的渗透性利尿作用和利尿药的应用有关，另外，肾小管重吸收功能的恢复较肾小球滤过功能的恢复落后也与多尿有关。非少尿型 ATN 患者，恢复期可无明显尿量改变。在恢复期肾功能尚未完全恢复时，仍可出现水、电解质紊乱及各种并发症。根据病因、病情轻重程度、多尿期持续时间、并发症和年龄等因素，急性肾损伤患者恢复期临床表现差异较大，可无明显不适，自我感觉良好或体质表现虚弱、乏力、消瘦，当 BUN 和 Scr 明显下降时，尿量逐渐恢复正常。肾小球滤过功能多在 3 ～ 6 个月恢复正常。约有 50% 的患者有亚临床的肾小球滤过和肾小管功能缺陷，部分患者的肾小管浓缩功能需 1 年以上才能恢复。也有少数患者肾功能持续不恢复，并逐渐进展至慢性肾衰竭，需持续性血液净化治疗。

第三节 急性肾损伤的诊断

急性肾衰竭 (ARF) 更名为急性肾损伤 (AKI)，主要原因有三：一是急性肾衰竭的定义医学界长期未达成共识，导致不同研究结果难以比较，一定程度上影响了急性肾衰竭诊治水平的提高；二是目前临床医师对急性肾衰竭的早期诊断和治疗干预还重视不够。而肾功能轻度损伤即可导致急性肾衰竭发病率及病死率的增加，急性肾衰竭需要早期做出临床诊断；三是近几十年急性肾衰竭的大量基础研究成果亟待应用于临床。对此，国内外肾脏病及危重症疾病专家日益认识到这一问题的重要性，先后联合发起急性透析质量倡议 (ADQI) 活动，成立急性肾损伤网络 (AKIN)，从临床角度探讨统一急性肾衰竭的诊断标准，改善急性肾衰竭的预后，在此背景下，2005 年，由国际肾脏病学会 (ISN)、美国肾脏病学会 (ASN)、美国肾脏病基金会 (NKF) 及急诊医学专业的全球专家共同组成的专家组，将急性肾衰竭更名为 AKI。

2004 年，由急重症学和肾脏病学医师组成的急性透析质量倡议 (ADQI) 中提议以 AKI 取代急性肾衰竭，并采用 RIFLE 诊断标准定义 AKI 以及进行严重程度的分级。2012 年 3

月，国际改善全球肾脏病预后组织发表的 AKI 指南，定义的 AKI 诊断标准：48 小时内血清肌酐 (SCr) 增高≥ 26.5μmol/L 或 SCr 增高至≥基础值的 1.5 倍，且明确或经推断其发生在 7 日之内；或持续 6 小时尿量＜ 0.5mL/(kg·h)。

一、ADQI 诊断标准

AKI 新的诊断标准，按时间顺序先后有三个，即 ADQI 标准 /AKIN 标准，以及迄今最新的 KDIG0 急性肾损伤临床实践指南。2002 年，ADQI 在第二次会议提出 AKI 的诊断标准。具体是：肾功能在 18 小时内急剧下降，表现为 Scr 上升或 Scr 上升＞ 50%（达到基线的 1.5 倍），或尿量减少＜ 0.5mL/(kg·h) 持续超过 6 小时。AKI 分为 5 期：1 期为风险期 (R)；2 期为损伤期 (I)；3 期是衰竭期 (F)；4 期是失功能期 (L)；5 期则为终末期肾病期 ESKD)，分别取各期英文名第一个字母组成缩写，即 RIFLE 分级或分期。其中，前三期为 3 期严重程度级别，后二期为 2 个预后级别。ADQI 诊断及 RIFLE 分级标准，是目前 AKI 最常用的诊断标准之一。各期的具体诊断标准，见表 8-1。但 RIFLF 分级标准存在一定局限性，如诊断 AKI 的灵敏度和特异度不高，未考虑年龄、性别、种族等因素对肌酐的影响。

表 8-1　AKI/ARF 的 RIFLE 分级诊断标准

分级	Scr 或 GFR	尿量
危险 (risk)	Scr 上升至或超过原来的 1.5 倍或 UFR 下降＞ 25%	＜ 0.5mL/(kg·h) 时间＞ 6 小时
损伤 (injury)	Scr 上升至或超过原来的 2 倍或 GFR 下降＞ 25%	＜ 0.5mL/(kg·h) 时间＞ 12 小时
衰竭 (fkilure)	Scr 上升至或超过原来的 3 倍或 GFR 下降＞ 75% 或 Scr ≥ 4mg/dL，急性增加≥ 0.5mg/dL	＜ 0.3mL/(kg·h) 时间＞ 24 小时或无尿＞ 12 小时
肾功能丧失 (loss)	持续肾衰竭＞ 4 周	
终末期肾病 (ESRD)	持续肾衰竭＞ 3 周	

注：GFR 为肾小球滤过率

二、AKIN 诊断标准

2005 年，AKIN 在 ADQI 的 RIFLE 分级诊断标准基础上，对 AKI 的诊断及分级标准进行了修订，制定了新的 AKI 共识，将 AKI 定义为：肾脏功能或结构方面的异常（包括血、尿、组织检测或影像学方面的肾损伤标志物异常），时限不超过 3 个月。具体诊断标准为：肾功能在 48 小时内突然减退，表现为 Scr 绝对值增加≥ 0.3mg/dL(26.4μmol/L)，或者增加≥ 50%（达到基线值的 1.5 倍），或者尿量＜ 0.5mL/(kg·h) 持续超过 6 小时。AKIN 共识仍然使用 RIFLE 分级诊断标准，但只保留前 3 个急性病变期，分别对应于 RI-FLE 标准的 Risk、Injury 和 Failure 期，具体诊断标准见表 8-2。AKIN 标准与 ADQI 标准相比，诊断 AKI 的时间也是 18 小时，但在 AKIN 标准中：

(1) 去掉了 L 和 F 两个级别，因为这两个级别与 AKI 的严重性无关，属预后判断。

(2) 去掉了肾小球滤过率 (GFR) 标准，强调了 Scr 的动态变化，为临床上早期干预 AKI 提供了可行性。

(3) AKIN 共识规定，只要 Scr 绝对值增加 26.4μmol/L(0.3mg/dL) 就可作为 AKI 1 期的诊断依据，提高了诊断的灵敏度。既往研究表明，Scr 上升 26.4μmol/L(0.3mg/dL) 可以使病死率上升，Scr 上升者比不上升者可高达 4.1 倍，而且住院时间和住院费用都明显增加。

表 8-2　AKIN 关于 AKI 的分级诊断标准 (基于 RIFLE)

分级	Scr 标准	尿量
1 期	增加≥ 26.4μmol/L(0.3mg/dL) 或增至基线的 150%～200% (1.5～2 倍)	＜ 0.5mL/(kg·h) 时间＞ 6h
2 期	增至基线的 200%～300% (2～3 倍)	＜ 0.5mL/(kg·h) 时间＞ 12h
3 期	增至基线的 300%以上 (＞ 3 倍) 或 Scr ≥ 354μmol/L(4mg/dL)，且急性增加 44μmol/L(0.5mg/dL)	＜ 0.3mL/(kg·h) 时间＞ 24h 或无尿 12h

三、KDIGO 诊断标准

2012 年 3 月，经过多次修改后，KDIGO 急性肾损伤指南最终版在 Kidney international Supplements 发表，是迄今最新的诊断标准。KDIGO 的 AKI 诊断标准是：48 小时内血清肌酐水平升高≥ 0.3mg/dL(≥ 26.5μmol/L) 或超过基础值的 1.5 倍及以上，且明确或经推断上述情况发生在 7 日之内；或持续 6 小时尿量＜ 0.5mL/(kg·h)。

KDIGO 的 AKI 诊断标准融合了先前的急性透析质量倡议风险、损伤、衰竭、丢失和终末期肾衰竭 (ADQI-RIFLE) 标准和急性肾损伤国际组织 (AKIN) 标准的各自优点，与传统的急性肾衰竭定义相比，AKI 把肾功能受损的诊断提前，利于早期救治。根据血清肌酐和尿量的变化，KDIGO 的 AKI 分级诊断标准，见表 8-3。另外，KDIGO 在 AKI 指南中，引入了 AKD 的新概念，即符合以下任何条件者即可被诊断为 AKD：

(1) 符合 AKI 标准。

(2) 3 个月内肾小球滤过率 (GFR) 下降超过 35%或 Scr 升高超过 500%。

(3) 3 个月内 GFR 下降至 60mL/(min·1.73m^2) 以下。

(4) 肾脏损伤时间短于 3 个月。需要指出的是，AKI 是一组临床综合征，KDIGO 是否适用于不同病因和不同临床情况下的 AKI，尚需大量临床研究加以证实。

表 8-3 KDIGO 的 AKI 分级诊断标准

分级	血清肌酐	尿量
1	基础值的 1.5 ～ 1.9 倍或增加≥ 0.3mg/dL(≥ 26.5μmol/L)	＜ 0.5mL/(kg·h) 时间 6 ～ 12h
2	基础值的 2.0 ～ 2.9 倍	＜ 0.5mL/(kg·h) 时间≥ 12h
3	基础值的 3.0 倍或肌酐升高至≥ 4.0mg/dL(≥ 353.6μmol/L) 或开始进行肾脏替代治疗	＜ 0.3mL/(kg·h) 时间≥ 24h，或无尿≥ 12h，或年龄＜ 18 岁时，eGFR 下降至＜ 35mL/(min·1.73m^2)

注：eGFR 为估计肾小球滤过率

第四节 急性肾损伤鉴别诊断

一、急性肾损伤与慢性肾衰竭的鉴别

急性肾损伤与慢性肾衰竭是内科常见病和多发病，两者的正确鉴别对于诊断、治疗和判断预后非常重要。本组资料以肾活检病理诊断为标准，比较肾脏大小、肾实质厚度及指甲肌酐水平，并探讨其在鉴别急性肾损伤与慢性肾衰竭中的作用。

(1) 急性肾损伤的病理诊断标准：肾小球呈弥散性细胞增生 [系膜细胞和 (或) 内皮细胞]，炎症细胞浸润，细胞性或细胞纤维性新月体，肾小球毛细血管袢呈纤维素样坏死；肾间质水肿、炎症细胞浸润，肾小管变性、坏死，可伴肾小管上皮细胞不规则增生等。慢性肾衰竭的病理诊断标准：肾小球弥散性球性硬化或广泛性肾小球节段性坏死，75％以上肾小球纤维化和玻璃样变，新月体为纤维性新月体；肾小管萎缩和肾间质纤维化等。肾细动脉玻璃样变和小动脉内膜纤维化等。

(2) 肾脏大小及肾实质厚度的监测：以肾脏上下极连线的长度代表肾脏大小，并在垂直于肾门处测量肾实质厚度。

1) 以肾脏大小判断。

2) 以肾脏实质厚度判断。

3) 以肾实质厚度与肾脏大小结合判断：肾脏增大＋肾脏大小正常但肾实质增厚为急性肾损伤，肾脏缩小＋肾脏大小正常但肾实质变薄为 CRF。

4) 以指甲肌酐值判断：指甲肌酐监测用碱性苦味酸比色法指甲肌酐 9.8mg/100g 组织为急性肾损伤，指甲肌酐≥ 9.8mg/100g 组织为 CRF。

(3) 用 B 超等方法测量双肾大小判断急性肾损伤与慢性肾衰竭是临床常用的手段，当肾脏明显增大或缩小时其结果显而易见，但肾脏大小变化不明显时则难以判断。

(4) 慢性肾衰竭患者常具有以下临床特点有助于鉴别：

1) 既往有慢性肾脏病病史，BUN(mg/dL)/Scr(mg/dL) ≤ 10，平时有多尿或夜尿增多表现。

2) 常伴有贫血，指甲肌酐或头发肌酐及血肌酐均明显增高。

3) 患者呈慢性病容、具有慢性肾衰竭相关的心血管病变、电解质紊乱、代谢性酸中毒等并发症表现。

4) 超声检查示双肾缩小、结构紊乱，实质部回声增强，但轻链沉积病、肾脏淀粉样变性、多囊肾及糖尿病肾病等疾病，引起的慢性肾衰竭，肾脏体积可不缩小或反而增大，需加以鉴别。而急性肾损伤一般无慢性肾脏病病史，常有明确诱因或用药史，BUN(mg·dL)/Scr(mg·dL) ＞ 10，无贫血或贫血程度较轻，血肌酐明显增高而指甲肌酐或头发肌酐不高，肾脏体积不小或明显肿大，钙磷代谢紊乱程度轻，无肾性骨病等表现。

某些以往存在慢性肾脏病的患者，相关诱因可造成其肾功能急剧恶化，临床上被称为慢性肾脏病基础上的急性肾损伤，也称为慢性肾脏病并急性肾衰竭，此类患者常兼有CRF 及急性肾损伤的临床特点，临床情况比较复杂，容易误诊为慢性肾衰竭而使其失去治疗时机。因此，急性肾损伤的诊断需要详细回顾患者的病史和用药史，合理地应用实验室及辅助检查，务必要对可疑患者的临床资料细致分析，若临床鉴别困难时应考虑及时行肾活检明确诊断。

二、肾前性、肾后性及肾性急性肾损伤的鉴别

（一）肾前性急性肾损伤

是各种病因导致的肾脏血流灌注不足而起引起的功能性肾衰竭。常有以下临床特点：

(1) 患者病史中存在循环血容量不足和（或）肾脏灌注不足的诱因，发病前存在肾脏有效灌注不足的病史，如脱水、失血、休克、严重心力衰竭、严重肝衰竭或严重肾病综合征等，体检发现皮肤、黏膜干燥、低血压。当血容量已补足，血压恢复正常、尿量增加，氮质血症常可改善。

(2) 患者尿量较前减少，但不一定达到少尿或无尿，尿比重＞ 1.020，尿渗透压＞500mosm/kg，尿钠排泄分数＜ 20mmol/L，尿常规检查正常。

(3) BUN 与 SCr 升高，且 BUN(mg/dL) 与 Scr(mg/dL) 比值＞ 20。

疑诊肾前性急性肾损伤的患者，可做补液试验或呋塞米试验帮助鉴别。通常根据中心静脉压决定补液量，对中心静脉压降低的患者，1 小时内快速静脉滴注 5%葡萄糖1000mL，观察 2 小时，若补液后尿量增加至每小时 40mL 则提示为肾前性急性肾损伤，若无明显增加则提示为 ATN；补液试验后尿量无明显增加者，还可再做呋塞米试验进一步鉴别，即静脉注射呋塞米 4mg/kg，观察 2 小时，若尿量仍未增加达上述标准则提示为肾实质性急性肾损伤，应高度怀疑急性肾小管坏死。既往尚有做甘露醇试验者，即在补液后中心静脉压正常而尿量不增加者，可给予 20%甘露醇 200 ～ 250mL 静脉滴注，若尿量增加提示为肾前性氮质血症。但是，给 ATN 少尿患者静脉注入甘露醇会有加重肾小管

病变可能，临床需谨慎应用。

(二)肾后性急性肾损伤

肾后性急性肾损伤是由尿路梗阻引起的肾衰竭。尿路梗阻后梗阻部位上方压力过高，导致肾小囊内压增高，滤过压下降，导致肾小球滤过率显著下降，体内代谢产物潴留。肾后性急性肾损伤常有以下临床特点：

(1) 有导致尿路梗阻的功能性疾病，如神经源性膀胱或器质性疾病，再如尿路内外肿瘤、尿路结石、血块或坏死肾组织梗阻、前列腺肥大等。

(2) 常突然出现无尿或无尿与多尿交替现象等与梗阻发生或解除相平行的尿量变化。

(3) 影像学检查常见双侧肾盂积水及双输尿管上段扩张。若为下尿路梗阻，还可见膀胱尿潴留。但若尿路梗阻发生非常迅速，如双肾出血血块梗阻输尿管或双肾结石碎石后碎块堵塞输尿管等，因肾小囊压迅速增高，滤过压迅速下降，患者可立即无尿，此时可见不到肾盂积水及输尿管上段扩张。及时发现和解除梗阻可使肾功能迅速得到改善，长期梗阻则可造成不可逆性肾损害。

三、肾性急性肾损伤病因和性质的鉴别

在除外肾前性及肾后性急性肾损伤后，即可诊断为肾性急性肾损伤，此后还需进一步鉴别其病因和性质。常见的肾性急性肾损伤据病变部位可分为四种，即肾小管性、肾间质性、肾小球性及肾血管性急性肾损伤。在临床表现上，肾小管性及肾间质性急性肾损伤有很多相似处，而肾小球性及肾血管性急性肾损伤也十分相似。

(一)急性肾小管坏死(ATN)

急性肾小管坏死是急性肾损伤最常见的类型，占75%～80%。它是由于各种病因引起肾缺血及(或)肾毒性损害导致肾功能急骤、进行性减退而出现的临床综合征。ATN通常特指缺血或中毒因素所导致的急性肾损伤，是肾性急性肾损伤的最常见病因之一。主要表现为肾小球滤过率明显降低所致的进行性氮质血症，以及肾小管重吸收和排泄功能低下所致的水、电解质和酸碱平衡失调。据患者尿量减少与否分为少尿(无尿)型和非少尿型两种类型。在治疗上对重型患者早期施行透析疗法可明显降低感染、出血和心血管并发症的发生率。预后与原发病、年龄、诊治早晚、是否合并多脏器衰竭等因素有关。部分病因引起急性肾小管坏死是可以预防的，多数为可逆性，经及时治疗，肾功能可在数周或数月内完全恢复。

临床上除外了肾前性和肾后性氮质血症及肾小球、肾间质、肾血管疾病所致的肾实质性急性肾损伤，发病前有引起ATN的病因即肾缺血或肾中毒的存在，充分补液扩容后或控制心力衰竭后尿量仍不增多，超声检查示双肾不小或增大，指甲或头发肌酐正常，可诊断为ATN。肾活检病理呈现典型的ATN表现是确诊本病的金标准。

在鉴别诊断方面，应首先除外肾前性少尿和肾后性尿路梗阻。确定为肾实质性时，尚应鉴别是肾小球、肾血管或肾间质病变引起。因不同病因、不同病理改变，在早期有

截然不同的治疗方法。如过敏性肾间质病变和肾小球肾炎引起者多需糖皮质激素治疗，而肾小管坏死引起者则否。

1. 与肾前性少尿鉴别

患者有容量不足或心血管衰竭病史，单纯性肾前性衰竭氮质血症程度多不严重，补充血容量后尿量增多，血肌肝恢复正常。尿常规改变也不明显，尿比重在 1.020 以上，尿渗透浓度＞ 550mosm/kg，尿钠浓度在 15mmol/L 以下，尿肌酐、血肌肝和尿素氮之比分别在 40 ： 1 和 20 ： 1 以上。但老年病例单纯肾前性衰竭时若原先已有肾功能损害者，则亦反映出肾实质衰竭的改变。

2. 与肾后性尿路梗阻鉴别

有泌尿系结石、盆腔脏器肿瘤或手术史，突然完全性无尿或间歇性无尿（一侧输尿管梗阻而对侧肾功能不全可表现为少尿或非少尿），有肾绞痛与肾区叩击痛，尿常规无明显改变，B 超泌尿系统检查和尿路 X 线检查常可较快做出鉴别诊断。

3. 与重症急性肾小球肾炎或急进性肾小球肾炎鉴别

重症肾炎早期常有明显水肿、高血压、大量蛋白尿伴明显镜下或肉眼血尿和各种管型等肾小球肾炎改变。对诊断有困难，拟用免疫抑制药治疗时应做肾活组织检查明确诊断。

4. 与急性肾间质病变相鉴别

主要依据引起急性间质性肾炎的病因，如药物过敏或感染史，明显肾区疼痛。药物引起者尚有发热、皮疹、关节疼痛、血嗜酸性细胞增多等。本病与 ATN 鉴别有时困难，亦应先做肾活组织检查，多数急性肾间质肾炎需用糖皮质激素治疗。

肾活组织检查对急性肾衰竭病因的鉴别有重要意义，有时通过肾活组织检查可发现一些鉴别未考虑到的疾病。

（二）肾小球及肾微小血管疾病

常见于各类肾炎综合征，如新月体性肾炎、ANCA 相关性小血管炎、狼疮性肾炎、重症 IgA 肾病或紫癜性肾炎等。某些患者表现为 CRF 基础上发生的急性肾损伤，主要见于微小病变肾病伴发特发性急性肾损伤、狼疮性肾炎病变活动加重、慢性肾脏病基础上发生恶性高血压等。

临床上常有血尿甚至肉眼血尿、蛋白尿（常超过 2g/d）、高血压等表现，既往有肾小球疾病病史，肾衰竭发生相对较缓，有些疾病还伴有特殊的肾外表现（如肺出血、皮疹、鼻窦炎、关节痛等），可通过血清学检查如 ASO、补体、抗 GBM 抗体、抗中性粒细胞胞质抗体、抗核抗体、抗 ds-DNA 抗体、冷球蛋白等和肾活检加以鉴别。

（三）急性间质性肾炎

临床导致急性肾损伤发生的最常见原因是药物及感染相关性急性间质性肾炎，此外，部分患者还与自身免疫性疾病、恶性肿瘤、代谢性疾病有关。在抗生素应用前，感染是导致急性间质性肾炎的常见原因，随着抗生素和多种合成、半合成药物的广泛应用，药物已成为急性间质性肾炎的首位原因。与急性肾间质病变鉴别主要依据引起急性间质性肾炎的病因，患者在起病前多有应用某种药物、感染或系统性疾病病史，临床表现为突然出现的急性肾功能损伤、轻、中度蛋白尿（大量蛋白尿仅见于非甾体类抗感染药所致的肾小球微小病变者）、尿糖阳性、血尿及管型尿少见，部分患者可见无菌性白细胞尿，早期可见嗜酸性粒细胞。患者可伴发热、皮疹及关节疼痛等全身变态反应的表现。本病与ATN 鉴别有困难，应行肾活检，肾活检病理上主要表现为肾间质炎细胞浸润、间质水肿和肾小管损伤，肾小球大多病变轻微。

（四）肾血管疾病

所致的急性肾损伤临床上并不多见。双侧肾动脉栓塞或肾静脉的血栓形成、主动脉夹层、动脉粥样硬化性胆固醇结晶栓塞等是肾血管疾病所致急性肾损伤的常见原因。急性肾动脉闭塞常见于血栓、栓塞、夹层主动脉瘤或血管炎等，其中栓塞是造成肾动脉闭塞的最主要原因，如患者有长期心房纤颤或近期有心肌梗死病史，或既往有动脉粥样硬化性疾病史，近期有主动脉手术者，应考虑血栓或粥样硬化斑块脱落形成的肾动脉栓塞。而肾病综合征特别是膜性肾病患者，高凝倾向，长期卧床，突然出现腰腹痛，伴有恶心、呕吐时，要考虑肾静脉栓塞。此外，肾细胞癌、肾区外伤或严重脱水的肾病患者，临床上表现为肾区绞痛、血尿和突发性少尿或无尿者也应考虑肾静脉栓塞的可能。应行肾动脉和（或）肾静脉血管超声检查，必要时，行血管造影明确诊断。

第五节　急性肾损伤的药物治疗

一、药物治疗原则

（一）急性肾损伤的治疗目的

(1) 治疗引起急性肾损伤的原发病。

(2) 预防急性肾损伤发生。

(3) 减轻急性肾损伤的严重性，降低病死率。

(4) 缩短急性肾损伤的病程。

（二）急性肾损伤的治疗原则

1. 总的治疗原则

(1) 一般治疗：卧床体积、补充足够营养等。

(2) 维持水、电解质及酸碱平衡。

(3) 控制感染：选用敏感抗生素。

(4) 透析治疗：包括血液透析血液滤过或腹膜透析。

(5) 促进肾小管上皮细胞再生修复。

2. 治疗原则

应根据急性肾损伤的不同病因、不同病理类型、不同病程阶段以及药物的不同药理学特点等因素来选择具体的治疗方案。

(1) 初期的治疗。

1) 病因治疗：主要包括对原发疾病的治疗和纠正全身循环血流动力学障碍及处理各种内源性和外源性肾毒性物质。

2) 消除肾血管痉挛，改善肾血循环：山莨菪碱的应用；血管扩张药的应用。

3) 利尿药的应用：有渗透性利尿药如甘露醇及山梨醇等。强力利尿药有依他尼酸及呋塞米等。

(2) 少尿期的治疗。

1) 饮食控制：给予高糖类低蛋白质饮食。急性肾损伤需要能量一般为每日每千克体重 126 ~ 188kJ。

2) 液体控制：应按照“量出为入”的原则补充入液量。

3) 高钾的防治：钙剂的应用；钠溶液的应用；高渗葡萄糖和胰岛素的应用；透析疗法。

4) 低钠血症的处理：绝大部分是稀释性的，一般仅需控制水分摄入即可。

5) 代谢性酸中毒的处理：一般应用碳酸氢钠液或乳酸钠液。

6) 低钙血症、高磷血症的处理：出现症状性低钙血症时临时予静脉补钙；中重度高磷血症可给予氢氧化铝凝胶。

7) 心力衰竭的治疗：扩血管为主，尤以扩张静脉、减轻前负荷的药物为主。

8) 贫血和出血的处理：中重度贫血治疗以输血为主；急性肾损伤消化道大量出血的治疗原则和一般消化道出血的处理原则相似。

9) 感染的预防和治疗：原则上氨基糖苷类、某些第一代头孢菌素以及肾功能减退时易蓄积而对脏器造成毒性的抗生素，应慎用或不用。

(3) 多尿期的治疗：

1) 维持水的平衡。

2) 维持电解质平衡。

3) 防止感染。

4) 加强营养。

(4) 恢复期的治疗：定期随访肾功能，避免使用有肾毒性的药物。

二、去甲肾上腺素

去甲肾上腺素是肾上腺素能神经末梢释放的递质。（绝大多数交感节后纤维属肾上腺素能纤维），有少量是由肾上腺髓质分泌（占肾上腺髓质总分泌量的 10%～20%），为儿茶酚胺化合物。NAD 主要作用于肾上腺素 α 受体，对心脏的 β_1 受体有较弱的兴奋作用，对 β_2 受体无影响。其生理作用与肾上腺素基本相同，但各有特点。对心脏的兴奋作用较弱，主要是缩血管的作用。皮肤黏膜血管收缩最明显，其次是肾血管，此外脑、肝、肠系膜及骨骼肌等全身血管都呈收缩反应，而冠状血管舒张，这是因为心肌兴奋，心肌代谢产物增多，某些代谢产物如腺苷直接扩张血管。由于总外周阻力增大和兴奋心脏的结果，而表现明显的血压升高作用，收缩压和舒张压都上升，临床上用作升压药。对内脏平滑肌有抑制作用，但使妊娠子宫平滑肌收缩（由于孕酮的作用而以 α 受体为主）。也有升血糖作用，后两种作用均比肾上腺素弱。

去甲肾上腺素能够减少健康动物和人的肾脏血流量。但它对肾脏灌注的最终效应取决于它在不同血管床的复杂的相互作用以及患者的身体情况。其对肾血管张力的最终作用取决于：

(1) 系统血压的增加和降低的肾交感神经张力启动压力感受器引起的血管扩张。

(2) 肾灌注压的增加引起的自发调节的收缩血管作用。

(3) 直接的 α_1 介导的肾脏血管收缩作用，这个作用比较弱。一项对 97 例败血症性休克患者的前瞻性研究显示，用去甲肾上腺素治疗的患者的病死率低于用其他血管加压剂，主要是大剂量多巴胺的患者。

多巴酚丁胺：是一种不能由机体自身合成的儿茶酚胺，对肾脏无直接作用。它主要作用于心脏，兴奋 β_1 受体；也可兴奋血管的 β_2 受体，引发周围血管扩张。它对急性肾损伤的益处在于它能增加心脏输出量从而增加肾血流量。血管加压素：通过兴奋血管平滑肌上的 $V_1\alpha$ 受体增加系统血管张力。一项对 24 例败血症性休克的患者的随机试验显示：与去甲肾上腺素相比，在输注了 4 个小时的精氨酸血管加压素以后，患者的尿量、肌酐清除率都有所增加，而对血压和心排血量的影响则和去甲肾上腺素类似。

三、前列腺素 E

前列腺素 E 是一种小分子多肽，其作用为扩张血管，增加器官血流量，降低血管外周阻力，降低血压。目前医学界已经可以从茯苓、葛根等植物中提取出前列腺素 E，并应用在高血压的治疗领域。前列腺素能够扩张肾血管，增加肾血流量和肾小球滤过率，拮抗抗利尿激素作用从而发挥利尿利钠的作用，并可抑制血小板聚集。21 例急性肾损伤患者采用前列腺素 E 配合常规治疗 2 周，并与常规治疗组 17 例病例进行比较得出结论：前列腺素 E 配合治疗急性肾损伤可以明显地缩短疗程，减少并发症，改善血栓素与前列腺素的平衡关系。

四、多巴胺

多巴胺可通过兴奋多巴胺受体，舒张肾血管而提高 RBF 及 GFR；兴奋心脏 β 受体而增加心排血量；抑制 TEC Na^+-K^+-ATP 酶从而起利钠、利尿作用。但它起作用时间较短，而且长期应用可致肾多巴胺受体失敏。此外，由于利尿、利钠，从而增加远端小管的负担，氧耗量增加而加重缺氧。正由于多巴胺理论上有如上述的扩张肾血管、利钠、利尿和肾保护等药理作用，因此，所谓的“肾脏剂量多巴胺 [小剂量、$< 3\mu g/(kg \cdot min)$]”在全世界曾广泛应用。但 1996—1999 年的多中心一项随机双盲实验，将低剂量多巴胺与安慰剂分别静脉输入 ICU 中的急性肾损伤患者，证实肾小球滤过率只有较小改变，且血肌酐峰值浓度一致，也没有其他肾功能的临床指标有显著差异。130 例早期急性肾损伤患者比较用或不用肾性剂量多巴胺 [$2\mu g/(kg \cdot min)$]，患者尿量和血肌酐的改变及是否需要肾脏替代治疗。结论：早期急性肾损伤患者使用肾性剂量多巴胺并无肾功能保护作用。此外，多巴胺在其他方面的作用，如降低血清中乳泌素，短暂降低 T 细胞功能这些作用均可削弱机体免疫力。多巴胺还减少生长激素分泌促甲状腺素释放。生长激素缺乏导致氮负平衡。因此目前是否使用低剂量多巴胺还有争议。

五、钙通道拮抗药 (CCB)

可提高肾小球的滤过分数、直接抑制近端小管和内髓集合管对钠的重吸收起利尿、利钠的作用，并有抑制肾内肾素的分泌、清除氧自由基以及保护细胞免受损伤等作用。一些研究表明，CCB 可以减少肾移植后急性肾小管坏死 (ATN) 的发生，但其机制还不清楚。另有研究显示，氨氯地平可减轻甘油所致急性肾损伤大鼠的肾功能损害。

六、袢利尿药

可抑制 Cl^-、Na^+、K^+的主动重吸收，使 Cl^-、Na^+、K^+大量排出而产生强大利尿作用；可降低肾小管细胞的代谢从而降低氧耗量，从理论上提高肾组织对缺血、缺氧的耐受力；并由于尿流增加而冲刷肾小管，减少阻塞及尿液反流。一些研究表明，在少尿期的头 24 小时使用袢利尿药可以起到利尿的作用，但也有研究表明它不能降低患有 ATN 的患者的病死率。有学者认为使用袢利尿药将少尿型急性肾损伤转化为多尿型急性肾损伤不利于急性肾损伤的及时诊断和治疗。因此在急性肾损伤患者必须慎用袢利尿药。

七、甘露醇

有渗透性利尿、增加肾血流量、消除氧自由基、刺激前列腺素 (PGs) 活性以及细胞保护等作用。目前甘露醇被预防性地用于被认为有高风险患 ATN 的患者，比如进行血管 (主动脉瘤) 手术、心脏手术、肾脏移植、梗阻性黄疸以及横纹肌溶解的患者。但无有力的证据说明甘露醇有预防或减少 ATN 发生的作用。而且由于甘露醇潜在的不良反应，如血容量的减少而导致的机体电解质、酸碱平衡紊乱，也限制了它在临床的应用。

八、生长因子

一类通过与特异的、高亲和的细胞膜受体结合，调节细胞生长与其他细胞功能等多效应的多肽类物质。存在于血小板和各种成体与胚胎组织及大多数培养细胞中，对不同种类细胞具有一定的专一性。通常培养细胞的生长需要多种生长因子顺序的协调作用，肿瘤细胞具有不依赖生长因子的自主性生长的特点。在分泌特点上，生长因子主要属于自分泌 (autocrine) 和旁分泌 (paracrine)。许多生长因子已被提纯和确定了其结构组成。如血小板来源的生长因子 (PDGF) 是个热稳定、具较高正电荷的蛋白质，由含有二硫键的二聚体组成，分子量 30000D 左右。又如表皮生长因子 (EGF) 是个热稳定、含有 53 个氨基酸残基的多肽，分子量为 6000D 左右。各类生长因子都有其相应的受体，是普遍存在于细胞膜上的跨膜蛋白，不少受体具有激酶活性，特别是酪氨酸激酶活性 (如 PDGF 受体、EGF 受体等)。生长因子有多种，如血小板类生长因子 (血小板来源生长因子，PDGF；骨肉瘤来源生长因子 ODGF)、表皮生长因子类 (表皮生长因子，EGF、转化生长因子，TGFα 和 TGFβ)、成纤维细胞生长因子 (αFGF、βFGF)、类胰岛素生长因子 (IGF- Ⅰ、IGF- Ⅱ)、神经生长因子 (NGF)、白细胞介素类生长因子 (IL-1、IL-1、IL-3 等)、红细胞生长素 (EPO)、集落刺激因子 (CSF) 等。由于生长因子是由正常细胞分泌，既无药物类毒性，也无免疫反应，因此在研究其生理作用机制同时，有的已试用于临床治疗。如白细胞介素 -2 已用于治疗癌症，对肾癌、黑色素瘤疗效明显；也用于免疫调节剂和自身免疫有关的疾病。白细胞介素 -3 用于治疗骨髓衰竭与血小板缺失等适应证。表皮生长因子用于烧伤、创面、糖尿病皮肤溃疡、压疮、静脉曲张性皮肤溃疡和角膜损伤，可促进伤口愈合。

许多生长因子如胰岛素样生长因子 (IGF)、肝细胞生长因子 (HGF) 和转化生长因子 -α(TGF-α) 等已适用于缺血性和中毒性肾损伤的修复过程。动物研究表明，生长因子有如下有利作用：

(1) 通过促进 NO 和 PG 的分泌，而扩张肾小球人球小动脉和出球小动脉，增加肾血流量，提高肾小球滤过率。

(2) 通过抑制凋亡而降低肾缺血再灌注损伤的炎症过程。

(3) 刺激缺血损伤后肾小管上皮细胞再生，促进 ATN 的恢复。

(4) 降低致死率，明显减轻肾组织学损害。

(5) 预防应用，可阻止急性肾损伤的发生。动物实验表明 IGF-1 可改善缺血性急性肾损伤肾功能，减轻肾小管损伤程度，具有促进肾小管上皮再生恢复的作用。但目前临床上用生长因子治疗急性肾损伤还没有满意的疗效，可能与其不良反应及半衰期较短有关。

九、心钠素 (ANP)

能够扩张人球小动脉、收缩出球小动脉而提高肾小球滤过率、利尿利钠、抑制肾内肾素分泌以及保护细胞免受损伤等作用。在预防急性肾损伤方面，在动物实验中发现肾动脉钳夹 60 分钟后的大鼠持续给予 ANP，其肾功能状态较对照组有明显的改善。

十、其他

(一) 抗肿瘤坏死因子 -α(TNF-α)

目前动物实验已经证明抗 TNF 的治疗可以防止肾衰竭及降低病死率，但还未在临床上取得满意的疗效。

（二）一氧化氮合酶 (NOS) 抑制药

一氧化氮 (NO) 在败血症和急性肾损伤的发病机制中有重要的地位。研究结果表明，特异性的诱导型 NOS 抑制药能逆转内毒素引起的低血压，阻止内毒素所致血及肾组织内 NO 水平升高且可改善内毒素引起的肾功能损害，减轻肾小管间质病变，提高生存率，对内毒素休克、急性肾损伤有显著的防治作用。

（三）莨菪药

樟柳碱、东莨菪碱、山莨菪碱可改善急性肾损伤时肾内动脉血管的功能，降低血液黏度，减轻肾间质水肿，从而提高肾组织血流量。研究发现，三种莨菪类药均不同程度地减轻了油酸致大鼠急性肾损伤时肾小球和肾小管周围毛细血管的损伤，改善了肾组织缺血，同时使肾小管上皮细胞坏死数减少，其疗效以樟柳碱较好，其次为山莨菪碱和东莨菪碱，说明三种莨菪药对急性肾损伤时肾微血管损伤均有不同程度的保护作用，进而促进了肾实质细胞功能的恢复，其疗效尚有待临床进一步验证。

（四）活化的蛋白 C(APC)

APC 因其具有间接和直接的抗感染作用而受到关注。但其种属特异性限制了它的应用。重组人的 APC(rh-APC) 目前也因其有引起出血的危险仅在低出血风险高死亡风险的败血症患者身上使用。

第六节　急性肾损伤的营养治疗

急性肾损伤 (AKI) 是一种突发、可逆的肾脏排泄功能障碍并由此导致代谢废物堆积，水、电解质、酸碱平衡紊乱、血流动力学不稳定的临床常见危重症。在住院患者中急性肾损伤的发生率占 5%，重症监护室中其发生率则高达 30%～50%。尽管医疗技术和透析疗法已经有了很大进展，但合并急性肾损伤的患者病死率仍高达 50% 以上，尤其是那些本身已存在或医院获得性营养不良的 ABF 患者，其病死率一直居高不下。因此，营养治疗已被认为是急性肾损伤治疗方案中一个极其重要的组成部分，越来越受到医学专家的重视和关注。急性肾损伤患者营养治疗的基本目的与其他代谢性疾病是相似的，包括：

(1) 通过提供充足的热量和营养物质来维持或改善营养状态，避免加重代谢紊乱。

(2) 促进伤口愈合。

(3) 支持免疫功能。

Bellomo 等对伴有肾功能障碍的重症患者的营养支持进一步提出了三条原则：

(1) 伴有肾脏疾病的重症患者营养支持不应受到限制。

(2) 急性肾损伤伴多器官衰竭患者体内氮的分解代谢要远远超过其他分解代谢所致的影响。

(3) 肾脏替代治疗 (RRT) 对于代谢改变的影响很小。因此，为急性肾损伤患者提供个体化的营养治疗方案是十分必要的，对其预后也将起关键性作用。

一、急性肾衰竭时营养状态的改变

从营养治疗的角度，给在急性肾功能不全早期的患者的治疗措施，可能成为患者发生急性肾损伤后需要治疗的难题。

（一）电解质紊乱

高钾血症在急性肾损伤患者中发生率最高，原因有肾脏排泄功能障碍、摄入量过多、组织损伤或分解代谢加强或细胞溶解引起钾释放增多有关；其次是低钠血症，其发生机制分析可能与容量过多稀释而引起。在过多的体液转移到第三间隙或胃肠道丢失的情况下，低钠血症于低血容量相关。在急性肾损伤时钙、磷、镁代谢紊乱，常发生低钙血症，特别是在急性胰腺炎、横纹肌溶解或给予大量碳酸盐等情况下容易出现严重的低钙血症。镁和磷在急性肾损伤时常常是在体内蓄积，需要重视减少摄入量。

（二）糖、脂肪、蛋白质代谢异常

因胰岛素抵抗和高胰岛素血症，胰岛素作用的肌肉组织摄取葡萄糖减少常出现高血糖。脂代谢紊乱主要发生在脂解作用障碍，长链、中链三酰甘油酯降解均减少，导致高三酰甘油血症，血清低密度脂蛋白和极低密度脂蛋白水平升高，血清高密度脂蛋白水平通常下降。蛋白质在急性肾损伤时分解增多特别是合并有代谢性酸中毒时，同时由于氨基酸转移到骨骼肌过程受损，蛋白合成减少。健康人在禁食时分解代谢随之减弱，但在急性肾损伤患者，血清、内脏、肌肉蛋白质大量丢失，这种保护机制不足以维持患者在健康状态时的无脂肪体重，补充蛋白质不能逆转机体的负氮平衡，应用治疗的根本是尽早积极支持治疗减少蛋白质丢失。

（三）水平衡破坏

肾功能不全前期为增加 GFR 和患者的尿量而给予患者补充液体，在病程后则可能因容量过多需要处理。若因低清蛋白血症、血渗透压下降，体液已转移到血管外或第三间隙，这时患者处于血管外容量过多、血管内容量不足的状态，利尿药起不到利尿疗效。

二、肾脏替代治疗对患者营养状况的影响

血液滤过与血液透析时葡萄糖丢失量，取决于透析液和超滤液量及血流速度。透析液和置换液葡萄糖浓度影响血清葡萄糖水平，血糖浓度随着血流速度及置换液糖浓度增加而增加，同时非蛋白质热卡也随之增加；另外当应用低浓度和无糖酐方的置换液时，营养液中输入的葡萄糖约有 4%的量将随置换液排出体外丢失，因此在计算能量平衡时上两种情况均需加以考虑。在血透或血滤中氨基酸的丢失为每小时 3 ～ 5g，其对脂肪的影

响比较少无明显的丢失。

三、营养原则

合理营养可以维持营养，增强抵抗力，降低分解代谢，减轻氮质血症、酸中毒和高钾血症。此外，进食促进唾液腺分泌，改善口腔卫生，减少并发症。必要时给予静脉营养或经肠营养与静脉营养同时使用，可取得良好疗效。

四、营养治疗方式

(一)肠内营养(EN)

EN即通过放置鼻胃管给予患者输注营养制剂，尽管这可能会使急性肾损伤患者胃肠道并发症的发生概率增加，但在任何有可能的情况下，仍提倡多利用胃肠道途径。在急性肾损伤的治疗中，EN较肠外营养(PN)有以下几大优势：

(1) 维持胃肠道黏膜完整和正常功能，防止失用性萎缩。

(2) 通过输入特殊浓缩制剂，更加有效控制液体输入量。

(3) 费用比PN低。

(4) 对生存率有积极的影响。

(5) 能够有效降低分解代谢程度。

(6) EN能增加肾血浆流量，改善肾功能。

为了填补EN安全性和有效性系统研究资料的缺乏，Fiaccadori等对247例患者(65例肾功能正常，68例急性肾损伤患者但不需要RRT治疗，114例急性肾损伤患者且需要RRT治疗)将EN作为唯一人工营养途径进行了长达2525日的跟踪研究，研究中发现胃道肠道问题如胃内容物残留、腹泻、便秘是最常见的相关并发症，尤其是在需要RRT辅助的急性肾损伤患者中；此外代谢性并发症如高糖、高钾、低钙血症也相对较多。研究结果表明，EN是一项安全、有效的人工营养方式，在急性肾损伤患者复合营养治疗中应起到一个中心角色的作用，而需要RRT支持的急性肾损伤患者则建议使用PN途径，以便更好地达到蛋白质等营养的治疗推荐剂量。

(二)肠外营养(PN)

当急性肾损伤患者由于胃肠道反应严重，营养通过EN途径无法摄入或摄入不足时，PN途径的应用就显得十分必要。由于营养液的高渗性，因此采取中心静脉途径(颈内或右锁骨下静脉)输注更适合。虽然PN途径会加重外周循环负荷，对于少尿或无尿型急性肾损伤患者可能会有所限制，但CRRT的同步辅助已较好地解决了这一问题。PN相比EN花费更高，而且在治疗过程中应更加谨慎，防止以下相关并发症的发生：

(1) 代谢系统相关并发症如乳酸酸中毒、高糖或低糖血症、高脂血症、高磷酸血症、代谢性骨病等。

(2) 胃肠道黏膜及酶的失用性萎缩、失效，因此建议在接受PN后缓慢地引入经口或 EN 途径，防止该并发症发生。

(3) 免疫抑制：使感染发生率大大增加，如败血症、口腔白念珠菌感染等，可适当地预防性使用抗生素。在治疗效果来看，PN 的作用还是积极的，国内外的一些研究试验均表明 PN 能够为急性肾损伤患者提供充足的热量和蛋白质，减少负氮平衡，促进损伤的修复、愈合，对患者的生存率和预后有着积极的影响作用。

五、营养治疗

(一) 纠正代谢紊乱

减少毒性作用，纠正代谢紊乱。加强受损伤肾功能恢复。维持和改善患者营养状态，特别是促进伤口愈合，提高机体免疫功能。

(二) 控制蛋白质

1. 蛋白摄入量

少尿或无尿期应严格控制蛋白摄入，以免大量氮质潴留和酸性物质积聚，可用无蛋白质饮食。生热营养素在少尿期糖类为 85%，脂肪为 15%，停止供给蛋白质。通常急性肾衰竭不久即开始进食，用高生物价蛋白质按 0.26g/(kg·d)，约 16g/d。能量为 8.37 ～ 12.55MJ(2000 ～ 3000kcal)，或按 0.15 ～ 0.17MJ(35 ～ 40kcal)/(kg·d)。每日监测血尿素氮、血清钾、钠浓度及体重，必要时作腹透或血透，保持血尿素氮在 35.7mmol/L 以下，并预防高钾血症及尿毒症等并发症。随尿量增加，可给予蛋白质 20g/d，血尿素氮及肌酐逐渐下降，蛋白质增加至 45g/d；肾功能正常后，每日可按 1g/kg 供给。多尿初期肾小管选择性重吸收功能尚未恢复，尿排钾多、尿素少，蛋白质仍按 20g/d 供给。多尿期 5 ～ 7 日后，氮质血症好转，蛋白质可提高，优质蛋白应 > 50%。

2. 蛋白质需要量计算

急性肾衰竭患者蛋白质摄入应该既能满足机体需要，又不致产生多氮代谢产物。可按尿尿素氮计算尿尿素氮排出量 (UNA)。

(三) 供给足够糖类

发病初期进液量受限制，无法口服所需能量和营养素，给葡萄糖 100 ～ 150g/d，或静脉输入 20% 葡萄糖液 500mL，如能口服则每日以葡萄糖 300g，分次服为好。补充葡萄糖可以减轻酮症，减少蛋白质分解。并鼓励患者服用果汁、果汁胨、酸梅汤、冰激凌等。凡未行透析治疗患者，无尿期严格控制食物蛋白质、水分、钠和钾，以麦淀粉为主食，即每次 20 ～ 30g 麦淀粉，蔗糖 30g 加水 200mL 制成厚糊状，每日 3 ～ 5 次。

(四) 低钠饮食

少尿及无尿期水肿明显，或高血压严重应给予低钠饮食，钠摄入约 500mg/d。如缺钠，应根据血钠、尿钠酌情补给，原则是宁少勿多。如有持续性呕吐或腹泻，可静脉输液补充。多尿期应增加食盐补充尿中丢失，按每排 1000mL 尿，补氯化钠 3g 或碳酸氢钠 2g。

（五）控制钾量

少尿或尿闭患者出现高血钾时，应该严格限钾，可选无钾饮食。此时需要选择含钾较低的蔬菜：如南瓜、西葫芦、冬瓜、茄子、芹菜、大白菜等。多尿期钾丢失增多，除多食含钾丰富的水果、果汁、蔬菜外，最好口服氯化钾 2 ～ 3g/d。

（六）限制液体量

应严格控制补液量，根据患者尿量而定，通常限制在 500mL/d。如患者有持续发热、呕吐、腹泻等失水症状，应及时给予静脉补液。当病情稍有好转时，补液可增至 1200mL/d，最好按前 1 日尿量计算输液量。当尿量恢复正常后，补液量可达 1500 ～ 2000mL/d。

（七）多尿期适当限制营养素

供给多尿期食物蛋白质控制在 0.5 ～ 0.8g/kg，生热营养素比例为糖类 80%，蛋白质 10%，脂肪 10%。

（八）恢复期正常饮食

恢复期排尿渐趋于正常，临床症状有所缓解，病情稳定后，可恢复正常饮食。蛋白质可按 1.0g/(kg·d)，能量为 126 ～ 147kJ(30 ～ 35kcal)/(kg·d)。同时注意给予含维生素 A、维生素 B 和维生素 C 丰富的食物。少尿期应补充适量 B 族维生素和维生素 C，有高钙血症者不宜补钙。

（九）急性肾衰竭并发尿毒症治疗重点

是用低蛋白、高糖类、多维生素 C、少钠饮食。昏迷患者可采用肝性脑病时饮食治疗措施。患者不能咀嚼时，可做成果汁或冲糖开水饮用；少量多餐为好，每日可分为 6 餐。

（十）食物宜忌

可选用藕粉、蜂蜜、白糖、凉粉、粉丝、粉皮、核桃、西瓜、山药、干红枣、桂圆、干莲子、青菜、荠菜、冬瓜、丝瓜、藕、梨、苹果、茭白、果酱、鲤鱼、黑鱼、鲫鱼、牛奶、鸡蛋、羊奶等食物。忌食或少食青蒜、大葱、蒜头、韭菜、辣椒、盐、酱油、腌雪菜、咸肉、香肠、扁豆、豆腐干、豆腐、百叶、面筋、猪肝、猪肾等食物。

（十一）肠外营养

静脉营养治疗要维持合适的氮热比值，每 1g 氮需要 3.24RJ(800kcal) 能量，才能有效地降低血中尿素氮浓度，可限制输入液体量。减少分解代谢，使尿素形成减少，降低高血钾，减轻代谢性酸中毒。非高分解代谢患者少用透析疗法。降低易感性，增加存活率，使患者保持良好感觉。减轻氮质血症对心肌毒性作用，促进急性肾损伤的缓解，缩短病程。

（十二）氨基酸注射配方

静脉营养对蛋白质和电解质有特殊要求，蛋白质要少给，但质量要好，应包括 8 种必须氨基酸和组氨酸，有的配方中还应加上精氨酸，以减少氨的生成。

六、分期营养治疗

(一)少尿期

1. 能量

足够能量可提高蛋白质利用率。若能量供给不足，使体内脂肪及蛋白质分解增加以提供能量，会加剧负氮平衡。患者所需能量应按性别、年龄、体重及发病原因有所不同。若患者病情较轻，分解代谢不剧烈，一般主张卧床休息，每日摄入能量可维持在 4.18 ～ 6.30MJ(1000 ～ 1500kcal)。能量供给以易于消化糖类为主，多食用水果、麦淀粉为主制作主食、点心等。食用 3 ～ 6 日，减少蛋白质及非必须氨基酸摄入，以减轻肾负担和防止氮潴留加重。同时，足够糖类可防止或减轻酮症，减轻钾从细胞释出而增高血钾。

2. 蛋白质

供给高生物价低蛋白饮食，既照顾患者肾功能不全时排泄能力，又维持患者营养需要。饥饿时，70kg 体重患者，每日分解自身蛋白质约 70g，而 6.25g 蛋白质分解代谢生成 1g 尿素氮，释出 2.5 ～ 3.0mmol 钾离子。因此，暂时降低蛋白质摄入量和体内蛋白质的分解可减轻氮质血症及高钾血症。少尿期时间如持续较长、广泛创面或大面积烧伤丢失蛋白质较多时，除食用高生物价低蛋白饮食外，还应配以要素饮食。高生物价低蛋白饮食必需挑选含必须氨基酸丰富的牛奶、蛋类等。为调剂患者口味也可适量采用瘦肉类、禽类、鱼虾类动物蛋白食物。

3. 维生素

在计算好入液量的情况下可适当进食各种新鲜水果或菜汁。

4. 矿物质

根据水肿程度、排尿情况及血钠监测，食用低盐或无盐少钠饮食。每日限钠量 500mg 以下。如有缺钠现象，应根据监测指标酌情补给。但摄入量宁少勿多。当出现高血钾时，应控制钾盐摄入量，每日 1760mg 以下。饮食中应注意选用含钾低的蔬菜，如南瓜、西葫芦、冬瓜、丝瓜、茄子、芹菜、大白菜等。

5. 水

根据排尿量计算入液量。应严格控制，以防止体液过多而引起急性肺水肿和稀释性低钠血症。食物中所含水量及其氧化所生成的水亦应加以计算。1g 蛋白质生水 0.43mL，1g 脂肪生水 1.07mL，1g 糖类生水 0.55mL。每日入液量限制在 500mL。如患者有持续发烧、呕吐、腹泻等症状时从静脉补液。当病情稍缓解后，入液量可增至每日 1200mL。

(二)多尿期

尿量增多，血尿素氮下降，食欲好转，可适当增加营养以加速机体恢复。蛋白质供给 0.5 ～ 0.8g/(kg·d)。能量 8.36 ～ 12.60MJ(2000 ～ 3000kcal)/d，入液量取决于前 1 日的排尿量，食盐供给应增加，以补偿尿中的丢失量，每排出 1000mL 尿供给氯化钠 3g。由于尿量多，钾的排量也随之增加。因此，饮食中应多选用含钾丰富的蔬菜、瓜果类。

（三）恢复期

排尿量渐趋于正常，可恢复正常饮食。能量供给 12.6MJ(3000kcal)/d，蛋白质的供给可随血液非蛋白质下降而逐渐提高，由 0.5 ～ 1g/(kg·d) 逐步恢复到 1g/(kg·d) 或更高些，以保证组织恢复的需要。高生物价的蛋白质占 33%～ 50%。亮氨酸、异亮氨酸、缬氨酸三种支链氨基酸应占必须氨基酸 40%～ 50%，以有利于肌肉蛋白的合成。

七、急性肾损伤的营养评价指标

（一）生化检测

1. 胰岛素样生长因子 -1(IGF-1)

IGF-1 是一种单链肽，通过自分泌、旁分泌以及经典的内分泌机制发挥作用，其在血液中浓度最高。在体循环中，只有少于 5%的 IGF-1 是游离的，90%以上是以与其他结合蛋白结合的形式存在。IGF-1 在体内的合成主要受激素和营养因素的影响，在蛋白质 - 能量摄入不足后血清 IGF-1 水平明显下降，而及时营养补充后又可在短期内恢复到正常水平。IGF-1 以其与营养尤其是蛋白质摄入良好的相关性以及血清稳定性、半衰期短而成为评价营养状态的可靠指标，目前已被证实其在评估重症及高代谢患者氮平衡方面要明显优于其他生化指标。

2. 清蛋白 (Alb)

血清 Alb 水平受应激和炎症反应常会明显下降，但因其半衰期相对较长 (20 日)，所以其浓度变化通常发生在急性疾病的晚期阶段，而不能很好地反映早期营养不良状态。

3. 转铁蛋白 (TF)

TF 半衰期相对较短 (8 日)，但它对于评估短期内营养再摄入疗效缺乏敏感性，其浓度显著受患者血清铁水平的影响。

4. 前清蛋白 (PA)

血清 PA 半衰期短 (1 ～ 2 日)，是一个很好地反映早期营养不良的评价指标。与 Alb 相似，其血清水平也会因应激和炎症反应而下降。PA 主要经肾脏排泄，因此在急性肾损伤患者中其浓度可能会假性升高。

（二）人体学测量和生物电阻抗分析

人体学测量通过监测人体某些部位的数值来评估体内脂肪和蛋白质的贮量，尽管这些技术简单、安全，能广泛应用于各类人群的躯体组成评估中，但在个体分析中缺乏很好的临床相关性。这些方法在急性肾损伤病例中使用价值有限，主要是由于在这类患者中常可观察到体液量的改变。同样，生物电阻抗分析是一种非侵入性、快速、敏感、准确的人体组分测量方法，但它在急性肾损伤的应用中同样受到体液改变的限制。

（三）主观综合评估（SGA）

SGA主要通过了解患者的临床病史、近期营养摄入情况、体格检查和生理功能评定来对患者的营养状态作一个全面的评估。最初这个方法是用来评估外科患者的营养状况，现已被运用于多种类型的患者评估中。但由于SGA是一项主观技术，并不去测量体内蛋白质含量等客观数据，更重要的是，它需要向患者获取信息，这对于ICU内由于疾病急性期或使用镇静剂、机械通气等原因而导致意识不清的急性肾损伤患者来说就并不适用。

第七节　急性肾损伤的腹膜透析

腹膜透析（PD）是利用患者自身腹膜的半透膜特性，将配制好的透析液经导管规律、定时地灌入患者的腹膜腔，使浸泡在透析液中的腹膜毛细血管内血液与透析液借助溶质浓度梯度差，通过弥散、对流和超滤的原理，进行广泛的物质交换，以清除体内潴留的代谢产物、过多水分和纠正电解质、酸碱失衡的肾脏替代治疗方法。

腹膜透析是目前治疗终末期肾病的主要肾脏替代疗法之一。20世纪60年代，我国开始开展腹膜透析疗法治疗慢性肾衰竭；然而这一技术从诞生之初就面临着腹膜炎的挑战，以至于长期以来被认为是血液透析的辅助和补充。最初只有那些不适合于做血液透析的终末期肾衰竭患者，方才考虑做腹膜透析。20世纪70年代开展持续性非卧床腹膜透析（CAPD），20世纪80年代CAPD治疗在国内已初具规模；人们对腹膜透析的认识开始逐渐改变，在世界范围内腹膜透析人数逐年增多。20世纪90年代后，新型管路连接系统的应用使腹膜炎发生率明显降低，腹膜透析在国内得到了更广泛的发展，由此腹膜透析逐渐成为早期透析的最佳选择。随着透析管路连接系统的简化更新、新型腹膜透析液生物相容性的提高、自动腹膜透析技术的持续革新和医保制度的日趋完善，腹膜透析的整体技术不断进步，透析患者的技术生存率和患者生存率逐年提高，接受腹膜透析的患者人数不断增多。

腹膜透析具有简单、方便、易于操作、能有效保护残余肾功能和相对费用较低等特点，适合我国目前经济还不富裕、医保水平较低、城市化水平不高等地区的实际情况，因此，临床应用越来越广泛，在终末期肾衰竭患者的治疗中占有不可替代的地位，如何更好、更广泛地开展腹膜透析，为广大肾衰竭患者服务，是目前我国肾脏病工作者面临的重要任务。

一、腹膜透析的原理

腹膜是由脏层和壁层腹膜组成，总面积为1～2m²，约与人的体表面积相等。腹膜是具有良好通透性的半透膜。腹膜透析即是利用腹膜作为半透膜，依靠其弥散和超滤作用，使血管中的液体与腹膜腔中的透析液进行液体及溶质的交换，最终清除体内多余水分及代谢废物，纠正水、电解质及酸碱平衡失调，达到治疗目的。

（一）弥散作用

溶质在半透膜两侧浓度不相等时，高浓度一侧分子量小的溶质，可通过半透膜向低浓度一侧移动，而水分子则向高渗透压一侧移动，最终达到膜两侧平衡。所以，将腹膜透析液灌入腹腔内，如果血中某种溶质的浓度高于腹腔内透析液中的浓度，而腹膜又能透过者，该溶质就会弥散入透析液内。反之，如透析液中的浓度高于血中的浓度，则该物质会弥散入血内，经过一定时间透析后，患者血中可透过的溶质会与透析液内的溶质十分接近。透析液内的电解质组成与正常人体细胞间液的组成相似，故透析后血中多余的物质，如代谢废物等得以清除，而血中缺乏的物质得以补充，使患者血电解质恢复或接近正常生理状态。从腹膜透过的物质与腹膜两侧的浓度梯度和物质的分子量大小有关，高浓度梯度、低分子量的物质透过更快。在腹透过程中，小分子物质（分子量＜500Da）可在2～10小时达到平衡，而中分子物质(500～5000Da)，8小时仅能透出50%，对于平衡快的小分子溶质，透析的清除率与所用透析液量密切相关，流量越大，清除率越高，但是对于大分子溶质来说，由于跨膜转运慢，达到膜两侧平衡所需的时间长，增大流量虽可轻度增加其清除率，但腹膜清除率主要由透析时间决定，即具有时间依赖性。因此，腹膜透析对大中分子物质的清除优于普通血液透析。

（二）超滤作用

利用腹膜两侧透析液与血液间渗透压梯度将血液内的水分超滤出来，而腹透液渗透压的高低由溶液内的溶质决定，如电解质、葡萄糖等，尤其后者是决定腹透液渗透压的主要因素。虽然葡萄糖能通过腹膜吸收，但吸收很慢，故在一定时间内仍能产生渗透压梯度而产生超滤作用。超滤的速度在腹透液进入腹腔的初期最快，如注入4.25%葡萄糖透析液2L，开始时的超滤率可达以后渐减慢。透析液含葡萄糖浓度越高，有效超滤时间越长。此外，与放液量亦有关，入液量多时，腹腔内葡萄糖的数量增加，达到渗透平衡时间延长。总之，超滤的多少与透析液的含糖量、透析周期的长短、透析液摄入量的多少及腹膜超滤效能及淋巴管的回流等因素有关。在高渗超滤时，亦会带上一部分溶质，称为“溶剂抽出作用”。

（三）腹膜透析中主要影响超滤的因素

1. 腹透液的渗透剂和透析液

至今为止，研究者们尝试了多种渗透性物质，但临床上仍以葡萄糖使用最多。一般腹透液葡萄糖含量有1.5%、2.5%、4.25%三种。高糖腹透液脱水疗效好，表现为高糖透析液的最大超滤率大，净值正超滤的持续时间更长。

2. 透析液留置时间

腹膜透析在透析开始时产生的超滤率最大，以后随着透析液内葡萄糖不断经腹膜吸收，超滤率亦逐渐下降。在相同的 2 ～ 3 小时，留置短时间多次交换透析获得的超滤总量多于每次长时间留置的透析。对那些急需脱水的患者，除可选用高糖透析液外，亦可选用短时间留置、多次交换的透析方式以尽快除去多余水分。

3. 超滤的个体差异

不同的患者尽管采用相同的透析液浓度及相同的透析方式，其超滤量仍有差异，超滤存在个体差异的原因主要表现在以下几种。

(1) 腹膜的水通透性。

(2) 有效透析面积：由于腹部手术后腹膜广泛粘连，或由于插管位置不当，可致有效透析面积明显下降而影响超滤。

(3) 腹膜溶质转运功能：其透析液中葡萄糖浓度下降快，则透析超滤率很快衰减，致使正净超滤持续时间短，超滤脱水量减少；如果腹膜溶质转运功能降低，透析液中葡萄糖浓度下降慢，则透析超滤率衰减慢，超滤脱水量增加。在反复发作腹膜炎后，腹膜功能严重受损。

(4) 血浆蛋白浓度：血浆蛋白浓度尤其是清蛋白浓度影响腹膜血液胶体渗透压，从而影响超滤。

(5) 腹腔静水压：透析液在腹内产生的静水压驱使透析液进入血液。患者的腹腔透析液灌注量和体位可影响腹腔静水压，从而影响超滤，如前所述，但腹腔静水压往往不是影响超滤率的重要因素。

(6) 淋巴回流的影响。

4. 药物对超滤率的影响

通过收缩腹膜静脉系统或扩张腹膜动脉系统，增加腹膜毛细血管静水压超滤率。

二、腹膜透析适应证与禁忌证

(一) 适应证

1. 急性肾衰竭或急性肾损伤 (ARF 或 AKI)

其应根据患者的临床状态与生化指标综合考虑。腹膜透析治疗 ARF 的优点有：

(1) 技术简单并已被广泛推广。不需要体外循环设备，许多基层医院可以应用，可在 ICU 进行。

(2) 即使在血流动力学不稳定的患者仍可清除大量液体，这种液体的有效清除有助于胃肠外营养的供给。

(3) 由于溶质的缓慢清除，不会急速改变内环境，很少出现失衡综合征。

(4) 酸碱平衡紊乱及电解质失衡纠正容易并具渐进性。

(5) 透析通路的建立简单，特别是在小儿。

(6) 无须动脉、静脉穿刺及抗凝，故有出血倾向、术后、创面患者以及脑出血患者较适合选用腹透。

(7) 生物相容性好，透析液可补充患者能量。

(8) 剂量调整容易，特别是在小儿。

(9) 更为重要的是，腹膜透析对肾脏的保护作用显著优于血液透析。

2. 终末期肾脏病 (ESRD)

腹膜透析指征：

(1) 各种病因所致的 ESRD。

(2) 肌酐清除率 (Ccr) 或估算的肾小球滤过率 (eGFR) ＜ 10 ～ 15mL/min；糖尿病患者 Ccr 或 eGFR ≤ 15mL/min。

(3) 尿毒症症状明显者，即使没有达到上述数值，也可考虑开始进行腹膜透析治疗。

(4) 如出现药物难以纠正的急性左心衰、代谢性酸中毒或严重电解质紊乱，应提早开始透析。

CAPD 治疗慢性肾衰竭有许多优点：

(1) 每日不低于 24 小时持续地进行透析，故不似血透在透析前后的血生化有明显的波动，体内环境状态很稳定，患者自我感觉良好，不会发生透析失衡综合征。

(2) CAPD 的疗效不比血透差，而对家庭透析者，则具有血透所没有的安全和简便等优点。

(3) 给患者生活带来方便，患者可以自行治疗，而不需要别人的帮助，可以不用卧床而自由活动，且不像血透需要依赖机器维持生命。

(4) 费用较血透低，适合我国的国情。

(5) 循环动力学改变不大，特别适用于糖尿病、严重高血压及心血管疾病患者以及老年人。

3. 急性药物与毒物中毒

适应于腹膜能够清除的药物和毒物，或尽管毒理作用不明，而临床需要的各种中毒患者均可选择腹膜透析。尤其对口服中毒、消化道药物或毒物浓度高或存在肝肠循环的药物或毒物；或不能耐受体外循环中毒的重症患者，腹膜透析有其独特的治疗优势。

4. 水电解质和酸碱平衡失调

对内科无法纠正的水、电解质和酸碱平衡失调时，如高钾血症、高钙血症、高钠血症、严重水中毒、严重酸中毒等可选择腹膜透析。

5. 其他内科或药物治疗难以纠正的下列情况

(1) 充血性心力衰竭。

(2) 急性重症胰腺炎。

(3) 严重高胆红素血症。

(4) 高尿酸血症等。

(二)禁忌证

1. 绝对禁忌证

(1) 腹腔感染或肿瘤等所致腹膜广泛粘连或纤维化：腹膜腔条件对腹膜溶质清除有很大的影响，慢性或反复发作的腹膜炎、腹腔内肿瘤广泛腹膜转移可导致患者腹膜广泛纤维化、粘连，减少透析面积，影响液体腹腔内的流动，使腹膜的超滤功能减弱或丧失，溶质的转运效能降低。

(2) 腹壁大面积感染或严重烧伤或其他皮肤病：手术或非手术插入置管均经过腹壁，若腹壁广泛感染、广泛严重的皮肤病或腹壁大面积烧伤，这时无法置入腹膜透析管，宜进行血液透析。

(3) 不可纠正的机械缺陷，阻碍了有效的腹膜透析或增加了感染的危险性(如外科无法修补的疝、脐凸出、腹裂、膈疝、膀胱外翻)。腹腔内的透析液必须与腹膜的血管有交换。任何机械问题阻止这个过程(如疝袋、皮下渗漏)将降低腹膜透析的效率。腹膜透析液的注入过程和超滤过程将增加腹腔内压力，因而加重腹部结构缺损，如疝。

(4) 缺乏合适的助手，而患者精神障碍或生理异常使患者无法进行腹膜透析。成功地进行腹膜透析需要患者或照顾者具有一定的体力和智力水平。如果患者有精神障碍，这些任务则不能可靠地或安全地解决。

2. 相对禁忌证

(1) 腹部手术 3 日内，腹腔置有外科引流管：腹部手术后置有引流管，若进行腹膜透析，透析液会引流出腹腔，腹膜的切口愈合需 3 日以上，所以腹部新近手术需在手术后 3 日以上才能行腹膜透析治疗。如果没有血液透析条件，需立即行腹膜透析治疗，则应在手术时，严密缝合各层组织及切口，不置引流管，并注意控制每次液体交换量，最好使用腹膜透析机行 IPD 治疗。

(2) 腹腔有局限性炎性病灶：如阑尾周围脓肿，胃、肠穿孔所致炎性腹膜炎等不宜行腹膜透析治疗，因此时给予腹膜透析会导致炎症扩散，必须行腹膜透析者需先通过抗感染治疗，待炎症控制后再进行。

(3) 肠梗阻、腹部疝未修补和椎间盘疾病：高度肠梗阻患者腹胀厉害，腹腔容积缩小，腹膜透析置管困难，易出现腹透液引流不畅，故不宜行腹膜透析。腹膜透析可增加腹内压，使腹部疝病情加重，故腹部疝患者需进行腹膜透析治疗时需行腹部疝修补术后方可进行。椎间盘疾病也可因腹内压增高而加重故严重椎间盘疾病患者不宜行腹膜透析治疗。

(4) 腹腔内血管病变：多发性血管炎、严重的动脉粥样硬化、硬皮病等由于弥散性的血管病变导致腹膜透析效能下降，但是这些患者在开始透析前腹腔血管病变程度难以检测，腹膜透析效果不满意者若疑有严重血管病变的可考虑作血液透析治疗。

(5) 晚期妊娠、腹内巨大肿瘤及巨大多囊肾：晚期妊娠、腹内巨大肿瘤及巨大多囊肾患者腹腔容量明显缩小，透析效果不好，但多数多囊肾的患者仍可进行腹膜透析，在美国接受 CAPD 治疗的患者约有 10%为多囊肾患者。

(6) 严重肺功能不全：患者如慢性阻塞性肺气肿时，进行腹膜透析灌注透析液会使膈肌抬高影响肺通气，加重患者呼吸困难。而且膈肌抬高肺组织受压，易并发肺部感染，如必须做腹膜透析可以行少量透析液灌注。

(7) 长期蛋白质及热量摄入不足者：腹膜透析每日从腹膜透析液中丢失蛋白质 5～15g，腹膜炎时可成倍增加。所以，腹膜透析患者易并发营养不良，影响患者的长期生活，到目前为止尚无有效预防腹膜透析蛋白质流失的有效方法。长期低蛋白饮食或热量摄入不足，或有慢性消化道疾病伴有明显营养不良者选择腹膜透析宜慎重。

(8) 高分解代谢者：高分解代谢者小分子代谢产物的生成加速，对小分子物质的清除效能血液透析优于腹膜透析。

(9) 硬化性腹膜炎：反复发作的腹膜炎、难治性的真菌性腹膜炎及长期使用高渗腹膜透析液均可导致硬化性腹膜炎，使腹膜透析的效能下降及失超滤。

(10) 横膈有裂孔者：横膈有手术切口的一般在手术后数日愈合，这时可进行腹膜透析，但每次进入的液体量要少，因各种原因引起的横膈裂孔者，腹膜透析时可突然发生大量胸腔积液，导致严重的呼吸功能障碍，这种情况下不宜行腹膜透析。

(11) 易发腹膜炎患者：肠道憩室病患者、结肠手术患者及主动脉修补术患者均易发生腹膜炎，不宜选择腹膜透析。

(12) 过度肥胖：肥胖患者皮下脂肪组织过厚，使置管术难以进行。而且，此类患者进行腹膜透析发生漏液的现象较多，长期腹膜透析，葡萄糖吸收增加使肥胖加重，因而不宜做腹膜透析。

三、腹膜透析液

（一）透析液的基本配方

腹膜透析液是腹膜透析的重要组成部分，主要由三部分构成：渗透剂、缓冲液、电解质。

1. 渗透剂

按分子量大小可分为低分子渗透剂和高分子渗透剂。低分子渗透剂有葡萄糖、果糖、木糖醇、山梨醇、甘油和氨基酸，其中以葡萄糖和氨基酸腹透液最常用；高分子渗透剂有多肽、明胶、葡聚糖、清蛋白等，其中以葡聚糖最常用。目前葡萄糖、氨基酸、葡聚糖腹透液已商业化，并在临床上广泛应用。尽管含其他渗透剂的新型腹透液进入临床使用，但是以葡萄糖为渗透剂的腹透液仍然是目前最常用、最经济的腹透液。

2. 缓冲液

主要有碳酸氢盐、乳酸盐、醋酸盐三种。目前以碳酸盐、乳酸盐为缓冲液的腹透液均在临床应用。但乳酸盐、醋酸盐均要在体内经肝代谢成碳酸氢盐而发挥缓冲液作用。其生物相容性差、肝功能差和乳酸中毒患者不适合。

3. 电解质

透析液包含有钠、钙、镁、氯离子。通常透析液无钾离子，但钙离子偏高，钠离子、氯离子与人血清的正常值相似。目前临床应用高钙腹透液 (1.5 ～ 1.75mmol/L) 和生理低钙腹透液 (1.25mmol/L)。其他，高血压患者可用低钠腹透液，甲状旁腺功能低下患者可用低镁腹透液等。此外，还可根据需要加入相应的电解质。

(二) 目前最常用腹膜透析液

1. 葡萄糖腹膜透析液

葡萄糖是目前临床最常用的渗透剂，以葡萄糖为渗透剂，浓度分为 1.5%、2.5%、4.25%三种，渗透压在 346 ～ 485mosm/L，pH5.2。

葡萄糖腹膜透析液的临床应用如下：

(1) 可用于各种腹膜透析治疗模式。

(2) 有残余肾功能者，首选 1.5%葡萄糖腹膜透析液。

(3) 尽量减少高浓度 (2.5%及 4.25%) 葡萄糖腹膜透析液的使用。

(4) 水负荷过重需要加强超滤时，可以逐渐增加高浓度葡萄糖腹膜透析液的使用。

(5) 4.25%葡萄糖腹膜透析液一般用于留腹。

(6) 因机械因素导致引流不畅时 (如手术因素、导管移位、网膜包裹等)，不能以增加高渗腹膜透析液来加强超滤。

(7) 合理调整透析处方，注意透析液留腹时间对超滤的影响。避免高渗腹膜透析液的不合理使用。

葡萄糖腹膜透析液临床应用注意事项：

(1) 葡萄糖的腹膜吸收：腹膜透析液中的葡萄糖可经腹膜吸收，使用 1.5%、2.5%、4.25%腹膜透析液时，每袋腹透液葡萄糖的吸收量分别为 15 ～ 22g、25 ～ 40g、45 ～ 60g。CAPD 患者每日葡萄糖总吸收量为 100 ～ 200g；使用 4.25%葡萄糖腹膜透析液可显著升高患者的血糖、三酰甘油、胰岛素水平。

(2) 腹膜透析液的生物相容性：高渗透压、低 pH 的腹膜透析液可导致腹膜固有细胞损伤。高浓度葡萄糖 (特别是 4.25%高糖腹膜透析液) 对腹膜间皮细胞具有直接毒性作用，葡萄糖降解产物 (GDPs) 和糖基化终末产物 (AGEs) 的增加，也可引起腹膜纤维化。对于糖尿病、肥胖、代谢综合征、冠心病的腹膜透析患者，葡萄糖透析液不是理想的腹膜透析液。

2. 艾考糊精腹膜透析液

以 7.5%艾考糊精 (一种葡聚糖) 为渗透剂，pH 为 5 ～ 6，渗透压为 284mosm/L，超滤作用靠胶体渗透压获得。

艾考糊精腹膜透析液的临床应用，建议每日 1 次，用于长留腹，如 CAPD 夜间留腹，APD 日间留腹。通常用于下列情况：

(1) 腹膜超滤衰竭患者。

(2) 高转运或高平均转运者。

(3) 糖尿病患者。

(4) 容量负荷过多而超滤不足者。

艾考糊精腹膜透析液的临床应用注意事项：

(1) 可能干扰某些血糖检测结果 (使用葡萄糖脱氢酶技术者)。

(2) 引起麦芽糖和麦芽三糖在体内堆积，麦芽糖或异麦芽糖不耐受者不宜使用。

(3) 可能引起过敏，少见皮肤剥脱。明确对淀粉衍生物 / 艾考糊精过敏者不宜使用。

(4) 糖原累积病患者不宜使用。

(5) 严重乳酸酸中毒者不宜使用。

(6) 未解决的腹膜透析导管机械并发症者不宜使用。

(7) 糖尿病患者腹膜透析时常需增加额外的胰岛素，从葡萄糖腹膜透析液转换为艾考糊精腹膜透析液时需要重新调整胰岛素用量。

3. 氨基酸腹膜透析液

以氨基酸替代葡萄糖作为渗透剂。目前常用 1.1％的氨基酸腹膜透析液。pH 为 6.6，渗透压 365mosm/L。

氨基酸腹膜透析液的临床应用：

(1) 营养不良的维持性腹膜透析患者 (血清蛋白＜ 35g/L)。

(2) 糖尿病患者可酌情考虑使用，以减少葡萄糖的吸收。

氨基酸腹膜透析液的临床应用的注意事项：

(1) 氨基酸腹膜透析液需配合其他腹膜透析液使用，每日可辅助使用 1 次 (2L 以内)。

(2) 由于氨基酸腹膜透析液维持正超滤时间短，不能用于长时间留腹。

(3) 因氨基酸腹膜透析液可加重代谢性酸中毒，增加血尿素氮水平，未纠正的酸中毒、严重肝衰竭、高血氨症等情况慎用。

(4) 对某 (几) 种氨基酸成分过敏患者不宜使用。

(5) 氨基酸腹膜透析液可能抑制食欲。

4. 碳酸氢盐腹膜透析液

以碳酸氢盐代替乳酸盐作为缓冲剂。pH 为 7.4，生物相容性良好。已上市的碳酸氢盐腹膜透析液 Physioneal(Baxter) 的缓冲剂总量为 35mmol/L 或 40mmol/L，由乳酸盐 (10mmol/L 或 15mmol/L) 和碳酸氢盐 (25mmol/L) 共同组成，渗透剂仍为葡萄糖。

碳酸氢盐腹膜透析液的临床应用：适用于使用酸性腹膜透析液时有灌注痛和不适的患者。有条件者也可作为常规腹膜透析液使用。

碳酸氢盐腹膜透析液的临床应用注意事项：

(1) 使用时注意按照双袋系统的产品操作说明进行液体混合。

(2) 碳酸氢盐不稳定，混合后的腹膜透析液应于 24 小时内使用。

四、腹膜透析导管的选择

(一) 腹膜透析导管的基本要求

(1) 由无毒的惰性材料制成，可弯曲，质量稳定，能够长期留置于腹腔，有良好的组织相容性，对机体无刺激。

(2) 导管置入及拔出均容易操作。

(3) 不易被大网膜包裹，透析液引流通畅，不易发生移位、滑脱、漏液、堵塞及诱发感染。

(二) 腹膜透析导管的类型和特点

(1) 用于急诊腹膜透析治疗的腹膜透析导管为直径 0.3cm、长 25 ～ 30cm，带 1 个涤纶套的导管。操作者可在床边置入，适用于急诊抢救患者该导管保留时间不宜过长 (通常不超过 5 ～ 7 日)，以避免发生腹膜炎及导管失功能等。

(2) 用于维持性腹膜透析的腹膜透析导管，其结构包括侧孔、涤纶套和不能透过 X 线的标记线。腹膜透析导管全长为 32 ～ 42cm，内径为 0.25 ～ 0.30cm，带 2 个涤纶套。2 个涤纶套将导管分为三段，即腹外段 (约长 10cm)、皮下隧道段 (约长 7cm) 及腹内段 (约长 15cm)。目前临床常用的腹膜透析导管有以下几种。

1) Tenckhoff 直管：为目前国内外应用最广泛的长期腹膜透析导管。

2) Tenckhoff 卷曲管 (Curlod Tonokhoff 导管)，腹内段末端卷曲，卷曲段长度 18.5cm。导管末端有多个小孔，便于腹膜透析液流入和流出。

3) 鹅颈式 (Swan-neck) 腹膜透析导管：2 个涤纶套间弯曲呈“U”型，导管的腹内段朝盆腔，在无弹性回力的情况下另一端朝向皮肤，出口向下，有利于局部分泌物的引流，并降低腹膜透析导管移位的机会。

五、导管置入

(一) 腹膜透析导管体表定位

(1) 急诊腹膜透析置管体表定位采用脐下 2cm 经正中为穿刺点。该处没有大血管及肌肉组织，穿刺出血发生率低。缺点为部分患者导管末端难以抵达膀胱直肠窝或子宫直肠窝，易出现导管移位。由于未经过肌肉层，容易并发腹疝。

(2) 维持性腹膜透析置管体表定位常采用耻骨联合向上 9 ～ 13cm，左侧或右侧旁正中切口。具体定位方法：先确定耻骨联合上缘，再标记出腹正中线，向上 9 ～ 13cm，正中线旁开 2cm 左右，标记出切口位置。

(二) 置管术前准备

(1) 对患者评估：了解患者有无腹膜透析禁忌证。

(2) 出凝血功能检查：包括血小板、凝血酶原时间、凝血酶原时间国际标准化比值、活化部分凝血酶原时间、纤维蛋白原等。

(3) 与患者及家属谈话，交代手术的过程及可能出现的并发症，争取患者的配合和家属的理解，并签署《知情同意书》。

(4) 注意腹部皮肤（包括脐部）的清洁卫生，术前应备皮。

(5) 根据体表定位方法，标记皮肤切口及导管出口位置。

(6) 准备腹膜透析导管：通常根据患者身高、腹腔容积大小选择不同规格的腹膜透析导管。儿童因腹腔容积较成年人小，需选择腹内段比成人短的儿童腹膜透析导管。

(7) 如采用全麻或硬膜外麻醉，术前需禁食 8 小时。置管前嘱患者排尽大小便，便秘者需做灌肠等通便处理。

(8) 术前用药：术前 1 小时预防性使用抗生素，推荐第一代或第二代头孢菌素 1 ～ 2g；有高血压者应常规降压治疗；精神过度紧张者可酌情使用镇静药物。

（三）置管方法

1. 外科手术置管

为维持性腹膜透析患者置管的常用方法。该方法确切可靠，并发症较少，但要求操作者技术娴熟，有一定的外科手术基本功。

具体流程：导管体表定位 → 消毒、铺无菌巾 → 局部麻醉 → 切开皮肤、腹直肌前鞘 → 暴露腹直肌后鞘 → 切开腹膜 → 荷包缝合（不结扎）→ 放置腹透导管 → 收紧荷包并结扎 → 液体通畅试验 → 间断缝合腹直肌前鞘 → 建立皮下隧道 → 连接腹膜透析外管系统 → 缝合固定。

具体步骤如下：

(1) 按腹部手术常规消毒、铺巾。如估计患者有腹腔积液，可连接吸引器。

(2) 用 1% 利多卡因在皮肤切口处进行局部分层浸润麻醉。部分患者可根据病情选择硬膜外或全身麻醉。

(3) 在标记的皮肤切口处做长 3 ～ 5cm 的皮肤切口，采用钝性与锐性分离相结合的方法，分离皮下脂肪并止血，直达腹直肌前鞘。

(4) 在腹直肌前鞘做纵向小切口，剪开 2 ～ 4cm，酌情再次局部麻醉，钝性分离腹直肌或经腹直肌旁到达腹直肌后鞘或腹膜。

(5) 提起并切开腹直肌后鞘，暴露腹膜。用血管钳轻轻提起腹膜，在确认未钳夹肠管后，在腹膜上切开 0.5cm 小孔，用血管钳夹住小孔边缘，在距切口边缘 0.5 ～ 1.0cm 处行荷包缝合，暂时不结扎。荷包缝合时应确认未缝住肠管，针距约 0.5cm。如患者腹膜菲薄，可连同腹直肌后鞘一起缝合。

(6) 将腹膜透析导管置入生理盐水中浸泡，并轻轻捻压 2 个涤纶套，让盐水充分浸透。将已用生理盐水湿润的引导金属丝（通常为直径 1.5 ～ 2mm 末端磨圆的钢丝）穿入腹膜透析导管内，导管末端应空出 2 ～ 3cm 的距离。

(7) 将内含导丝的腹膜透析导管腹内段弯曲成 135° 的弧形，导管末端进入腹膜荷包口，顺腹壁向下滑行至膀胱底部，此时患者常诉有便意，表明导管末端已达膀胱直肠窝或子宫直肠窝，可拔出导丝。

(8) 助手固定导管的深部涤纶套，以免导管脱出。如患者有腹腔积液，可见腹腔积液沿导管呈线状流出；如患者无腹腔积液可向导管内注入 100 ～ 200mL 生理盐水或腹透液，如流出的液体量大于注入液体量的 1/2 或引流液呈线状，可将荷包扎紧打结。可再次荷包缝合并在荷包扎紧后重复进行引流通畅试验。

(9) 确认导管周围无渗液并清洁伤口，间断缝合腹直肌前鞘，将深部涤纶套埋入腹直肌内。

(10) 确定导管在皮肤的出口位置，使皮下涤纶套距出口 2 ～ 3cm。沿皮下隧道做局部麻醉，隧道针引导导管穿过皮下组织，自上而下呈弧形从皮肤引出，隧道出口方向朝向外下方。连接腹膜透析外接短管，确认无渗血、渗液后，依次缝合皮下组织和皮肤切口。

(11) 连接接头，连接外接短管。

2. 腹腔镜法置管

该方法可在直视下将腹膜透析导管末端置于膀胱直肠窝或子宫直肠窝，此法还未广泛开展，也无标准化的腹腔镜置管程序。

3. 盲穿置管术

盲穿法是根据修订的 Seldinger 技术来操作的。整个操作在床边局麻进行即可，所使用的手术包设备齐全、内含透析导管等。接受盲穿法的患者通常腹部先灌满透析液。该方法风险大多数不作推荐。

4. 置管的注意事项

(1) 腹膜透析置管应根据患者肥胖程度、腹围、腰带位置、生活习惯及既往手术情况确定切口和隧道出口的位置并做好标记。左右半腹均可，但置管后导管末端应位于膀胱（子宫）直肠窝，此处腹腔大网膜相对较少，又可避开阑尾。

(2) 应避开腹壁的大血管，以免引起出血。

(3) 导管的深部涤纶套应置入腹壁肌肉层，以确保组织迅速长入。

(4) 手术需将腹膜透析导管末端放置到膀胱直肠窝或子宫直肠窝。

(5) 应避免隧道出口的方向朝上。

六、腹膜透析的方法

将一定量腹膜透析液灌入腹腔内，停留一段时间后，又部分或全部引流出腹腔的过程，称为一个腹膜透析周期。每个腹膜透析周期包括入液（流入）期、停留弥散（留腹）期和引流（流出）期。入液期为腹膜透析液经过透析管路系统进入腹腔的时间，一般 1 ～ 2L 透析液的灌入时间仅需 5 ～ 10 分钟；如灌入时间延长，很可能是透析导管出现故障。停留弥散期是腹膜透析液在腹腔内停留时期。引流期指透析液经过透析导管从腹腔内引流出来的时间，一般 1 ～ 2L 透析液引流完毕需 10 ～ 15 分钟。如果引流时间延长，应检查引流管路是否通畅，透析导管是否移位或其他障碍。

目前常规使用的腹膜透析模式主要有：持续非卧床腹膜透析 (CAPD)、日间非卧床腹膜透析 (DAPD)、间歇性腹膜透析 (IPD)、自动化腹膜透析 (APD)。

(一) 持续非卧床腹膜透析 (CAPD)

持续非卧床腹膜透析 (CAPD) 为最常用的维持性腹透方法，简单易行，不需特殊设备，是经典的 CAPD 方案，是每个透析周期灌入适宜渗透剂浓度的透析液 2L，留置一定时间，然后将透析液尽可能全部引流出来，再开始下一腹膜透析周期。每日交换透析液 4 次，每透析周期 7 日。如每日更换透析液的时间一般可安排在 7：00 ～ 8：00，12：00 ～ 13：00，16：00 ～ 17：00，20：00 或睡觉前等时间段，具体时间可灵活调整以适应患者的生活方式。近年经典 CAPD 方案产生了一些变化，主要是每日交换次数的变化。总之，CAPD 方案需个体化，以保证患者充分透析。具体操作流程 (以双连袋可弃式“Y”形管路系统为例) 如下。

1. 组成与连接

双连袋可弃式“Y”形管路系统的基本特征为：“Y”形管路系统中的两个分支分别与新透析液袋和引流袋以无接头形式相连接，“Y”形管的主干以接头形式与外接短管上的接头相连接。

2. 换液操作流程

物品准备 → 移出外接短管 → 连接“Y”形管主干与外接短管 → 引流腹腔内的液体入引流袋 → 灌入前冲洗 → 新透析液灌入腹腔 → 分离“Y”形管与外接短管 → 观察引流液，称重弃去。

3. 换液具体操作步骤

(1) 剪去多余指甲，戴好口罩，常规六步法洗手。

(2) 清洁工作台面，准备所需物品，如夹子、口罩、碘伏帽等，从恒温箱中取出加温 37℃的腹膜透析液，并检查物品的外包装及有效期、透析液袋上浓度、容量标志、观察液体是否清澈、有无渗漏等。

(3) 将连接腹膜透析导管的外接短管移出，确认外接短管上的旋钮已关紧。

(4) 移去主干接头上的防护罩，打开外接短管接头上的小帽，将“Y”形管主干与外接短管连接。

(5) 夹闭与新透析液袋相连的“Y”形管分支，折断新透析液袋输液管内的易折阀门杆。

(6) 打开外接短管上的开关，引流患者腹腔内的液体进入引流袋，引流完毕后关闭外接短管上的开关，打开与新透析液袋相连的“Y”形管分支上的管夹，进行灌入前冲洗，冲洗时间约为5秒，冲洗液30～50mL被引入引流液袋。

(7) 关闭与引流袋相连的“Y”形管分支上的管夹，打开外接短管上的开关，使新的透析液灌入患者腹腔，待灌入完毕后关紧外接短管上的开关同时夹闭与新透析袋连接的“Y”形管分支。

(8)“Y”形管主干末端接头与外接短管接头分离，将碘伏帽拧在外接短管接头上。

(9) 观察引流袋内引流液情况，称重并记录后弃去。

4. 注意事项及评价

(1) 在更换透析液时，要注意环境清洁、光线充足，交换透析液的场所要定期打扫卫生并定期空气消毒。

(2) 应注意检查透析导管与外接短管之间的紧密连接，避免脱落及腹腔外管路扭曲。

(3) 每次操作前需仔细检查管路有无破损，一经发现应立即更换。

(4) 注意腹膜透析导管保护，进行腹膜透析操作时应避免牵拉摆动腹膜透析导管。

(5) 操作时不可接触剪刀等锐利物品。

(6) 在进行接头连接时应注意无菌操作，避免接头污染。

(7) 碘伏帽一次性使用。

(8) 每6个月应更换一次外接短管，如有破损或开关失灵应立即更换。

(二)日间非卧床腹膜透析

透析剂量同CAPD，但透析只在白天进行，夜间排空腹腔。适合于腹膜高转运及超滤不良患者。具体操作流程详见CAPD操作。

(三)间歇性腹膜透析(IPD)

间歇性腹膜透析(IPD)是经典的PD方法。每次腹腔内灌入1～2L透析液，腹腔内停留30～45分钟，每个透析日透析8～10小时，每周4～5个透析日。在透析间歇期，患者腹腔内一般不留置腹膜透析液。IPD的缺点是溶质的清除不理想，不作为长期维持性透析治疗。但对于急性肾损伤患者IPD应用相对较多。

(四)自动化腹膜透析(APD)操作

自动化腹膜透析是借助机器(自动腹透机)进行透析液交换的方法，包括持续性循环式PD(CCPD)、夜间PD(NIPD)和潮式PD(TPD)等模式。CCPD的过程与CAPD相似，为持续性PD，只是换液时间相反，白天换液1次，存留14小时，夜间交换3～4次，每次存留3小时，由PD机自动控制。TPD在PD机控制下夜间透析，每次交换液0.5～1.5L，此交换量称潮式交换量，其余液体存留于腹腔中，残留液量1～1.5L，液体交换连续进行8～10小时，总量达24～36L；白天不透析。NTPD的基本技术与CCPD相同，只是没有白天的透析液在腹透析过程；与TPD的区别是每次换液均排空腹腔，没有残留液量。

七、腹膜透析在急性肾损伤的应用

作为一种治疗慢性肾衰竭的有效手段，腹膜透析也是急性肾损伤的有效治疗方法之一，特别是对于那些有血流动力学不稳定、有出血倾向或正在出血、血管通路建立困难、需清除的毒素分子量大（＞10kD)、临床上明显低温的患者等。在实践中，它在急性肾损伤中的作用在很大限度上被忽视或被否定。以前认为，对于高分解代谢的急性肾损伤，腹透清除毒素的能力有限而不适合治疗。但是，腹膜对于清除中大分子物质的功能已被证实强于间断性血液透析，仅由于受传统的透析液流量的限制，故对小分子物质的清除低于间断性血液透析，但提高透析液的流量即可大大增加腹腔小分子溶质的清除，这可由透析机来完成。值得注意的是，腹膜透析在置管后早期，对超滤量的预测不如血液透析，特别对于严重感染、急性肺水肿的患者。因此，对于需短时间内大量脱水时选择腹透治疗应慎重。

（一）腹膜透析治疗急性肾损伤的优点

(1) 技术简单，许多基层医院也可以应用，比其他连续肾脏替代治疗 (CRRT) 技术省工、省钱。

(2) 即使在血流动力学不稳定的患者，仍可清除大量体液。

(3) 由于溶质清除缓慢，不会迅速改变内环境，很少出现失衡综合征，可以在床边进行。

(4) 无须建立血管通路及抗凝，因此有出血倾向、术后、创面患者及脑出血患者较适合选用腹透。

(5) 生物相容性好、剂量容易调整，对肾脏保护优于普通血液透析。

（二）急性肾损伤开始腹膜透析的时机

目前还没有统一的意见，但应与 IHD 的开始治疗指标相似或更为提早。

（三）腹膜透析治疗急性肾损伤的处方的调整

腹膜透析治疗急性肾损伤的效能取决于透析液种类及剂量、透析液腹腔停留时间、腹膜通透性等。因此，急性肾损伤患者腹膜透析处方的调整也包括以上内容。需要注意的是，在临床实践中，应根据患者的临床和生化情况来决定透析的剂量，而不是固定的每次 2L，每日 4 次。总透析剂量确定后应遵循以下原则：

(1) 持续性治疗效果优于间歇性治疗。

(2) 理论上增加每次交换透析液容量或增加透析液交换次数同样有效，但过多增加交换次数，干腹时间延长，其疗效可低于提高每次交换容量；尽管目前对急性肾损伤透析治疗剂量仍无标准方法评估，但是经验表明积极的透析治疗可明显改善患者的预后。一些学者认为急性肾损伤治疗目标应使血尿素氮 (BUN) 达到 25mmol/L 以下。

第八节　连续性肾衰竭替代治疗

一、概述

早在1977年，Kramer开创性地将连续性动－静脉血液滤过(CAVH)技术应用于危重患者的临床治疗，其连续性的容量调节使单位时间超滤需求降低，相对于间断性血液透析，血流动力学稳定性得到显著增强，由于CAVH操作简单、耐受性好，在很大限度上克服了传统间断性血液透析所存在的"非生理性"缺陷，因此在急性肾损伤的救治中得到广泛推广。1979年，Bishoff首次报道使用连续性静脉－静脉血液滤过(CWH)，并逐渐取代CAVH。1980年，Paganini首次报道应用缓慢连续性超滤(SCUF)，该技术主要原理是以对流方式清除溶质。1982年4月，美国FDA批准CAVH在ICU使用。为了弥补CAVH对氮质清除不足的缺点，在CAVH基础上又发展起来连续性动－静脉血液透析滤过(CAVHDF)。该技术不仅增加了对小分子物质的清除率，还能有效地清除大中分子物质，使溶质清除率增加40％，1992年，Grooten-dorst等研究显示，如果持续进行CVYH，每日输入置换液＞50L，能使血浆细胞因子水平降低，称之为高容量血液滤过(HVHF)，1995年，在美国圣地亚哥举行的第一届国际连续性肾脏替代治疗会议提出持续性肾脏替代治疗(CRRT)的概念：采用每日持续24小时或者接近24小时的一种长时间连续体外血液净化疗法，替代受损的肾脏，包含所有能够连续性清除溶质，对器官功能起支持作用的各种血液净化技术。CRRT实际上不仅是一组有关维护肾脏功能的医疗措施，它还能在调节体液电解质平衡的同时，清除各种代谢产物、毒物、药物和各种致病性生物分子。1998年，Tetta等提出连续性血浆滤过吸附(CPFA)，其方法是用血浆滤过器连续分离血浆，滤过的血浆进入包裹的碳或树脂吸附装置，净化治疗后血浆再经静脉通路返回体内。总之，经过20多年的临床实践，人们将CAVH派生出上述各种治疗模式统称为CRRT。2002年，季大玺等认为，CRRT应该从最初肾替代治疗的目的，扩展至各种临床常见危重病例救治，其治疗适应范围已远远超出了肾脏病领域，成为各种危重病救治的重要支持方法，其临床疗效日益被肯定，他认为CRRT这一名词似乎不能完全概括此项技术的实际价值，建议将CRRT改为连续性血液净化(CBP)。在国际上，Ronco等提出采用多器官功能支持治疗(MOST)一词更能反映这项技术在重症患者救治中的作用，鉴于临床医师工作中习惯使用CRRT这个名称，本书仍沿用CRRT这个名词。近年来，CRRT越来越广泛地用于ICU复杂性急性肾损伤患者的治疗，尤其是合并MODS患者，并且有取代其他肾脏替代治疗之势，有人称其为"体外循环生命支持系统"。但是，CRRT对复杂性急性肾损伤及MODS患者预后的影响尚有争议，目前已有许多针对这些问题的临床研究，有望得到更加圆满的疗效。

二、CRRT 的设备

（一）CRRT 系统的组成

CRRT 系统包括：动力系统、自动控制系统和检测系统三个主要部分以及血管通路、管道连接、滤器等。CRRT 三个主要部分保证在治疗过程中，系统维持流经滤器的透析液或置换液浓度、温度和压力各项指标正常，保证体内电解质、酸碱平衡，排除多余的水分，以维持患者生命。

1. 动力系统

包括血泵、超滤液泵、置换液泵和透析液泵，其主要作用是为患者血路和水路循环提供动力，保证治疗过程中血流动力学稳定，治疗正常进行。在 CRRT 中，若体外循环中没有血泵驱动血液流动，而是依靠患者自身动脉压力完成体外循环，如果患者血压不稳定，治疗难以保证，因而需要血泵提供体外循环的动力。血泵是体外循环装置的主要部分之一，是体外循环的动力部分。由于 CRRT 是连续性的治疗过程，精确耐用的驱动泵和泵管及动态流量监测是 CRRT 系统不可或缺的组成部分。血泵特点为：

(1) 流量小，血液通过透析器的流率通常为 300mL/min 左右，最大也不超过 500mL/min。

(2) 速度可调，因为为了控制血液中有害物的清除率，需要在一定范围内改变血液通过透析器的速率。

(3) 无泄漏，血泵不允许有任何泄漏现象，也不允许血液与空气接触。

(4) 泵的部件不能与血液接触，因为如果血液与泵部件接触，容易污染血液或易形成血栓，另外血液与运动的机械部件接触会导致血球破碎或由于机械的离心作用使血细胞与血浆分离。

临床对血泵的要求：

(1) 对血液的破坏性小。

(2) 不会产生有损失性的压力，能类似人的心脏，对压力和阻力能进行适当地调节。

(3) 气泡进入血液的危险性小。

(4) 流量传感精确。

(5) 密封性更好。

(6) 操作更简单、灵活、安全。

2. 自动控制系统

实现 CRRT 治疗过程自动化，降低护理人员的使用难度，减少治疗过程中人为因素引发医疗事故的发生率。早年的 CRRT 没有自动反馈的容量控制系统，超滤需人工控制。为克服此问题，人们引入输液泵用以控制透析液、置换液和超滤液的流速，但输液泵误差较大，且没能和血泵联动，不能精确控制出入量，不能满足危重急性肾损伤患者容量平衡调控的需要。现代 CRRT 机自动反馈式容量控制系统，精确调控血流量和超滤量，使 CRRT 更加安全有效。

3. 检测系统

检测系统包括压力检测、漏血检测、空气捕获器、液位检测、容量控制系统和阻流夹，在治疗过程中起到监控的作用，一旦出现治疗异常，及时报警并通过自动控制系统及时采取相应措施。通过导管流出端阻力、导管流入端阻力、跨膜压等压力参数的变化及漏血检测及时判断滤器、管道及血流通路、空气捕获器功能状态，更早发现凝血、血流不畅、破膜等异常情况，及时处理，使 CRRT 过程更加安全有效。

4. 血管通路

建立和维持一个良好的血管通路是保证 CRRT 顺利进行的基本条件。

5. 管道连接

目前临床使用的 CRRT 管路往往是机器配套专用的。随着人们对 CRRT 凝血和血流阻力的研究，管道连接方面的问题引起了重视。确保管路连接正确，减少涡流和凝血系统、血小板激活。通常管路的直径较双腔导管大，而管路与双腔导管连接接头的直径比双腔导管小，这可能是影响血流量的因素之一，已有公司试图改进。

6. 滤器

CRRT 治疗是接近 24 小时的体外连续性血液净化疗法，因此，理想的滤器应该能连续使用 24 小时，价格合理，膜的生物相容性好，不激活补体和凝血反应，超滤系数大，通透性高，具有抗凝活性。CRRT 治疗使用的滤器，通常由合成的高分子聚合材料膜制成，生物相容性好，通透性高，超滤系数高。近年来技术的进步，不断有新型的滤器问世，新型的滤器的滤过膜孔径更大，对溶质的截留分子量更大，高通透性滤器还能有效地清除大量细胞因子，如 TNF-α、IL-1、IL-6、IL-8、C3a、D 因子、血小板活化因子 (PAF)，滤器对细胞因子的清除包括吸附与对流两种方式相结合。滤器中不同的生物膜清除细胞因子的能力不同，高通透性合成膜如聚丙烯腈膜 (PAN)、聚砜膜 (PS) 等，有一疏水性表面，刺激细胞因子产生减少，而且可通过滤过或吸附机制使之清除，这类滤器尤其适用于脓毒症合并的急性肾损伤。

（二）临床常用 CRRT 系统

临床常用 CRRT 机器通常为容量平衡 / 血泵系统一体化型，早年的容量平衡 / 血泵系统分离型机器由于其液体平衡不够精准，操作使用复杂，安全性较差目前已较少使用，常用的 CRRT 机器有 Prisma、BM25、Diapact CRRT、Acumen 和 Multimat BIC 等型号。以上 CRRT 机器均具备控制置换液和超滤液速度的容量泵、生物相容性的高通量膜、相应的安全报警设备和无菌置换液。

(1) Accura、Aquarius 同为百特公司产品，机器彩屏视窗设计可旋转 360°，方便临床工作状态下护士在各个角度观察机器的工作状态。有治疗处方调整便捷，治疗方式切换方便的优点。该机具有四个蠕动泵 (血泵、置换液栗、透析液泵和超滤液泵)，置换液可以有前稀释、后稀释和前后稀释同时补给 3 种方式。该机操作简单，其独特的卷管加热装置可以使每小时 6L 的液体加热到 37℃。有“人机对话”模式，只要按照机器显示的操作图进行操作就行，是一款“傻瓜机”。可以同时接三个或四个置换液袋，几小时换液一次，因而大大减少工作量：超滤准确、随意调动的称重系统使液体的平衡精确度误差＜1%。除了双重血浆置换，各种治疗模式都可以进行。机器性能良好，售后服务也较好。缺点是在季节变换时，压力感受器非常敏感，容易出现“压力漂移”而导致自检失败，治疗时压力感受器过于敏感，血透导管位置稍微偏移就可能导致压力频繁报警。总体来讲，Accura、Aquarius 是一款救治范围较宽广，操作简便的机器。

(2) Prisma 控制部分有 4 个内置泵（血泵、置换液泵、透析液泵和超滤液泵），置换液可以有前稀释、后稀释两种方式。专用管路系统已预先与 AN69 膜的滤器密闭连接，形成封闭的回路系统，增加了安全性，但同时由于管路和滤器是连在一起的，因此当需要更换滤器如滤器凝血时，必须将管路一起更换管路中 4 个非侵入式压力传感器接点，可连续监测滤器及管路内压力变化而不会发生交叉感染，分别于滤器动静脉采血口设置有两个空气捕获壶。Prisma 所有的设置均能通过触摸屏完成操作，内置软件能为操作者提供快速连续的指导，在系统提供信息帮助下，即使非专业护士也能学会操作。短时间内可完成全管路的自动安装和预冲程序。治疗开始后，有关资料可保存 24 小时并能经端口传送至计算机。体外循环血量少比较适合小孩、老年危重患者和心功能不好、有出血倾向的患者，在 ICU 尤其是首选，由于管道是全封闭的，整个机器智能化高，人机对话比较简单，操作也很方便，安全保护系数也很高。可以连续工作至少 10 小时以上，该机血流量最大为 180mL/min；净超滤率最大为 1000mL/h；CWH 模式下，置换液流率最大 4500mL/h；CVVHDF 模式下，置换液流率最大 2000mL/h，透析液流率最大为 2500mL/h；SCUF 模式下，净超滤率最大为 2000mL/h。抗凝药的给药模式有连续性和间歇性两种，速度 0～5mL/h，间隔时间 0～24 小时，两种模式可联合应用。

三、各种持续性肾替代治疗的技术特点

（一）连续性动－静脉血液滤过

CAVH 治疗模式是最先应用于临床的 CRRT 治疗模式。它以人体动静脉间的压力差作为体外循环驱动力，以超滤作用清除体内过量的水分，以对流原理清除中、小分子溶质，利用吸附清除炎症递质。具有自限性（平均动脉压下降，超滤会自动下降）、持续性 (24 小时连续治疗）、稳定性（对心血管系统影响甚小）、简便性（可在床边进行，不用搬动患者）等特点，治疗简便、易操作，不需要仪器辅助，只用滤器和管路便可在患者床旁完成治疗等诸多血液透析无可比拟的优势，能有效调节患者水、电解质平衡。但随着临床使用增多，它的缺陷和不足逐渐暴露出来：

(1) 动脉通路并发症发生率很高。

(2) 小分子物质清除率仅为 10 ～ 12mL/min，尿毒症毒素的清除不足，常常需要透析辅助，特别是重症急性肾损伤患者常常存在高分解代谢，CAVH 常不能满足这类患者增高的代谢需求。

(3) 血流量低，抗凝药使用多，出血风险增加。

(4) 它以动静脉压力差作为体外循环的驱动力，对于血流动力学不稳定的重症患者，很难达到所需的动脉压力，满足 CAVH 的血流量。

(5) 液体平衡的精确性差。特别是对于血流动力学不稳定的重症脓毒症合并急性肾损伤的患者，CAVH 不能满足患者肾替代治疗要求，现较少应用。

（二）连续性静 - 静脉血液滤过

CVVH 和 CAVH 溶质清除原理相同，不同的是 CWH 在体外循环管路中加入了血泵进行驱动，可以调整所需要的血液流量；同时采用中心静脉留置单针双腔导管建立血管通路，避免了动脉穿刺的并发症。CVVH 被临床广泛应用，已经基本取代 CAVH 成为标准的 CRRT 治疗模式。由于有血泵辅助，血流量可达 100 ～ 300mL/min，同时可以加大置换液量，提高清除率，更有效地清除致病因子，并可打开静脉通道，保证患者所需液体，临床效果明显优于 CAVH。

（三）连续性静（动）- 静脉血液透析

该方法仍是以人体动静脉间的压力差作为体外循环的驱动力，溶质转运原理主要依赖弥散及少量对流。1987 年后出现 CVVHD，应用血泵驱动，同时采用中心静脉留置单针双腔导管建立血管通路。相对 CAVH 与 CVVH，CAVHD 和 CVVHD 有以下优点：能清除更多小分子物质、不需要补充置换液、每小时平衡液量有所减少。

（四）连续性静（动）- 静脉血液透析滤过

是在 CAVH 或 CWH 基础上加做血液透析，弥补对氮质清除不足的缺点，溶质清除增加 40%。溶质转运机制是对流加弥散，增加了小分子溶质的清除，还能有效清除中、大分子物质，适用于高分解代谢的急性肾损伤患者。

（五）缓慢连续性超滤

SCUF 是 CAVH 的一种，以对流为主的方式清除溶质，不同是不需补充置换液，也不用透析液。分为应用动静脉压力差作为驱动力、利用动脉、静脉建立血管通路的动 - 静脉缓慢连续超滤和应用血泵驱动、单针双腔中心静脉置管建立血管通路的静 - 静脉缓慢连续超滤。SCUF 主要超滤脱水，溶质清除不理想，目前临床主要用于水肿、心力衰竭、心脏直视手术、创面或大手术复苏后伴有容量超负荷者。

（六）连续性高通量透析

急性肾损伤伴有高分解代谢患者，尿素清除率每日需达 20 ～ 30L 以上才能控制氮质血症，因此只有在对流清除溶质的基础上加弥散透析，才能使小分子物质清除满意。CHFD 于 1992 年由 Roncon 提出，这个系统由连续性血液透析和一个透析液容量控制系统组成，使用高通量血滤器，10L 碳酸氢钠透析液以 100mL/min 的速度再循环。超滤过程由速度不同的两个泵控制，第一泵输送已经过加温的透析液，第二泵调节透析液流出量和控制超滤。该系统应用高通量、筛选系数大的合成膜血滤器，透析液逆向输入，两个泵控制超滤率，不用置换液，既可控制超滤又能保证对流，是对流和弥散的优化组合，较单纯血液透析能增加大分子物质的清除，该系统既可以控制超滤又可保证对流，与单纯血液透析相比能增加清除大分子物质，当透析 4 小时透析袋中尿素和肌肝浓度与血浆中浓度达到平衡后，应予以更换，尿素清除率每日可达 60L。如果连续进行 CHFD，每周 KT/V 指数也很容易达到 7 ～ 10。

（七）连续性高容量血液滤过

HVHF 是在 CVVH 基础上发展而来，通过增加置换液的输入量提高对大中分子溶质的对流清除作用。1992 年，Grootendorst 等研究发现，如果持续进行 CWH 治疗，每日输入置换液＞ 50L，能使血浆细胞因子水平降低，称之为高容量血液滤过 (HVHF)。2000 年 ADQI 名词工作组将 HVHF 定义为 Quf 35mL/(h·kg)。HVHF 使用较大的滤过器膜面积 (1.6m^2)，通过吸附或可能通过溶质对流作用清除大量的炎症递质，使炎症反应下调。近年来的动物实验和临床研究均显示，HVHF 与传统的 CWH 治疗相比较，治疗感染性休克及多器官功能障碍综合征时，能明显改善血流动力学、减少正性肌力药物用量，同时清除可溶性炎症递质，下调炎症反应。Bellomo 等用 HVHF 与常规 CVYH(1L/h) 对照治疗败血症休克多器官衰竭患者，与 CVVH 相比，HVHF 能明显地使血管加压药剂量减少而能维持同样的平均动脉压。

（八）连续性血浆滤过吸附

1998 年，由 Tetta 等提出，用血浆吸附滤过器连续分离血浆，滤过的血浆进入包裹的药用炭或树脂吸附装置，选择性去除炎症递质、细胞因子、活化的补体和内毒素。CPFA 不需要置换液，可以与血液滤过或血液透析联合用于重症脓毒症合并急性肾损伤的患者，但治疗费用高昂。

四、CRRT 的优点与缺点

（一）CRRT 的优点

1. 血流动力学稳定

重症急性肾损伤患者多存在心血管功能障碍、血流动力学异常，并常伴有容量负荷过多可直接导致患者死亡。若用 IHD 传统的 IHD 治疗时，短时间内清除大量液体，通常会引起血流动力学不稳定，不利于肾功能的恢复，使生存率降低。尤其是血流动力学不稳定的患者，通常难以在 IHD 治疗中清除较多的液体。与 IHD 相比，CRRT 优点为连续性治疗，可缓慢、等渗地清除水和溶质，有效循环容量波动小，渗透压变化程度小，基本无输液限制，从而一般对血流动力学影响较小，更符合生理情况。低于体温的置换液，使外周血管收缩、血管阻力增加，有助于血压维持；通过清除部分中、大分子炎症递质和血管活性物质，从而影响血流动力学状况；一些血管活性物质，如肾上腺素、去甲肾上腺素等均是小分子物质，在IHD治疗中易通过弥散清除，继而加重低血压，CRRT治疗中超滤可引起代偿性血管收缩，有利于降低血压，保证脑灌注。CRRT治疗时，血流动力学稳定，血压的发生率低，不会造成肾缺血，从而减少肾缺血－再灌注的发生，对肾功能的恢复以及机体的其他脏器都有很好的保护作用。通过控制体外循环液体的温度，可强效调节体温；通过调节容量平衡、减轻器官水肿、维持理想的心脏前、后负荷，从而起到心脏功能支持作用；通过调控容量状态，清除肺间质液体，改善氧合，起到保护肺功能的作用。

2. 溶质清除率高

CRRT治疗缓慢、连续性的清除液体和溶质，整个治疗过程中，溶质清除率高于IHD，能使氮质血症控制在稳定水平，由于体内的毒素一直处于较低的水平，对机体的损害也较轻。而IHD使氮质血症存在峰值和谷值波动，尿毒症毒素平均浓度较高。

CRRT比IHD有更高的尿素清除率。并且CRRT对中、大分子溶质的清除优于IHD，有利于脓毒症和多器官功能障碍的治疗。CRRT时血浆渗透压缓慢下降，能更多地清除小分子物质，防止透析失衡综合征，能更好地控制氮质血症，有利于重症急性肾损伤或伴有多脏器功能障碍、败血症和心力衰竭、脑水肿患者的治疗。

3. 清除炎性递质

CRRT通过多种方式清除溶质，其中对流起主要作用，大、中分子主要靠对流和吸附作用清除，小分子物质主要通过对流和弥散作用清除。因此，CRRT治疗除能清除血肌酐、尿素氮、电解质等小分子溶质外，还可以清除许多导致疾病发生、发展的炎性递质和毒性物质等中、大分子溶质，截断炎症递质释放的瀑布效应，如TNF-α，IL-1、IL-6、11-8、PAF、心肌抑制因子等，减轻这些炎症因子对脏器的损害。CRRT非选择性地抑制促炎或抗感染性递质，可有助于恢复或重建免疫稳态CRRT使用无菌/无致热源溶液以消除在IHD中潜在的炎性刺激因素，并使用高生物相容性、高通透性滤器，能通透分子量达300kDa的物质。大部分细胞因子分子量为10～300kDa，可被对流机制所清除。CRRT技术，不仅从体内清除致病物质，而且改善机体免疫功能和内皮细胞功能，并维持血流动力学、电解质及体液平衡，从而为脓毒症性AKI和MODS等危重病症的救治创造了有利条件CRRT还能逆转免疫麻痹和骨髓功能，具有促进红细胞生成的作用CRRT治疗时置换液量大，置换液温度可调，这样可以降低高热患者机体的温度，减轻应激反应，减少各种炎症递质的产生。

4. 改善营养支持

大多数急性肾损伤危重病患者消化吸收功能差，肝脏合成功能下降，加之反复感染，合并高分解代谢等，一般都伴有营养不良。传统的透析治疗对水清除的波动较大，制定的热卡摄入量往往不能达到要求，蛋白质摄入量常需控制在较低水平，常出现负氮平衡，影响患者的营养支持CRRT的主要优势是能精确调控液体平衡，保持血流动力学稳定，对心血管功能影响小，机体内环境稳定，能满足大量液体的摄入，可以不断地补充水分、营养物质、治疗用药，较少地顾虑水平衡、氮平衡的问题，有利于营养支持治疗，保证了每日的能量及各种营养物质的供给，并维持正氮平衡。

（二）CRRT的缺点

与IHD相比，CRRT有诸多优势，但是也有不足：

(1) 需要连续抗凝。

(2) 间断性治疗会降低疗效。

(3) 滤过可能丢失有益物质，如营养物质。

(4) 乳酸盐对肝衰竭患者不利，现多使用碳酸氢盐置换液。

(5) 能清除分子量小或蛋白结合率低的药物，故其剂量需要调整，难以建立每种药物的应用指南。

(6) CRRT机器复杂，价格昂贵。

(7) 尚无确实证据说明CRRT可以改善预后，今后仍需要大规模、多中心、前瞻性的临床研究，探讨CRRT对疾病的生理、病理及预后等的影响。

五、CRRT在急性肾损伤中的应用指征及禁忌证

目前对急性肾损伤患者CRRT治疗的指征和CRRT开始治疗时机尚无统一标准。传统观念主张在内科保守治疗失败，出现尿毒症综合征或严重并发症和水电解质、酸碱平衡紊乱时，才开始CRRT治疗。这种标准对于单纯性急性肾损伤可能是合理的，但临床上多数急性肾损伤患者是伴发或继发于其他器官功能障碍，或是脓毒症、休克、严重创面等危重症状，尤其是ICU患者，往往存在血流动力学不稳定、容量超负荷、高分解代谢等，难以耐受IHD，常常需要CRRT支持治疗。我们应该明确的是：传统用于单一肾衰竭的肾替代治疗指征并不能完全适用于重症急性肾损伤的治疗。另外，越来越多的证据表明急性肾损伤患者的容量超负荷明显增加病死率，而CRRT的容量控制能够改善预后，尤其是在心脏手术后的患者和儿童患者。

（一）CRRT应用指征

(1) 容量负荷过重急性肾损伤伴血流动力学不稳定、心外科术后、新发心肌梗死、脓毒症的患者，充血性心力衰竭、急性肺水肿、少尿而又需要大量补液时，如全静脉营养、各种药物治疗、慢性液体潴留（腹腔积液、肾性水肿）。

(2) 清除溶质：急性肾损伤伴有心血管功能障碍、脑水肿、高分解代谢等需要静脉营养。

(3) 酸碱和电解质紊乱：代谢性酸中毒、代谢性碱中毒、高或低钠血症、高或低钾

血症。

(4) 多器官功能障碍综合征、全身炎症反应综合征、急性呼吸窘迫综合征、急性重症胰腺炎、挤压综合征、中毒、心肺旁路手术、肝衰竭、横纹肌溶解综合征、急性肿瘤溶解综合征、药物和毒物中毒、肝性脑病、降温、复温等。

近期有人将 AKI 的肾替代治疗指征分为绝对指征和相对指征，认为 CRRT 治疗指征要建立在对患者临床情况的综合评估基础上，大部分指征是相对适应证，少部分是绝对适应证，见表 8-4。

表 8-4　AKI 的肾替代治疗指征

适应证	临床指征	绝对 / 相对
代谢紊乱	BUN ＞ 27mmol/L	相对
	BUN ＞ 35.7mmol/L	绝对
	高钾血症：血钾＞ 6mmol/L	相对
	高钾血症：血钾＞ 6mmol/L，伴有心电图异常	绝对
	低钠或高钠血症	相对
	高镁血症：血镁＞ 4mmol/L	相对
	高镁血症：镁浓度＞ 4mmol/L，伴少尿和腱反射消失	绝对
	酸中毒 pH ＞ 7.15	相对
	pH ≤ 7.15	绝对
	二甲双胍导致的乳酸酸中毒	绝对
少尿或无尿	RIFLE 分级 R	相对
	RIFLE 分级 I	相对
	RIFLE 分级 F	相对
容量超负荷	利尿药敏感	相对
	利尿药抵抗	绝对

（二）CRRT 使用禁忌证

只有相对禁忌证，没有绝对禁忌证。下列情况行 CRRT 治疗时要慎重并做严密监测和适当处理：

(1) 严重贫血 (血红蛋白＜ 50g/L)，最好能在 CRRT 治疗时补充红细胞。

(2) 严重低血压患者，严重心律失常或不能耐受体外循环者。

(3) 有出血倾向的患者，有严重出血倾向的患者，如消化道出血、弥散性血管内凝血、严重血小板降低等，CRRT 治疗时不使用或少使用抗凝药，并密切监测凝血指标。

(4) 患者有严重的动脉粥样硬化、凝血功能不佳者或最近一周内卒中的患者，不管是出血性还是缺血性，都可能使病情恶化。

六、CRRT 方案的设置

(1) 急性肾损伤开始 CRRT 的时机：CRRT 开始治疗的时机是影响患者预后的重要因素，目前还没有公认的急性肾损伤患者 CRRT 开始治疗的标准：有以生化指标的变化作为开始 CRRT 治疗的判断标准，有以少尿作为开始 CRRT 治疗的判断标准，有以 ICU 转人时间作为开始 CRRT 治疗的判断标准，有以容量状态作为开始 CRRT 治疗的判断标准。一般认为急性肾损伤患者肾小球滤过率下降导致少尿、严重内环境紊乱及液体超负荷时需要肾替代治疗。理论上及早开始肾替代治疗对急性肾损伤患者有益，因为早期或预防性 CRRT 能更好地控制水、电解质、容量和免疫平衡，避免其他脏器进一步损伤，促进肾功能恢复，改善整体预后。

有几项回顾性研究评价了 CRRT 开始治疗时机和急性脊损伤预后的关系。Gettings 等分析了 CWH 开始治疗时机与创面后 AKI 患者预后的关系，共 100 例患者，以 BUN60mg/dL 作为界定早治疗或晚治疗，在早治疗组，CWH 开始于入院后 (10±15) 天，平均 BUN 在 (43±13)mg/dL；而晚治疗组，CVVH 开始于入院后 (19±27) 天，平均 BUN 在 (94±28)mg/dL 水平，早治疗组生存率 39%，而晚治疗组生存率 20%，另一项心脏手术后患者行 CRRT 时机的回顾性研究中也得到了类似的结果。Demirkilic 等对 61 例心脏手术后的患者进行分析，这些患者被随机分为两组：第一组 27 例，当 Scr ＞ 70μmol/L 或血 K^+＞ 5.5mmol/L 时接受 CVVHDF，开始治疗时间为术后 (2.6±1.7) 天；第 2 组 34 例，应用利尿药 8 小时后尿量仍＜ 100mL 时即行 CWHDF 治疗，开始治疗时间为术后 (0.9±0.3) 天。结果早期治疗组显示了较短的机械通气时间、较少的 ICU 住院天数和较低的病死率。与之类似的是 2009 年发表的来自 Elahi 等对 64 名心脏手术后患者的研究，28 名患者直到 BUN 高达 84mg/dL 和 Scr 高达 2.8mg/dL 或血钾高于 6mmol/L 才开始 CV-VH，而不管尿量如何；而另 36 名在使用呋塞米情况下 8 小时尿量仍＜ 100mL 即开始 CV-VH，手术距离 CRRT 开始时间分别是 (2.6±2.2) 天和 (0.8±0.2) 天，结果两组住院病死率分别是 43%和 22%，Piccinni 等也有类似报道。Lin 等分析了一项多中心临床研究，243 名接受了肾替代治疗的患者用开始治疗时平均 BUN(27mmol/L) 为界分为早启动组和晚启动组，尽管晚启动组器官衰竭情况较轻，但 14 日和 28 日生存率均低于早启动组，但这几项回顾性研究都有较明显的缺陷。

到目前为止，探讨这个问题的前瞻性研究不多。一项前瞻性队列研究显示，在重症患者，当 BUN 水平在 76mg/dL(27mmol/L) 或更低时开始肾替代治疗死亡风险显著降低。另一项包含 28 例冠状动脉旁路术后合并急性肾损伤的患者的对照研究，早期组于尿量＜ 30mL/h 即开始 CRRT 治疗，而晚期组则在尿量＜ 20mL/h 持续 14 日后才开始 CRRT 治疗，结果证实早期开始 CRRT 治疗显著降低了病死率。另外一项包含 214 名急性肾损伤患者 (3 家综合 ICU) 的对照研究发现，179 例在进入 ICU 当天开始接受肾替代治疗患者的病死率为 65%，而非当天开始肾替代治疗的患者的病死率为 85%。近期开展了一项 23 个国家 54 个 ICU 参加的多中心前瞻性 BEST Kidney 研究，共纳入 1238 例患者，结果发现，当以平均 BUN24.2mmol/L 作为分界线分早启动组和晚启动组时，两组病死率无差异；当以平均 SCr(309mmol/L) 作为分界线时，早期组病死率为 71.4%，晚期组 53.4%；当以进入 ICU 到肾替代治疗开始时间分早期组（＜2 日），延迟组 (2 ～ 5 日) 和晚期组 (＞5 日) 时，则越晚病死率越高，分别为 59%、62.3% 和 72.8%。

以上研究结果归结起来可以得出初步结论，开始肾替代治疗的时间在很大程度上影响患者的存活率。当然关于这个问题也有研究得出了不同甚至相反的结论。Bournan 等的研究纳入了两个中心 106 例重症急性肾损伤行 CVVH 治疗的患者。分为三组：早治疗高容量组 0 ＝ 35)，早治疗低容量组 (n ＝ 35) 和晚治疗低容量组 (n ＝ 36)，早治疗组肾替代治疗开始于尿量＜ 30mL/h 持续 6 小时或 Ccr ＜ 20mL/min 后，而晚治疗组直到 BUN 超过 112mg/dL，钾离子浓度超过 6.5mmol/L，或出现了肺水肿才一开始行 CVVH 治疗。结果发现治疗开始的早晚对病死率和肾脏预后均无影响。

在没有权威指南的情况下，临床实践中急性肾损伤患者何时开始 CRRT 治疗？目前多参考欧洲 ICU 患者开始 CRRT 治疗的指征：

1) 尿量＜ 200mL/12h。

2) 无尿 / 极度少尿，尿量＜ 50mL/12h。

3) 高血钾，血 K^+ ＞ 6.5mmol/L。

4) 严重代谢性酸中毒，血 pH ＜ 7.1。

5) 氮质血症，BUN ＞ 30mmol/L。

6) 明显的组织水肿，尤其是肺水肿。

7) 怀疑有与尿毒症相关的疾病（心包炎、脑病、神经病、肌病）。

8) 严重高钠血症 (Na^+ ＞ 160mmol/L) 或低钠血症 (Na^+ ＜ 115mmol/L)。

9) 高热，体温＞ 39.5℃。

10) 药物过量和可透析的毒素。符合以上一项就可开始 CRRT 治疗；符合其中两项必须立即进行 CRRT 治疗；存在多项异常，即使未达到以上限值，也应开始 CRRT 治疗。

由于重症急性肾损伤患者往往病情复杂，很难平衡影响预后的各种临床指标和其他治疗措施。因此纵观现有的文献资料，不同研究对早治疗和晚治疗的界定不同，同一研究在早治疗和晚治疗开始所依据的指标很多也不同，致使这些研究的可比性不高，最后导致无法得出急性肾损伤患者开始 CRRT 治疗最佳时机的确定结论，但主要的研究结果倾向于主张较早开始 CRRT 治疗以改善预后，但还需要更权威的循证医学证据来支持这观点。根据我们的临床经验，同时结合文献资料，目前我们认为对于疾病严重程度较高，出现多器官功能障碍可能性大的患者，以及合并容量负荷较重的患者，早期开始 CRRT 治疗可能改善总体预后 RIFLE 分级或可成为 AKI 患者开始 CRRT 治疗的客观指标，对于个体的患者应综合多方面的指标制定个体化的方案直接的临床或生化指标，特别是近年来发现的新型 AKI 的生物学标志物或许有可能成为急性肾损伤开始 CRRT 治疗的指征。

(2) CRRT 治疗的剂量：治疗剂量是临床实施 CRRT 治疗的一个关键问题，理论上，充分的肾替代治疗可使患者生存率提高，治疗剂量达标与否直接关系到患者的预后。CRRT 使用日益广泛，不同的治疗目的，要求不同的治疗剂量。对于单纯急性肾损伤患者应以控制氮质血症、维持内环境稳定为基本目的；而对合并脓毒症及多器官功能障碍的急性肾损伤患者则可能需要更高的治疗剂量以维持体内免疫稳态。

CRRT 治疗剂量的确立，目前尚无统一的标准。传统的 CRRT 治疗剂量是依据 CRRT 的尿素动力学模型计算的，用 Kt/V 判断 CRRT 的总尿素清除率。若血滤器尿素清除率 K(dL/min) 和患者尿素生成率 G(mg/min) 保持不变，则经过一段时间的 CRRT 后，BUN 浓度可保持在一个稳定的水平 Css(mg/dL)。因此，K 与 G 关系可由下式表示：$G = Css \times K$，Css 即 CRRT 的治疗目标，目前理想水平难以确定，多主张定为 21.4mmol(60mg/dL)。

急性肾损伤患者尿素动力学个体差异非常大，重症急性肾损伤患者往往存在高分解代谢，体重及水负荷情况复杂多变，存在一定的血管通路再循环率、心肺再循环率，氮质血症控制的理想水平即目标水平难以确定，所选择的 CRRT 治疗模式清除能力不同。对于单纯急性肾损伤患者，清除小分子代谢物是主要治疗目的，尚可用 Kt/V 或 BUN，Scr 水平来评价 CRRT 剂量，但对于重症合并多器官功能障碍或脓毒症的患者，清除炎症递质，维持免疫稳态，多器官支持才是治疗目的，在这种情况下，应采用何种指标来评价 CRRT 剂量和清除效果？目前还没有确切答案。

根据本章节前面所述的对流清除溶质的原理：对流清除率 (C) ＝溶质的筛系数 (S)× 超滤率 (Quf)。前稀释清除率的计算公式要在此基础上乘以稀释系数 Qb/(Qb ＋ Qr)，Qb 为血流速度，Qr 为置换液输入速度。同一研究中同一溶质的筛系数相同，采用的稀释方式也常常相同，因此近年来的文献中 CRRT 治疗的剂量常以单位时间单位体重的超滤率来表示，采用的稀释模式、膜的筛选系数、血流量等多种因素影响超滤率。

也有文献以置换量来表示 CRRT 的治疗剂量，分为极低容量血液滤过，又称为不充分的 ICU 剂量＜ 35mL/(kg·h)；低容量血液滤过，又称为 ICU 肾脏剂量 35 ～ 50mL/(kg·h)；高容量血液滤过，又称为 ICU 脓毒症剂量 50 ～ 100mL/(kg·h)；极高容量血液滤过，又称为 ICU 脓毒症相关的心血管抑制药量 100 ～ 120mL/(kg·h)。

研究 CRRT 治疗剂量和预后关系的经典文献是 2000 年 Ronco 等在 Lancet 发表的随机对照研究，该研究随机将 425 例接受 CRRT 治疗的重症 AKI 患者分到超滤率分别为 20mL/(kg·h)，35mL/(kg·h) 和 45mL/(kg·h) 的三组中，超滤率 20mL/(kg·h) 组 15 日存活率 41%，明显低于 35mL/(kg·h) 组的 57% 和 45mL/(kg·h) 的 58%。超滤率 35mL/(kg·h) 组和 45mL/(kg·h) 组存活率无明显差异。这个研究证实大剂量 CVVH 组 [35 ～ 45mL/(kg·h)] 的 15 日存活率明显高于小剂量组 [20mL/(kg·h)]。显示对 AKI 的危重患者进行 CWH 治疗的超滤率不应低于 35mL/(kg·h)，否则预后差。此外，对脓毒症性急性肾损伤所做的亚组分析提示 35mL/(kg·h) 和 45mL/(kg·h) 剂量的临床疗效存在差异，提示脓毒症合并急性肾损伤更高的治疗剂量可能有益。

另外的多项研究提示，更大剂量的对流清除对脓毒症患者可能有优势。Piccinni 等报道 40 例感染性休克患者在进入 ICU 的 12 小时内以 45mL/(kg·h) 的剂量进行早期等容血液滤过治疗 6 小时，排除了水负荷的影响，然后再接受常规 CVVH[20mL/(kg·h)] 至少 3 小时，而对照组 40 例感染性休克患者开始时间参考 Bellemo 等 2001 年提出的经典的急性肾损伤标准，治疗剂量 20mL/(kg·h)，结果显示治疗组 48 小时肺功能、血流动力学指标较对照组明显好转；而且治疗组成功撤离呼吸机的百分率高于对照组，机械通气的时间缩短；此外，治疗组 ICU 停留时间和住院天数明显短于对照组；而且此研究中对照组的病死率（为 70%）与以往文献报道非常一致，而治疗组病死率仅为 45%。另一个小样本研究也得出了 HVHF 能降低脓毒败血症休克合并急性肾损伤患者血管加压药物用量和增加患者尿量的结论。

Saudan 等在两个 ICU 所做的随机研究比较平均超滤率 (25±5)mL/(kg·h) 的 CVVH 治疗 (n = 102) 和平均流出液流速 42mL/(kg·h) 的 CWHDF 治疗 (n = 104)，结果发现，CWH 组 28 日存活率为 39%，而 CWHDF 组则为 59%；90 日存活率分别是 34% 和 59%，生存率均有差异，但两组肾功能恢复方面没有差异，这一研究认为小分子溶质清除的增加与生存率的提高相关。

以上研究均提示，高 CRRT 治疗剂量能提高重症急性肾衰竭患者的存活率，尤其是在早期应用时。对急性肾损伤合并 MODS 患者更倾向于高容量血液滤过 HVHF。充分的血液净化治疗不仅能更好地改善心脏和循环功能、提供电解质及液体平衡、清除炎症递质，而且能纠正高分解代谢状态和血气参数异常、酸中毒和肠壁水肿、改善器官的血流灌注和功能，形成良性循环，从而为抗生素、手术及其他治疗疗效发挥创造条件和争取时间，使患者度过危险期。据此意大利的一个研究小组提出了脉冲式高容量血液滤过（在 24 小时内行 6 ～ 8 小时 HVHF，剩余时间再行 CWH) 来治疗这类患者，这种治疗方法的生物学理论基础是炎症递质的多层动力学。研究者将 15 例严重脓毒症患者进行脉冲式 HVHF 治疗，先以 85mL/(kg·h) 行 6 小时 HVHF，再以 35mL/(kg·h) 超滤率行 CVVH 治疗 18 小时，结果证实这种剂量模式可以有效改善患者的血流动力学状态，疗效和 24 小时的 HVHF 相近。脉冲式 HVHF 在 HVHF 和 CWH 之间，可以根据患者病情灵活应用，对于提高医疗效率，降低医疗费用很有帮助。

相反，也有多项研究发现高剂量对患者存活率没有影响的研究报道。尤其是最近大规模临床研究均显示高剂量对存活率没有影响。

Tolwani 等的研究将 200 例重症急性肾衰竭患者随机分为 CVVHDF 前置换量 35mL/(kg·h)（高剂量）和 20mL/(kg·h)（标准剂量），高剂量组 49% 和标准剂量组 56% 的患者存活了 30 日或是转出 ICU。医院存活者中，高剂量组 69%，标准剂量组 80% 恢复了肾功能。高剂量和标准剂量 CVVHDF 对患者存活率和肾功能恢复情况的影响没有差异。

2008年，在新英格兰医学杂志发表的ATN研究将1124例合并AKI和至少一个肾外器官动力学不稳定患者的标准治疗。

2009年，发表的一项欧洲8个国家30个ICU553例AKI患者参加的前瞻性多中心队列观察研究(DO-RE-MI Study)报道，患者在ICU住院期间的肾脏替代治疗剂量分为高剂量组和普通剂量组，主要观察指标为ICU病死率、ICU住院时间和机械通气时间。553例AKI患者接受了肾替代治疗，包括338例接受CRRT治疗，87例接受IRRT治疗，其余患者接受联合治疗多变量分析显示，肾替代治疗剂量和ICU病死率无相关关系。存活者中，高剂量组ICU停留时间和机械通气时间缩短。多变量分析该研究不能为高剂量肾替代治疗为患者存活带来益处提供依据。但在存活者中高剂量肾替代治疗缩短了ICU停留时间和机械通气时间，该研究中高剂量组患者的ICU住院时间以及机械通气时间明显缩短，而其他的研究没有得到类似结果，可能仍需要进行以非预后指标为观察终点的临床研究进一步证实。

2009年10月发表的澳大利亚和新西兰的35个ICU参加的前瞻随机平行对照研究RENAL研究入选1508名患者，其中747名入选高强度治疗组[40mL/(kg·h)]，761名入选低强度治疗组[25mL/(kg·h)]主要研究终点：随机分组后90日病死率。次要终点包括：随机分组后28日病死率，ICU病死率，住院病死率，终止肾脏替代治疗，ICU住院日，总住院日机械通气时间，肾脏替代治疗时间，90日时透析状态，新出现器官衰竭。研究发现，高强度CRRT治疗不能降低病死率，且不影响肾脏恢复比例、器官衰竭、机械通气需求、ICU住院日或总住院日。RENAL研究中低强度治疗与澳大利亚和新西兰ICU中常规治疗相似，且与Saudan研究中低剂量组治疗相似，高强度治疗为40mL/(kg·h)，介于Ronco研究中的两个高强度之间，且与Saudan的高强度治疗剂量相似。

高剂量肾替代治疗能否改善预后一直是这一领域争论的焦点。这几项大规模临床研究中高剂量的肾替代治疗并不降低AKI患者的ICU病死率。当然，除肾替代治疗的剂量外，患者的预后还受到很多其他因素的影响，如肾替代治疗的方式、开始治疗时间以及患者的病情特征等。因此单纯肾替代剂量对预后的影响可能被其他诸多因素的影响所掩盖。虽然近期的大规模临床试验得出了高剂量不改善预后的结论，但危重患者病情复杂，预后影响因素众多，我们是否应该就此降低CRRT治疗剂量，是值得思考的，但这些结果至少提醒我们在一定的治疗剂量基础上盲目增加治疗剂量并不一定带来预后的改善。

综上所述，合并急性肾衰竭的危重患者最适CRRT治疗剂量尚无既定的衡量标准，目前几乎所有的临床试验设计均存在不同程度的偏颇。CRRT的剂量单纯的以高、低区分似乎过于简单武断，如何界定CRRT治疗剂量的高低仍未达成共识。而大多数合并急性肾衰竭危重患者进行CRRT的治疗目标并非单纯的清除溶质，因此，单纯以Kt/V或以mL/(kg·h)为单位的超滤量或每周几次IRRT作为衡量最适肾替代治疗剂量的尺度似乎也并不合适，但目前仍没有更好的指标适用于大多数危重患者。CRRT剂量的设置还应该考虑到患者的液体管理需求以及内环境稳定、重建免疫稳态的需求等指标。此外，危重病患者的病情在不断变化，最适 CRRT 剂量可能也会随之不断变化。因此，目前对于高剂量 RRT 能否改善预后仍无定论，对于 ICU 中重症 AKI 患者，个体差异非常大，临床工作中不可能制定一个确定的治疗剂量适应所有的危重患者，在一定治疗剂量范围内的个体化的治疗方案，并随时根据患者的病情加以调整可能对患者有益。

(3) CRRT 治疗的液体管理：液体平衡是 CRRT 治疗中非常重要的基础问题，因为低血容量会导致心排血量降低和组织低灌注从而导致多器官功能障碍，而容量太高则会导致心力衰竭等并发症，危重患者常常合并容量超负荷或是第三间隙液体的增加，更有合并脑水肿的 AKI 患者，容量管理对于这些患者的治疗至关重要。CRRT 治疗过程中的液体管理要求在保证患者有效循环血量的前提下，尽可能脱出体内多余的水分。因此，容量平衡的监测和管理在 CRRT 治疗过程中至关重要，要求医师对患者的病情特点、容量状态充分了解，制定明确的治疗目标，治疗过程中严密监测患者心血管系统对液体丢失的反应，从而决定超滤率对于血流动力学不稳定患者，要求监测每小时的液体平衡，随时调整输液速度和脱水量，以精确的血流动力学指标指导液体平衡。CRRT 设定超滤量需要考虑以下三个因素：一是患者当前的液体平衡情况，是水潴留还是脱水，量有多大；二是当天治疗需要输入的液体量；三是预计患者当天排出的液体量，包括尿量、出汗和从气道呼出的水蒸气，腹泻者还要计算排便量。综合这三个因素，就可以确定当天的超滤量。确定超滤量后，还需要在机器上设定超滤速度。一般将当天要超滤的数量除以治疗时间，就得出超滤的速度。治疗期间监测每小时的液体平衡，尤其是血流动力学不稳定的患者，保证安全有效地治疗，确保超滤平衡，每小时总结出入量，随时调节超滤速度，液体管理要求均匀输液，均匀脱水，大部分液体在 CRRT 治疗期间输入，单位时间内的脱水量应根据患者的容量状态和病情随时调整。

(4) 置换液：除连续缓慢单纯超滤模式外，其他各种模式的 CRRT 治疗模式都需要使用大量的置换液或透析液，与血液进行交换，达到治疗目的。如果液体配制不当，可导致严重并发症。因此，置换液的配制是非常重要的，直接关系到能否纠正患者的水、电解质和酸碱平衡紊乱。

国内大部分单位采用商品化的置换液，也有部分单位采用自行配制置换液，商品化的置换液在使用前还需进行配制，调整糖和电解质浓度，置换液的配制过程中要严格注意无菌操作，最好在超净工作台或是层流环境中操作。

目前常见的置换液和透析液用乳酸盐、醋酸盐、碳酸氢盐和柠檬酸盐作为碱基。危重患者多存在多器官功能障碍，肾衰竭往往只是衰竭器官之一，机体对乳酸和醋酸的代谢能力降低，可加重酸中毒。国外有的医院使用商品化的枸橼酸盐置换液、乳酸盐置换液，大量使用的还是碳酸氢盐置换液。柠檬酸盐置换液在国内几乎不用，国外使用量也很低。RENAL 研究中，药厂提供给参与研究的 ICU 商品化置换液中 55% 是乳酸盐置换液，碳酸氢盐置换液占 43%，柠檬酸盐置换液占 2%。碳酸氢盐是较为理想的缓冲剂，因此，国内大部分单位使用碳酸氢盐置换液。

(5) CRRT 抗凝治疗：CRRT 治疗过程中常合并出血、血栓形成等问题，造成治疗中断，影响治疗效果。有研究表明，在所有 CRRT 治疗中断的原因中，管路和滤器堵塞占 29%，是第一位原因，因此建立合理的抗凝治疗方案非常重要。抗凝治疗目的是维持体外循环通畅、维持滤器的有效滤过功能、减少体外循环导致的凝血活化而致的补体和细胞因子激活，减轻炎症反应、预防因体外循环凝血活化而导致的血栓、栓塞。在 CRRT 治疗过程中，抗凝方法应个体化，根据患者病情及凝血功能变化及时调整。影响 CRRT 凝血主要有患者因素和 CRRT 管路因素。对外科大手术后或合并消化道出血、脑出血等患者必须评估出血风险，必要时不使用抗凝药。采用脱水引起血液浓缩，长时间卧床增加深静脉栓塞、肠系膜静脉栓塞风险，长时间 CRRT 也可能持续激活凝血系统，引起血液高凝状态；而因各种原因使用抗血小板或抗凝药物的患者，可能存在血小板功能、凝血功能异常的患者，在治疗中都应该给予足够的重视。管路因素影响凝血主要在以下几个方面：血流通过滚动泵时产生涡流，滤器内膜吸附血浆蛋白，血液通过静脉壶时产生涡流或与静脉壶空气界面反应激活凝血系统，血流在静脉通道入口处产生涡流和剪切力。

(6) 虽然目前有多种抗凝药选择，但仍无一种理想的抗凝方法。一项在英联邦包含 269 个开展肾替代治疗的 ICU 的调查显示，大部分 ICU(96%) 患者使用未修饰肝素或依前列醇 (88%) 抗凝；抗凝治疗剂量和检测在各个 ICU 中差别很大；没有 ICU 使用枸橼酸抗凝。Bestkidney 研究中，1006 例患者中，33.1%未使用抗凝药，42.9%使用普通肝素，9.9%使用柠檬酸盐，6.1%使用萘莫司他甲磺酸盐，4.4%使用低分子量肝素，其抗凝相关的出血发生率仅 3.3%，出血率低的原因可能与此组患者有超过 1/3 未使用抗凝药有关。在临床实践中，出血并发症还是较常见的，因为循环血流量、血路压力、抗凝药物药代动力学、治疗时间等较常规血液透析有较大的变化，因此治疗过程中密切监测跨膜压，并观察滤器和静脉壶有无凝血征象。

理想的抗凝方法应有确切的抗凝作用，不影响体内凝血状态，半衰期短，CRRT 治疗结束后能迅速代谢而失活，不增加出血风险，不影响血小板功能，来源丰富，价格合理，操作简便，监测方便，目前任何一种抗凝药都不具备上述全部要求。现尚无理想的 CRRT 抗凝治疗方法，CRRT 治疗中抗凝治疗要个体化，据患者病情随时调整。下面介绍几种 CRRT 抗凝方法：

1) 全身肝素化抗凝法：肝素抗凝仍是 CRRT 中最常用的抗凝方法，其抗凝机制为与抗凝血酶Ⅲ结合，增强抗凝血酶活性。常用剂量为首次剂量给予 20U/kg 或 2000 ～ 5000U；维持量为 5 ～ 15U/(kg·h) 或 500 ～ 1000U/L，持续输入，大部分患者获得满意的抗凝治疗效果。治疗过程中应密切监测凝血：在静脉端和动脉端每 6 小时监测 1 次 APTT，动脉端维持 APTT40 ～ 45 秒，静脉端维持在 APTT ＞ 60 秒，如果动脉端 APTT ＞ 45 秒，减少肝素用量；若动脉端 APTT ＜ 45 秒，静脉端 APTT ＜ 60 秒，增加肝素用量。本方法的优点是：有效抗凝、费用低、半衰期短、可用鱼精蛋白中和、大规模临床研究普遍采用；缺点是：出血发生率高、在危重患者半衰期可能延长、药代动力学多变、需要监测 APTT、血小板激活，可能有肝素诱导的血小板减少等。

2) 体外肝素化法：在动脉端 (滤器前) 输入肝素，在静脉端输入鱼精蛋白，按 1mg 鱼精蛋白，100U 肝素的速度输注。目标是体外循环管路中 APTT ＞ 55 秒，体内 APTT ＜ 45 秒或接近正常。优点是可以保存较长的滤器使用时间，出血发生率较低。缺点，①鱼精蛋白分解速度较肝素快，因此游离的肝素可能导致出血，即肝素反跳；②使用鱼精蛋白要连续地监测凝血指标，调整抗凝药量和计算中和肝素所需要的鱼精蛋白量，技术要求高；③还可能出现过敏反应、低血压等不良反应，这制约了这一方法的使用。

3) 低分子肝素法：低分子肝素是一类新型抗凝药物，抗Ⅹ a 因子的作用强于抗Ⅱ a，不影响抗凝血酶活性。常用的低分子肝素有达肝素、依诺肝素、那曲肝素。低分子肝素首剂静脉注射 (抗Ⅹ a 活性)15 ～ 20U/kg(或 1250 ～ 2500U)。依据抗Ⅹ a 因子水平调整剂量，抗Ⅹ a 因子活性 0.3 ～ 0.6U/mL 达到有效抗凝，面部分凝血酶原时间 (PIT) 对调整 LM-WHs 剂量无帮助。它具有较强的抗血栓作用，而抗凝血作用较弱的特点。其出血危险性小、生物利用度高及使用方便、药代动力学稳定、对血小板影响小、对脂代谢影响小等优点，是一种较理想的抗凝药。低分子肝素的缺点是仍有出血风险，用鱼精蛋白只能部分中和，临床监测手段较复杂。

4) 无抗凝法：在严重出血危险或术后高危患者及合并有凝血机制障碍的患者可不使用抗凝药，治疗前用含肝素生理盐水预冲管道与滤器，并浸泡半小时，CRRT 前用等渗盐水冲洗滤器及血液管路。治疗过程中用盐水或置换液 100 ～ 200mL 每 30 ～ 60 分钟冲洗一次滤器，适当增加超滤以除去额外冲洗液。前稀释法补充置换液，注意选用较好的滤器，滤器材料中生物相容性好的合成膜可降低凝血系统的激活，减少凝血风险，常用的聚砜膜、聚丙烯腈膜和聚酰胺膜中，聚丙烯腈膜具有更好的抗凝作用。如果滤器超滤率下降 40%～ 50%，应及时更换滤器。CRRT 中应避免在血液管路中输血，以免增加凝血的危险。

5) 前列腺素抗凝法：前列腺素通过阻止血小板黏附功能和聚集功能，从而发挥强大的抗凝作用，已在常规透析中成功地应用。有人认为其比肝素抗凝法更安全，半衰期极短 (2 分钟)。但停用 2 小时后仍有抗血小板活性且无中和制剂。另外剂量调整需依靠血小板聚集试验，特别是有比较高的剂量依赖性低血压发生率，这些缺点限制了其在 CRRT 中的应用。

6) 局部枸橼酸盐抗凝法：一种仅在管路中抗凝而不影响患者的抗凝方法，在滤器前输入枸橼酸钠 (速度为血流量的 3%～ 7%)，枸橼酸能螯合钙和镁，从不同静脉通道补充钙和镁，有人从静脉端用氯化钙中和。滤器后的钙离子浓度要在 0.25 ～ 0.35mmol/L 才能有效抗凝，需监测钙离子浓度。本法在常规透析中已显示出很多优越性，但该技术的顺利进行需以强大的弥散作用清除枸橼酸钙作为基础。大多数作者推荐从动脉端输入枸橼酸钠，为了避免代谢性碱中毒和高钠血症需同时使用低钠 (117mmol/L)、无碱基及无钙透析液。该技术具有较高的尿素清除率和滤器有效时间长，缺点是代谢性碱中毒发生率高 26%，需监测游离钙、血气等。合并肝功能不全和肺功能不全的患者要慎用。由于需通过弥散清除枸橼酸钙，该技术仅适用于 CAVHD、CVVHD、CAVHDF 及 CVVHDF。

7) 简化的枸橼酸盐抗凝法：仅用枸橼酸置换液代替传统的乳酸盐或碳酸氢盐置换液，不用缓冲液，不含钙和镁，前置换输入枸橼酸盐置换液，在抗凝的同时提供缓冲液，钙和镁在另外的深静脉通道输入。优点是避免全身抗凝，减少出血风险，避免引发血小板减少症。缺点是：治疗费用高，技术要求高，需定期监测酸碱和电解质平衡，潜在的代谢性碱中毒、高钠血症和低钙血症可能，禁用于肝功能不全患者。

8) 直接凝血酶抑制药抗凝法：通过与凝血酶的活性部位和（或）凝血酶外结合部位相结合，阻止凝血酶和其底物结合达到抗凝目的。常用有重组水蛭素、比伐卢定、阿加曲班。重组水蛭素 5 ～ 10μg(kg·h)，24 ～ 48 小时后减半，维持 ECT 80 ～ 100 秒。应用于病情危重、有肝素使用禁忌患者、严重凝血功能障碍或出血倾向者，禁用过量无拮抗方法。阿加曲班首剂 0.05 ～ 0.1mg/kg，维持剂量 0.02 ～ 0.05mg/(kg·h)，滤器前持续泵入，控制 APTT 在正常 1.5 ～ 2.0 倍，不能静脉注入患者体内，也不能间断给药。这种方法在临床上较少应用。

9) 其他抗凝方法：血小板抑制药如前列腺素，有低血压等不良反应。蛋白酶抑制药如萘莫司他甲磺酸盐，可阻断血液凝固多个环节，也可抑制补体，代谢快。硫酸皮肤素等多种抗凝方法在临床使用较少。

七、连续性血液净化技术在复杂性急性肾衰竭中的应用

（一）连续性血液净化治疗的目的

对复杂性急性肾损伤患者进行肾脏替代治疗的目的是：维持水电解质、酸碱和溶质的稳定；防止肾脏进一步损伤；促进肾脏功能的恢复；为其他支持疗法创造条件。近年来，人们提出了肾脏替代治疗和肾脏支持治疗两个新概念，肾脏替代治疗的指征是：

(1) 威胁生命的指征（高血钾、酸中毒、肺水肿）。

(2) 尿毒症并发症。

(3) 控制溶质水平。

(4) 清除液体。

(5) 调节酸碱和电解质平衡。

肾脏支持治疗的指征是：

(1) 营养补充。

(2) 充血性心力衰竭时清除液体。

(3) 败血症时调节细胞因子的平衡。

(4) 肿瘤化疗时清除磷与尿酸。

(5) 治疗 ARDS 时的呼吸性酸中毒。

(6) MODS 时的液体平衡。

（二）临床应用

当这些重症患者的病情发展至危及生命时（高钾血症、重症酸中毒、水负荷、尿毒症并发症）才开始进行 CBP 治疗。决定开始 CBP 治疗的标准是依据患者临床病情（如其他器官的损害情况），而不是依据生理指标是否达到尿毒症水平，决定是否开始 CBP 的指标水负荷比氮质血症更重要。复杂性重症治疗的原则是尽可能降低或避免发生尿毒症并发症。许多文献研究证实，早期或预防性 CBP 能更好地控制水电解质酸碱平衡，促进肾功能恢复，改善复杂性急性肾衰竭的预后。

1. 急性肾衰竭伴有心血管衰竭

重症急性肾衰竭患者最常见的器官功能障碍是心血管衰竭。心血管系统的衰竭可由原发性心脏疾病合并 MODS，或由感染以及其他原因导致 SIRS 所致，IHD 明显加重心血管系统的负担，因为在肾脏替代治疗时循环血容量因超滤而减少，然后由间质水分再充盈，当再充盈量不能与超滤量保持平衡时，将使组织和细胞内水分不能进入有效循环，从而不能缓解肺水肿及心力衰竭。同时，IHD 时小分子物质快速清除，使细胞外渗透压降低，水分由细胞外进入组织内和细胞内，进一步影响血管再充盈，临床表现肺水肿及心力衰竭加重。在这种情况下，血容量减少后人体生理代偿机制是增加心排血量，静脉和动脉血管收缩，血管床减少，使前负荷增加，从而提高血压。但在 IHD 时，这种代偿机制被破坏，其原因可能由于醋酸使血管扩张，使用生物不相容性膜产生血管舒张递质，以及口前未阐明的与弥散有关的因素抑制了血管收缩。在微循环中，由于毛细血管收缩不完全，使静水压增高，也影响再充盈。危重患者病理生理变化更进一步损害了这些代偿机制。SIRS 导致血管通透性增加和血管扩张，损伤了 IHD 时维持循环血量和血管收缩及再充盈功能，炎症递质和原有的心肌病变也限制了心肌收缩的储备能力。总之，大多数危重患者的心血管系统不能耐受 IHD 造成的负担。而 CBP 由于缓慢和等渗性清除液体，从而容易纠正容量负荷，左室充盈压逐渐降低，甚至在严重休克和液体超负荷状态下，必须清除大量液体者，也能保持血流动力学的稳定。CBF 时低温能使末梢血管阻力和心排血量增加，清除具有心血管活性的中、大分子炎症递质，也改善心功能。此外，CBP 可以在任何时间内改变水和溶质的清除参数，也能很快改善危重患者血流动力学。CBP 使用生物相容性好的合成膜，也是血流动力学稳定的因素。

2. 合并脑水肿

血液透析中发生透析失衡综合征，由于血浆渗透压下降或脑内酸中毒，从而引起脑组织渗透压升高，使水分进入脑组织。病理改变是脑组织中水分增加。IHD 可以导致致命性颅压增高。CBP 时血浆渗透压缓慢下降，从而可防止透析失衡综合征。因为 CBP 血流动力学稳定，可进一步维持脑灌注压，不会引起颅压升高，患者能够耐受 CBP，因此是重症急性肾衰竭伴脑水肿的患者首选 CBP 的依据。

3. 伴高分解代谢

尽管对重症急性肾衰竭时营养支持所用的营养成分有争议，但是急性肾衰竭高分解代谢型患者需要补充足够热量和蛋白质的观点是完全一致的，防止机体进一步消瘦，必须输入大量营养液体。而在 IHD 中，由于血流动力学不稳定，必须限制液体输入，否则会引发心衰或肺水肿。CBP 可以安全和充分调控液体平衡，能耐受全部 TPN 营养所需剂量。CBP 能完成急性肾衰竭患者营养支持需要的高强制性液体输入，确保足够营养，从而可以极好地控制代谢异常。

（三）连续性血液净化在复杂性急性肾损伤应用中的抗凝问题

复杂性急性肾损伤（复杂性急性肾衰竭）是指机体同时伴有他脏器功能障碍的急性肾损伤，是多脏器功能障碍综合征或多脏器衰竭 (MODS/MOF) 的一部分，是重症监护 (ICU) 常见的危重症，病死率高达 58%～70%。

连续性血液净化 (CBP) 由于其在很大限度上克服了普通血透 (IHD) 存在的"非生理"治疗的缺陷，同时具有清除许多导致危重病发生、发展的炎性递质和毒性物质等中、大分子溶质，已成为治疗复杂性急性肾衰竭、脓毒血症 (Sepsis) 和 MODS 等危重症的重要方法。但与 IHD 相比，CBP 治疗时间较长（＞24 小时），为了保证滤器的有效性必须长时间充分的持续抗凝，后者直接关系到液体滤过、溶质的清除效率和滤器的使用寿命，而过度的抗凝则又会导致出血性并发症。同时，复杂性急性肾衰竭患者又普遍存在凝血紊乱及（或）高危出血倾向问题。因此，抗凝问题是此类患者有效实施 CBP 治疗的关键。目前虽有多种抗凝药物及抗凝方案选择，但仍无一种理想的方法，抗凝方案均应个体化。

1. 全身肝素化抗凝

对于临床上无高危出血风险，或存在血液高凝状态和栓塞性疾病风险的患者，可选择全身肝素化抗凝。普通肝素 (UFH) 是一种分子量为 0.3 万～3 万 Da 的不均一的混合物，其通过抑制凝血酶和Ⅹa 起到抗凝作用。其中分子量小的部分倾向于抑制凝血因子Ⅹa，是 UFH 的主要抗凝机制；而分子量大的部分以抑制凝血酶 (Da) 为主，此外还能抑制血小板的聚集和释放，易致出血、血小板减少及脂质代谢异常等不良反应。由于全身肝素化抗凝方法成熟、简单，且便于监测，过量时可用鱼精蛋白快速中和，目前仍是 CBP 最常用的抗凝方法。方法：滤器可先用肝素盐水预处理，在 CBP 开始前给予首剂 UFH2000～3000U 静脉注射，然后以 3～12U/(kg·h)，维持。剂量大小取决于患者出血危险性大小。通过监测滤器后激活全血凝固时间 (ACT) 或激活部分凝血活酶时间 (APTT) 来评价抗凝效果是否充分，一般要求 ACT 维持在 180～200 秒。应注意出血并发症，尤应注意隐性出血的发生，另需动态监测血小板计数，如出现肝素诱导的血小板减少症，应停用肝素。

2. 体外肝素抗凝

对于存在明显出血性疾病、高危出血倾向或外科手术后 24 小时以内患者，可考虑采用体外肝素抗凝。方法：滤器先用肝素盐水预处理，在CBP开始后从滤器的动脉端持续注入UFH抗凝，以保持滤器的有效性，从静脉端持续注入鱼精蛋白，两者的中和比例为(0.75～1.5)∶1，据滤器后APIT(目标：正常值的2倍)和全身APTT值(目标：正常)来分别调整UFH和鱼精蛋白的使用剂量。有研究表明，对有高危出血风险的患者，体外肝素化抗凝是安全、有效的选择。但至今仅有少数小样本非对照性研究表明其可行性和安全性。且尚存在全身性抗凝作用的反跳，及鱼精蛋白可能导致血小板功能障碍、炎症递质激活、低血压等潜在风险。其临床安全性还有待更多临床研究的支持。

3. 低分子肝素抗凝(LMWH)

由UFH解聚纯化获得，分子量为4000～6000Da，其与凝血酶(Ⅱa)亲和力下降，故抗凝作用(致出血)减弱，同时其与抗凝血酶(ATⅢ)的结合力增强，可迅速灭活凝血因子Ⅹa，从而保留了抗血栓活性。因较少引起出血，故适用于有较高出血倾向的患者。方法：滤器先用UFH盐水预处理，首剂2000～4000U CBP前30分钟静脉滴注，逐渐加量为5～10U/(kg·h)静脉滴注。其优点是出血风险较小，不易致血小板降低。缺点是不易监测，难以做到较准确的个体化，鱼精蛋白对其也不能充分的中和。

4. 无肝素盐水冲洗法

临床上当患者有活动性出血或有严重凝血机制障碍，不宜使用肝素抗凝时可考虑单用生理盐水冲洗。方法：滤器先用1L肝素盐水(5000U/L)预处理，置换液前稀释，相对高血流量，每0.5～1小时用100～200mL生理盐水冲洗滤器1次。Smith等研究显示，这种无抗凝治疗的CBP平均滤器凝血时间为17.6小时。在临床实际工作中，无肝素盐水冲洗法要求血流量高，血流动力学不稳定的危重患者可能难以耐受，且常因滤器凝血而提前下机，治疗效果欠佳。通常只有少数有严重凝血障碍又同时伴有重度血小板减少的患者，才有可能24小时以上长时间持续进行无肝素生理盐水冲洗CBP。在ICU此类患者最长的1例长达72小时。

5. 前列环素抗凝(PGI_2)

前列环素可增加腺苷酸环化酶活性，使血小板内环磷酸腺苷(cAMP)浓度增加，从而抑制血小板的聚集和黏附功能，当血小板与非内皮细胞膜表面(如滤器膜)接触时就不会产生血小板脱颗粒和聚集。研究显示，PGI_2联合小剂量UFH与单用UFH相比，在高危出血风险患者中的应用，能有效减少滤器凝血、延长使用寿命，且出血风险较小，还能改善血流动力学的稳定性。Langenecker等比较了单用UFH、PGI_2和两者小剂量联用的抗凝效果，发现后者可明显延长滤器的使用寿命，且可改善血动学稳定性，而单用PGI_2抗凝组平均动脉压明显下降。综合已有研究，PGI联合UFH或可作为高出血性风险患者的抗凝方案之一，但由于PGI具有扩血管作用，易于产生低血压反应，故不宜单独使用。

6. 局部枸橼酸抗凝(RCA)

局部枸橼酸抗凝的机制是通过螯合血液中的游离钙离子来阻止凝血酶原转化成为凝血酶，具很强的抗凝作用。且当体外血管通路枸橼酸化的血液回流至中心静脉血，其抗凝作用便被中和。只要注入足量的离子钙，其对全身凝血功能的影响就很小。对于高危出血风险的患者，是较为理想的抗凝方案。方法：4%枸橼酸钠180mL/h(100～200mL/h)滤器前持续注入，保持滤器ACT在180～200秒，游离钙离子浓度0.25～0.35mmol/L；在静脉端持续滴注入0.056mmol/L氯化钙溶液(10%氯化钙80mL＋生理盐水1000mL)40mL/h，控制滤器动脉端游离钙离子浓度1.0～1.35mmol/L。RCA在一般状况较好的患者中应用的安全性及有效性已经得到广泛证实，其在危重症患者中的应用也被一些学者所肯定。但在临床应用中应注意以下几点：

(1) 枸橼酸进入体内后，系通过三羧酸循环被迅速代谢为碳酸氢根，其主要代谢场所在肝脏。因此，存在顽固性低氧血症或严重肝损害的患者不宜应用RCA。

(2) 以往RCA主要由于CWHD或CV-VHDF，已证实枸橼酸根可通过透析方式被有效清除，而复杂性急性肾衰竭常用的CV-VH，RCA的临床研究尚少，在方法学上不宜简单套用，且需加强血钙、酸碱平衡及凝血指标监测。

(3) 反复输血制品的患者，需注意枸橼酸在体内的蓄积。

综上，复杂性急性肾衰竭患者普遍存在凝血紊乱及(或)高危出血风险，因此，在制定CBP抗凝方案时，既要保证抗凝治疗的有效性，又要充分考虑到其产生出血性并发症的危险性。在实施CBP前首先要对患者全身状况和出血风险进行评估，再结合不同抗凝药物与抗凝方法的特点来加以个体化选择。由于此类患者往往存在多脏器功能障碍及代谢紊乱，在CBP过程中尤应对不同抗凝方案的相关指标进行动态监测，并据此来不断调整抗凝药物的剂量。

八、CRRT相关并发症

(1) 血管通路相关并发症。

(2) 血流量下降和体外循环凝血：CAVH中依靠动静脉压力差作为体外循环的驱动力，危重患者循环不稳定，常出现血流量不足和凝血管道内径减小或扭曲、体外循环抗凝不足也会导致血流量减少导致体外循环凝血。当前的CRRT引入了血泵驱动体外循环，先进的CRRT机密切监测压力变化，及时发现问题，及时处理，使这类并发症明显减少。

(3) 管道连接不良：体外循环中血流速度高，血路中任何部位连接不良都可引起大出血，危及生命，静脉端连接不良在中心静脉压较低，或是吸气相负压作用下，空气可以进入静脉系统形成空气栓塞而危及生命。因此，开机前应确保整个管道滤器连接密闭完，整个管道不被遮蔽。一旦发生应立即停止血泵，夹闭动静脉端。目前常用的先进的CRRT机都有灵敏的压力监测，明显压力异常，机器亦会自己停止血泵，使因为此类并发症而危及生命的情况极为罕见。

(4) 空气栓塞：CAVH由于持续正压的存在可以避免空气栓塞，但当静脉通道连接不良时，空气可能进入静脉形成空气栓塞，要注意避免目前常用泵辅助的CRRT机，多种管道中设计有静脉壶拦截空气，还有精确的压力监测和报警系统，一旦有空气进入系统中，机器就会立即停止工作并报警，可以预防空气栓塞。

(5) 液体和电解质、酸碱平衡失常：CRRT 治疗是一个持续进行的过程，治疗中容量负荷的增多或减少，电解质和酸碱平衡需要临床医师密切监测患者容量状态、血气分析情况而加以调整。现代化的 CRRT 机一般有液体平衡系统，可以精确控制容量平衡，医师准确评估患者容量状态，设定个体化的容量控制参数，严密监测液体出入量，可以降低此类并发症的发生。另外要注意配制大量置换液时认真校对，避免差错，尤其是多个患者同时行 CRRT 治疗时，注意避免置换液配制和使用的差错同时警惕机械差错和记录错误，以免误导治疗。

(6) 滤器功能丧失：主要因滤器凝血、膜功能下降、吸附饱和等造成，使系统的有效性降低。CAVH 中滤器凝血发生率更高。治疗中应注意监测凝血，及时调整抗凝，避免滤器凝血，监测管路通畅情况，及时更换滤器。

(7) 生物相容性差和过敏反应：CRRT 治疗中体外循环血液长时间与塑料管道和人工膜接触，由于血、膜反应和塑料颗粒与血的反应以及残存的消毒剂等作用，可产生激活补体、多种细胞因子，甚至引发全身炎症反应，对机体造成损伤。生物相容性差的膜与血浆接触后，会使一些补体活化产物如过敏毒素 C3a、膜攻击复合物 C5b-9 及一些细胞衍生物浓度明显增高。纤维素膜可通过激活补体和白三烯导致炎性肾脏损伤，直接影响患者的预后。采用高生物相容性滤器，可以尽量避免这类并发症的发生。

(8) 低温：CRRT 治疗时大量的液体交换可致低体温，尤其是 HVHF 治疗时，应密切监测体温变化，在一项血液滤过治疗感染性休克羊的动物模型的研究中使用未加温的置换液导致早期死亡。置换液加温可避免，有些 CRRT 机自带置换液加温装置，可通过设定量换液温度调节体温。危重患者计算热量摄入和能量平衡时要将 CRRT 的影响考虑在内。

(9) 营养丢失：CRRT 治疗时可在清除代谢产物和毒素的同时丢失一些营养物质，如分子量相对较小的蛋白质、氨基酸、水溶维生素等，加重患者营养不良，患者进行营养支持时应注意调整。

(10) 血液净化不充分：CAVH 时由于超滤不足，尤其是对合并高分解代谢的患者，不能充分清除体内的代谢废物和毒素。随着 CRRT 技术的发展，CWH、CWHDF、HYHF 等各种 CRRT 技术在临床广泛应用，血液净化不充分的问题不再制约 CRRT 在急性肾衰竭的应用。

随着 CRRT 及其相关技术的进步，CRRT 已经成为复杂急性肾衰竭治疗的主要方法之一。各种并发症的发生率也随着技术的进步及医师经验的累积而减少。规范的操作护理、严密的监测、个体化治疗方案的实施有利于预防并发症，提高治疗的安全性。

九、血液净化急性并发症

(一) 透析失衡综合征

主要症状有恶心、呕吐、头痛、疲乏、血压升高、焦躁、嗜睡，严重者出现意识障碍、抽搐、震颤等。常发生在严重尿毒症患者首次透析开始后 2 ～ 3 小时。机制为：血液中尿素和渗透压下降速率过快，高于脑脊液的下降速率，使水向脑细胞内转移导致颅内高压。发病率可达 10%～ 20%。主要治疗是立即给予高渗性溶液，如甘露醇或高渗葡萄糖静脉注射，给予镇静剂，必要时中止透析。预防措施：首次透析时间缩短为 2 小时，血流量 200 ～ 250mL/min，水负荷过重者应用单纯超滤。首次透析 BUN 降低＜ 40%。

（二）首次使用综合征

主要是应用新透析器及管道所引起的。多发生在透析开始后几分钟至 1 小时。按表现不同分为 A 型和 B 型。A 型表现为口麻、背痛、呼吸困难、全身发热感、可突然心搏骤停。轻者表现为瘙痒、荨麻疹、咳嗽、流泪等。膜的表面性质决定了血液和膜之间相互作用的特性及程度，包括蛋白质的吸附、血栓症、补体激活和免疫反应等。其中白细胞介素 -1、肿瘤坏死因子和膜生物相容性密切相关，可引起低血压、中性粒细胞减少、乳酸酸中毒、血管阻力降低等，且与透析患者食欲缺乏、嗜睡有关。透析可使单个核细胞自发释放白细胞介素 -1、肿瘤坏死因子、白细胞介素 -6、白细胞介素 -8。人工合成膜的生物相容性优于任何一种纤维素膜，应用铜仿膜、醋酸纤维膜透析器易发生，尤其首次使用。

（三）低血压

是最常见的危险事件之一，急性肾损伤患者发病率为 20%～ 40%。血流动力学不稳定是最重要的因素，透析中超滤过快导致急性低血容量是最常见的原因；其他机制可能有血管扩张物质的释放、血浆渗透压的急剧下降、血管活性物质经透析膜弥散、血液与透析膜的相互作用、醋酸盐透析液扩张血管等。另外危重患者，存在感染、败血症、低蛋白血症、营养不良、第三间隙体液渗漏，扩血管物质应用均可诱发低血压。低血压、低灌注影响肾功能恢复及预后。典型的低血压表现有恶心、呕吐、出汗、面色苍白、呼吸困难和血压下降等。一旦出现应立即停止超滤，并立即补充生理盐水 250 ～ 500mL。严重者加用升压药物，必要时停止透析，待患者血压稳定后再行透析治疗。

（四）血管通路

临时导管常用的有颈内、锁骨下及股静脉双腔留置导管，右侧颈内静脉插管为首选，置管时应严格无菌操作。在 B 超引导下置管，可提高成功率和安全性。带涤纶环长期导管若预计治疗时间超过 3 周，使用带涤纶环的长期导管，首选右颈内静脉。

（五）其他

可出现出血、空气栓塞、水、电解质紊乱、感染、败血症、营养物质丢失等。

第九节　急性肾损伤急救护理

一、急救护理

(一)体位与休息

应绝对卧床休息以减轻肾脏负担。下肢水肿者抬高下肢，促进血液回流。

(二)饮食护理

对能进食的患者，给予优质蛋白质饮食，蛋白质的摄入量应限制为0.8g/(kg·d)。饮食应以清淡的流质或半流质食物为主，尽可能减少钠、钾、氯的摄入量。不能经口进食患者可给予鼻饲或肠外营养。

(三)病情观察

(1) 生命体征的监测：监测血压、脉搏、呼吸、体温和体重。

(2) 维持与监测水平衡：坚持“量出为入”的原则。严格监测记录患者24h出入水量，同时将出入量的记录方法、内容告诉患者，以取得患者的充分配合。

(3) 电解质平衡的观察：

1) 监测血清钾、钠、钙等电解质的变化，如发现异常，及时通知医师处理。

2) 密切观察有无高钾血症的征象，如脉律不齐、肌无力、心电图改变等。血钾高者应限制钾的摄入，少用或忌用富含钾的食物。预防高钾血症的措施还包括积极控制和预防感染、及时纠正代谢性酸中毒、禁止使用库存血等。

3) 密切观察有无低钙血症的征象，如手指麻木、易激惹、腱反射亢进、抽搐等。

(4) 做好肾脏替代疗法过程中的观察，观察有无低血压、头痛、呕吐、过敏反应，血液和透析液的颜色是否正常等。

(5) 做好呼吸、心搏骤停的抢救和各种急救用物及药品的准备。

(四)心理护理

做好心理护理，解除患者的恐惧、焦虑情绪。

二、健康教育

(1) 慎用氨基糖苷类等肾毒性抗生素。尽量避免使用大剂量造影剂的影像学检查，尤其是老年人及肾血流灌注不良者(如脱水、失血、休克者)。加强劳动防护，避免接触重金属、工业毒物等。误服或误食毒物时，应立即进行洗胃或导泻，并采用有效解毒剂。

(2) 恢复期患者应加强营养，增强体质，适当锻炼；注意个人清洁卫生，注意保暖，防止受凉；避免妊娠、手术、外伤。

(3) 嘱患者定期随访，强调监测肾功能、尿量的重要性，并教会其测量和记录尿量的方法。

第九章　超声临床诊断基础

超声医学的飞速进展已经使许多新技术不仅很快应用于临床，而且性能越来越完善，普及速度越来越快。如彩色多普勒成像已经完全普及，组织谐波成像、超声造影、三维成像、弹性成像等新技术集成许多高端超声诊断仪器。但是，二维声像图诊断技术，依然是现代超声影像医学的主体。因此，超声科医师必须掌握正确的扫查方法，熟悉正常声像图及其变异，识别超声伪像及相关限制。此外，坚实而宽泛的医学基础和临床知识、正确的诊断思维也是得出正确超声诊断结论所必需的。

第一节　超声检查适应证

随着超声仪器功能的不断提升，探头技术的进步，超声工作者经验的积累，超声检查的应用范围拓展迅速。目前，超声诊断几乎覆盖了人体全身各部位，只是有些部位和器官超声是首选的影像检查方法，适应证多，如涎腺、甲状腺、心脏、肝脏、胆囊、产科、乳腺、浅表淋巴结、外周血管等；而有些部位和器官超声检查的适应证较少，如骨骼、肺、胃肠道、成年人颅脑等。此外，在某些特殊情况下，超声是最便捷而有效的辅助工具，如介入性超声、术中超声等。因此，可以说超声束能传播的部位，几乎都是超声检查的范围，这些部位的病变都是超声检查的适应证。

一、常规超声

（一）弥漫性疾病

实质性器官的急、慢性炎症、肿大、纤维化等。

（二）局限性病变

组织和器官的局限性炎症、囊肿、结石、异物、肿瘤、外伤等，空腔脏器穿孔。

（三）体腔积液

腹腔、胸腔、心包腔等。

（四）产科

早孕、胎儿发育评估或畸形诊断、胎盘或羊水异常等。

（五）心脏疾病

各种先心病、瓣膜病、心内膜炎、冠心病、心肌病、心包疾病、心脏肿瘤等。

（六）血管疾病

动脉硬化斑块、狭窄或闭塞、动脉瘤、动静脉畸形、血栓、创伤等。

二、介入性超声诊断或治疗

(1) 超声引导下穿刺抽吸细胞学检查或组织学活检。

(2) 超声引导经皮穿刺囊肿或脓肿抽液、置管引流等。

(3) 超声导向肿瘤消融治疗（化学、物理）、局部注药等。

(4) 穿刺造瘘、造影等。

三、手术中超声

(1) 定位或寻找小病灶。

(2) 引导切除，如颅脑、肝内深部小病灶的切除。

(3) 活体肝移植时供体肝的监视切除。

(4) 体表或经食管超声引导球囊扩张术、分流封堵或栓堵术、支架或滤器置入术等。

(5) 手术效果的即刻评估，如血管吻合后是否通畅、置入物位置是否正确，功能是否有效等。

四、器官功能评价

(1) 心脏功能评价（包括负荷试验）。

(2) 胆囊收缩功能评价。

(3) 胃肠蠕动功能的观察。

(4) 肌肉的收缩功能。

(5) 阴茎勃起功能。

五、血流灌注评估

利用超声造影时间强度曲线评价器官的血流灌注。

六、实质性器官或组织病变的硬度评估

利用超声弹性成像技术获取器官或病变的相对硬度信息，以增加诊断信息。

第二节　超声检查方法

一、常规超声检查

无论任何形式的超声检查，二维声像图是超声诊断的基础。经体表扫查是获取人体

断面声像图的常规检查方法，正确的扫查方法，不仅有利于显示组织病变的解剖部位及毗邻关系，而且能充分凸显组织及其病变的声像图特征，减少伪像，使声像图所表现的诊断信息丰富而清晰，有助于提高超声诊断的准确性。

（一）检查前患者准备

除下列几种情况外，通常检查前无需特殊准备

(1) 消化系（胆道、胃肠道、胰腺等）检查需空腹，前一天晚餐后禁食，必要时检查前饮水 500 ～ 1000mL 充盈胃腔，不仅便于显示胃黏膜及胃壁、十二指肠病变，而且将胃作为声窗可以清楚显示其后方的胰腺、肠系膜淋巴结、血管等。对胰腺的显示尤为有效。

(2) 泌尿系（输尿管和膀胱）、前列腺、早孕、妇科肿块及盆腔深部病变检查均应充盈膀胱。

(3) 经阴道检查通常需要排空膀胱。

（二）超声仪器准备

(1) 探头选择：根据检查的部位、器官等不同，选择探头及使用频率，通常成人心脏和腹部脏器检查使用 3.0 ～ 5MHz 探头，浅表器官使用 7.5 ～ 10MHz 探头，婴幼儿心脏及腹部检查用 5.0 ～ 10MHz 探头。颅脑及肥胖者可选用 2.0 ～ 2.5MHz 探头。

(2) 仪器的优化：基础条件由总增益、近场抑制、远场补偿或时间深度增益控制 (TGC)、动态范围、聚焦区调节。以图像清晰、结构显示清楚为原则。

(3) 扫查范围和深度：需根据探测部位的深度选择，原则是使声像图包括尽可能多诊断信息的同时，图像足够大。

(4) 多普勒功能的设置。

(5) 某些特殊功能的使用和优化：随着超声仪器功能的完善和新技术的研发，不同制造商的超声仪器不同程度地都采用了超声医学的最新技术，但是其商业称谓或设置和调节方式各不相同。如声束偏转技术，就有多种名称。在使用这些技术时，必须了解其对声像图的有利方面和可能造成的不良影响。如声束偏转融合技术可以使病变的侧壁显示更清楚，图像感觉更细腻美观，但是不利于声影的显示，还可能使显示微钙化的能力明显下降。又如组织谐波成像，可以有效提高声像图信噪比，但是却影响近场和深部图像的分辨力。

（三）患者体位

患者的体位因检查脏器及部位的不同而定，以能够清楚显示目标器官的组织解剖结构和病变特征为宜。在需要时，采用多种体位，以利于从不同方位和断面观察病变的声像图表现及其与周围组织的关系。常用体位有。

1. 仰卧位

仰卧位是常用的体位，是超声检查的最常用基本体位。较大多数头颈部、腹部器官及肢体血管等检查都可在这一体位完成。

2. 侧卧位

除更方便对某些器官扫查外，还可以使目标器官轻微移动或避开肠管、肺气等干扰，增加扫查窗口。左侧卧位常用于检查心脏、肝右后叶、胆总管、右肾、右肾上腺；右侧卧位常用于检查脾、左肾及左肾上腺；饮水后检查胰头部也非常有效。

3. 俯卧位

常用于检查双侧肾脏。

4. 坐位或半坐位

常用于空腹饮水后检查胃、胰腺和胸腔积液。

5. 站立位

常用于检查内脏下垂、疝、下肢静脉功能等。

6. 胸膝卧位

在卧位显示胆总管困难时，采用此体位可能有效，如可疑有胆总管下段结石或肿瘤。

（四）扫查途径

1. 直接扫查

经体表检查多采用探头直接与被检查部位的皮肤接触。

2. 间接扫查

当病变过于表浅时，在探头与被检查器官的表面皮肤间放置厚度 2 ～ 3cm 的水囊，使病变处于探头的聚焦区，以提高病变区的分辨力。现在高频探头的近场分辨力显著提高，已经很少使用。

3. 经体腔扫查

经体腔扫查包括经食管、阴道、直肠、内镜超声等。由于避开了气体干扰，使用特殊的高频探头贴近目标扫查，所以显著提高了分辨力。

4. 血管内超声

使用末端装有超声晶片的导管对血管壁进行扫查，获取血管壁和血流动力学的精确信息，被视为评价血管的金标准。

5. 术中超声

手术中用特殊探头在器官表面扫查，寻找或定位病变、引导或监视手术过程，以提高手术成功率，减少损伤、增加手术的安全性。

（五）扫查部位

通常超声探头应放置在距被检查脏器或病变解剖部位最近处的体表。但是，往往需要在多个不同部位从不同方向和角度扫查。遵循的原则如下：

(1) 便于获得脏器或病变的空间解剖结构和内部回声特征。

(2) 选择的部位能够避开骨骼与气体的影响。如心脏前方有肋骨、胸骨，外侧及外上有肺覆盖。所以采用肋间、心尖、剑下、胸骨上不同部位作为声窗扫查。肝、脾、肾前后外侧受肋骨影响，顶部被肺气覆盖，所以除肋间检查外，还需在肋缘下检查。

(3) 干扰和伪像最少。尽量选择能够使探头声束与被检查目标界面垂直的部位扫查，以增加回声强度，减少伪像。

(六) 扫查方法

超声诊断中操作方法和技巧十分重要，目的是根据人体解剖特点，避开各种影响超声传播的因素（如骨骼、气体等），将欲扫查目标及其与其周围组织的相互关系显示清楚，并根据扫查部位和探头的方位、声束指向判断目标的空间解剖位置和回声特征，提供可供诊断分析的信息。训练有素的扫查技术可以准确而快捷地显示所需观察的结构。

1. 固定部位扫查

不同器官的解剖部位及周围组织性质限定了对其超声扫查的声窗。在某一部位及某一声束扫描方位可以显示某一结构，如胸骨左缘第 3 肋间声束沿心脏长轴扫描，显示左心室长轴断面；探头在右侧第 7 肋间腋前线向内侧倾斜，是显示胆囊及肝门部结构的较理想部位；经颞部扫查，能够较清晰地显示大脑中动脉的彩色血流信号。

2. 顺序滑行法

在无骨骼或气体遮挡的部位，如颈部、四肢、乳腺等检查时，探头可在皮肤上纵、横或倾斜方向缓慢滑行，获取组织的连续性系列结构，迅速建立器官的空间解剖位置和回声特征。

3. 扇形扫查法

探头保持不移动，侧向摆动探头，获取序列断面，形成空间解剖概念。扇形扫查法为最常用的扫查方法之一。

4. 旋转扫查法

以病变区为中心旋转探头获取不同断面的声像图，以确定病变的解剖部位、大小、形态及其与周围组织的关系。

5. 追踪扫查法

常用于长管状结构或长条状病变的扫查，如血管、胆管、肠管病变的检查。寻找病变的来源、范围及其与周围结构的关系。对血管检查，需要加用彩色多普勒判断管腔内的血流状态。

6. 加压法

在腹部检查中，遇被检测物表面有肠气遮挡时，用探头逐渐加压的方法驱散气体以显示后方结构。如经腹部检查肝外胆管、胰腺、肾等经常应用加压扫查。此外，也常用加压法评估实性肿物的可压缩性和囊性物的张力。

二、扫查模式

(一) 二维灰阶超声扫查

二维灰阶超声扫查是最基础的扫查方法，显示病变后，必要时再进行其他模式的进一步检查，以获取更多的诊断信息。

(二)M 型超声检查

M 型超声检查通常在二维切面图上选定检查部位，以取样线进行取样，显示该部位运动随时间变化的曲线。

(三)多普勒超声检查

多普勒超声检查血流，声束与血流平行时散射信号最强，声束与血流夹角＜20°，误差较小。心内血流检测时，必须选择适当切面，使夹角＜20°。血管检查时应使夹角＜60°，回声信号明显降低时，需要调整入射角度，或使用线偏转功能。

1. 频谱多普勒(包括 PW 和 CW)

在二维声像图上取样，原则同上，使用 CDFI，将取样门置于彩色血流图明亮处(流速快)显示频谱，是显示最高血流速度的最常用方法。

2. 彩色多普勒成像

在二维声像图基础上，叠加显示彩色血流图。二尖瓣、三尖瓣血流用心尖四腔切面，二尖瓣血流亦可用心尖左心室长轴切面，主动脉瓣血流采用心尖五腔或心尖左心室长轴切面，显示血流含正常、狭窄、反流血流。肺动脉瓣血流在主动脉根部短轴切面显示。外周和内脏血管检查要尽可能减小声束与血管长轴的夹角，必要时加用多普勒线偏转功能。

3. 能量多普勒

受声束与血流方向夹角的影响较小，显示小血管的敏感性更高。

4. 组织多普勒

多用于心脏检查，获取心肌或瓣环随心动周期的运动信息。

(四)谐波成像

(1) 自然组织谐波成像：能更有效地抑制基波回声噪声，使二维图像更清晰。但是可能使近场和远场图像受影响。

(2) 超声造影(对比增强超声成像)。

(五)弹性成像

(1) 基于力－应变的弹性成像。

(2) 基于剪切波传播速度的弹性成像。

(六)三维超声成像

三维超声成像主要用于显示病变或器官的空间结构关系和形态。图像的细微分辨力将明显下降。

(七)其他技术

目前，各超声仪器制造商推出很多有效的新技术。如微血管构架成像、速度向量成像、应变/应变率成像、“萤火虫”技术、ET(血管壁弹性评价)等。这些新技术能够提供非常丰富的诊断信息。

第三节　基本扫查断面和声像图方位识别

声像图即超声断层图，反映人体不同部位断面解剖结构的回声特征。因此，正确的超声断层扫描方法是获取清晰而准确的人体断面声像图的最基本要求，超声不同于CT和MRI，后两者为标准的横断面，并经过计算机进行重建获得矢状断面和冠状断面。而超声的断面非常灵活多变，其随意性和实时性可以在瞬间从不同角度显示多个有利于显示器官解剖结构及其回声特征的断面声像图，这一方面成为超声成像的巨大优势，而另一方面也给图像信息的交流带来困难和麻烦，给临床医师阅读声像图造成困难。但是，确定基本的扫查断面和统一的图像方位仍然是必需的。

一、腹部及浅表器官的基本扫查断面

显示器显示的声像图方位不仅与扫查体位（仰卧位、侧卧位、俯卧位）有关，而且和探头位置及其声束扫查平面的方向有关。因此，在多数情况下，需要在声像图标记探头的体表位置，并以此识别声像图的方位，同时结合声像图显示的组织结构回声特征，才能正确判断对应的人体解剖断面。常用超声扫查断面探头的体表参考位置。

（一）横断面

声束扫查平面与身体长轴垂直的系列断面。需要标明断面的水平，如剑突水平、脐水平、髂前上棘水平、耻骨联合上缘等。

（二）矢状断面

声束扫查平面与人体冠状面垂直的系列断面。需要标明断面经过的体表位置，如腹部正中线、锁骨中线、腋前线、肩胛线等。

（三）冠状断面

声束扫查平面与人体矢状面垂直的系列断面。

（四）斜断面

超声检查的最大特点是扫查断面的随意性。断面由能够清楚显示病变的部位和特征而定，不是机械的固定断面。在实际扫查中，不同部位和角度的斜断面反而是最常用的成像断面。这些断面往往与身体斜交，不能与标准的矢状断面或横断面一致。如沿右侧或左侧肋间斜断面，沿门静脉长轴的断面，沿胆囊长轴的断面，沿胰腺长轴断面等。必须根据探头位置结合声像图显示的器官回声特征识别其解剖断面。其原则是至少在两个断面显示病变的部位和特征。

二、心脏的扫查的基本断面

(一)胸骨旁长轴断面

探头垂直置于胸骨旁第3肋间，声束平行于左心室长轴扫查，显示左心室的长轴断面(包括右心室流出道、室间隔、左心室、二尖瓣、主动脉瓣、升主动脉和左心房)。

(二)左心室短轴断面

心脏前区垂直于心脏长轴的系列断面，包括心尖水平、乳头肌水平、腱索水平、二尖瓣水平和心脏底部短轴断面。

(三)心尖部长轴断面

探头置于心尖部，声束指向心脏底部扫查，包括心尖四腔断面、心尖二腔断面和心尖五腔断面。

三、声像图方位的识别

在分析声像图之前，首先要明确声像图是从体表哪一个部位扫查获得的图像，进而确认是哪一个器官的解剖断面，显示的是器官哪一个结构的断。

关于超声断面图像方位的辨认方法，国内外学者的看法基本一致。总的来说，腹部实时超声横断面与CT横断面完全一致；其他断面包括矢状断面、冠状断面等则采用经协商统一的标准(美国超声医学会AIUM1976年8月)。例如：将横断声像图理解为，患者仰卧位，检查者从患者足底朝其头端方向观察；将纵断图理解为，患者仰卧位，检查者总是从患者的右侧向其左侧观察。现在通用的声像图方位如下。

(一)腹部和浅表器官声像图

1. 横断面(仰卧位，与CT相同)

声像图上方代表患者腹侧；下方代表患者背侧。

声像图左方代表患者右侧(R)；右方代表患者左侧(L)。

2. 纵断面

仰卧位上方代表患者腹侧，下方代表患者背侧。

俯卧位上方代表患者背侧，下方代表患者腹侧(少用)。声像图左侧代表患者头侧(H)；右侧代表患者足侧(F)。

3. 冠状断面

(1) 右侧腹部冠状断面：

声像图上方为右侧；下方指向左侧。

声像图左侧为头侧；右侧为足侧。

(2) 左侧腹部冠状断面：

声像图上方为左侧；下方指向右侧。

声像图左侧为头侧；右侧为足侧。

4. 斜断面

斜断面声像图接近于横断面（例如沿胰腺长轴的断面），则按上述横断面规定进行识别。

斜断面角度过大，声像图接近于纵断面，则应按纵断面规定识别。

（二）心脏声像图

1. 胸骨旁长轴断面

图像右侧为心脏底部，左侧为心尖部；上、下分别为前、后。

2. 心脏短轴断面

图像左为患者的右、图像右为患者的左；上、下代表前、后。

3. 心尖长轴断面

(1) 心尖四腔断面，图像的前、后分别为心尖与心底，左、右为患者的右、左。

(2) 心尖五腔断面，图像的前、后分别为心尖与心底，左、右分别为患者的前、后。

(3) 心尖二腔断面，前、后同五腔断面，左、右分别为患者的左前和右后。

必须强调的是，超声扫查的途径取决于病变位置，扫查断面不仅与病变位置有关，而且取决于病变形状和需要显示的相关结构。扫查时探头在不断移动，扫查角度在随时变化，加之扫查范围的局限，超声断面在绝大多数情况下不是CT和MRI显示的标准断面，必须结合声像图显示的组织结构判断其显示的真实人体断面。例如右肋缘下扫查获得的声像图，其上方为右肋缘，下方为右后上的膈面，左侧和右侧分别为左上和右下。因此，在更多的情况下是以脏器的解剖断面命名声像图断面。如心脏的胸骨长轴断面、二尖瓣水平短轴断面等；肾脏的冠状断面、横断面等，这些声像图断面虽然与前述的人体基本断面并不一致，但是是更标准、规范和实用的公认重要断面，这将在相关章节介绍。

第四节　人体组织的回声表现

人体声像图是由人体器官组织构成的大界面反射和小界面散射回声组成。其回声强度大小不同，差别可高达120dB。超声仪器将回声强度以灰阶（明暗）层次显示于屏幕，并在一侧显示相对应的灰阶标记。先进的超声仪器可以提供的灰阶层次高达256级以上，但肉眼能够分辨的灰阶仅为8～10个。根据临床超声诊断和声像图描述的需要，对人体组织回声的强度进行分级，以反应正常或病变组织的回声规律及其声像图特征。

一、回声强度的表述

对于组织回声强度的表述，国内尚未完全统一。常用的表述术语为以下几种：

(1) 高水平回声，也可称为强回声。

(2) 中等水平回声，亦称等回声。

(3) 低水平回声，也可称低回声。

(4) 无回声。

为了更客观而准确地对组织回声特征进行描述，我国部分学者主张根据人眼可分辨的回声强度（灰阶），结合监视器屏幕的灰阶标记，将达到亮度饱和（标记的最亮端）的回声称为“强回声”；将与灰阶标记中间相等的回声称为“等回声”；间于强回声与等回声之间的称为“高回声”；将灰阶标记的最暗端称为“无回声”；间于等回声和无回声之间者称为“低回声”；或将比低回声更暗的亮度称为“弱回声”。

在实际描述中，也可将接近于无回声的弱回声可用“极低水平回声”来描述，高水平回声可用很强、较强、稍强回声来形容。人体组织的回声强度，见表 9-1。

表 9-1　回声强度的表述

表述	人体组织
高水平回声 / 强回声	骨骼、结石（钙化）、胸膜 / 肺组织
高水平回声 / 高回声 / 较强回声	多数脏器的包膜，囊肿壁，肾窦，肝血管瘤
中等水平回声（等回声）	肝、脾实质，甲状腺、乳腺、睾丸实质
低水平回声（低回声）	肌肉、皮下脂肪、淋巴结
极低水平回声	流动缓慢的血液、液体内的组织碎屑
无回声	正常的胆汁、尿液、脑脊液、玻璃体

需要指出的是，声像图表现的“强回声”“等回声”和“低回声”均是相对的。在多数情况下，是与被观察的组织或脏器回声比较而言。并且与仪器的性能和调节有关，如探头频率、动态范围、增益、组织谐波的使用等。

二、人体组织的声像图表现

(1) 均质性液体，如胆汁、尿液、羊水、体腔内的漏出液为无回声。血液通常呈无回声或弱回声。某些非常均质的组织如透明软骨、小儿肾锥体，可以表现为无回声或接近无回声，改用较高频率探头或增加动态范围又可呈弱回声。

(2) 液体内混有血细胞或组织碎屑等微小散射体，使回声增多，则由无回声（或接近无回声）变成弱回声，如囊肿合并感染、体腔内渗出液、妊娠中晚期的羊水、脓液等。内部原本极少界面的均匀组织，如果发生病变或纤维化、钙化等。

(3) 人体组织回声强度的一般规律：骨骼＞肾窦＞胰腺＞肝、脾实质＞肌肉＞肾皮质＞肾髓质（肾锥体）＞血液＞胆汁和尿液。

组织回声强弱的实质是组织内部不同成分的多少和声特性阻抗差别的大小－如皮下

脂肪层内纤维结缔组织成分较少，呈低水平回声；但是肾周脂肪囊、网膜、肠系膜脂肪组织和多数脂肪瘤内的成分复杂，呈高回声。

皮肤组织呈高水平回声。回声强度以表皮组织（表皮－凝胶界面）较强，真皮次之。

(4) 病理组织中，单纯的炎症水肿可因水分增加和组织成分相对减少而回声减弱；肝组织纤维化或细胞内脂肪浸润可使其回声增高。结石、钙化回声最强，纤维化次之，大块瘢痕回声反而降低。肝内小血管瘤、肾的血管平滑肌脂肪瘤多呈高回声；典型的淋巴瘤回声最弱，甚至接近无回声，但是用高频率探头扫查淋巴瘤内会出现明显的弱回声。

(5) 某些组织的回声强度还与声束的入射方向、声束经过的组织形态、声特性阻抗、界面特性有关。如肾、肌肉和肌腱可因各向异性产生的伪像而回声改变（降低或增高）；胰腺回声可因其前方腹直肌透镜效果而高低不均匀；子宫、前列腺回声由于前方充盈膀胱内尿液的低衰减特性而明显增强，而高衰减瘢痕组织或高反射界面后方的组织回声明显减弱。因此，对某一局部组织的回声特征判断，必须综合分析才能客观准确。

(6) 组织声衰减特性对回声强弱有影响。水的衰减系数几乎为 0dB/(cm·MHz)，可以认为无衰减。因此，组织内含水分愈多，声衰减愈低，其后方组织的回声相对较高。但是，血液因为血细胞对声束的散射和蛋白对声能的吸收，比尿液、胆汁、囊液等衰减程度相对较高，声像图表现为其后方回声增强程度远不及尿液、胆汁显著，某些黏液性囊肿的后方可能不出现回声增强。人体不同组织的回声衰减比较：

骨骼、钙化、结石＞瘢痕、软骨、肌腱＞肝、肾、肌肉、脑＞脂肪、血液＞尿液、胆汁、囊液、胸腔积液、腹腔积液。

根据人体组织对声能的衰减特性，可以提供分析正常或异常声像图的重要参数信息，对复杂的声像图表现作出正确解读。

参考文献

[1] 杨毅，于凯江 . 重症肾脏病学 [M]. 上海：上海科学技术出版社，2014.

[2] 陈香美 . 肾脏病学高级教程 [M]. 北京：人民军医出版社，2014.

[3] 谌贻璞 . 肾内科学 [M]. 人民卫生出版社，2014，

[4] 李荣山 . 肾内科疾病 [M]. 北京：军事医学科学出版社，2004.

[5] 周巧玲 . 肾内科临床心得 [M]. 北京：科学出版社，2013.

[6] 葛建国 . 肾内科疾病用药指导 [M]. 北京：人民军医出版社，2012.

[7] 樊新生 . 实用内科学 [M]. 北京：科学出版社，2014.

[8] 井霖源，于晓斌 . 内科学 [M]. 北京：中国中医药出版社，2010.

[9] 李学旺 . 全国专科医师培训规划教材肾脏内科学 [M]. 北京：人民卫生出版社，2011.

[10] 于为民 . 新编肾内科住院医师问答 [M]. 武汉：华中科技大学出版社，2015.

[11] 王丰军 . 实用肾内科学 [M]. 长春：吉林科学技术出版社，2018.

[12] 王印华 . 现代急危重症监护与治疗 [M]. 长春：吉林科学技术出版社，2019.

[13] 王玉浔 . 肾脏内科学基础与实践 [M].2 版 . 长春：吉林科学技术出版社，2019.